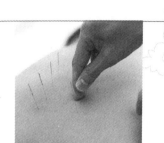

筋骨疼痛的
针灸治疗

何树槐 王淑兰 何 斌 编著

U0391804

人民卫生出版社

图书在版编目（CIP）数据

筋骨疼痛的针灸治疗/何树槐，王淑兰，何斌编著.
—北京：人民卫生出版社，2013
ISBN 978-7-117-18091-7

Ⅰ.①筋…　Ⅱ.①何…②王…③何…　Ⅲ.①筋膜
疾病-针灸疗法　Ⅳ.①R246.2

中国版本图书馆 CIP 数据核字（2013）第 232948 号

人卫社官网　www.pmph.com	出版物查询，在线购书
人卫医学网　www.ipmph.com	医学考试辅导，医学数据库服务，医学教育资源，大众健康资讯

筋骨疼痛的针灸治疗

编　　著：何树槐　王淑兰　何　斌
出版发行：人民卫生出版社（中继线 010-59780011）
地　　址：北京市朝阳区潘家园南里 19 号
邮　　编：100021
E - mail：pmph @ pmph.com
购书热线：010-59787592　010-59787584　010-65264830
印　　刷：三河市尚艺印装有限公司
经　　销：新华书店
开　　本：710×1000　1/16　　印张：18
字　　数：343 千字
版　　次：2013 年 11 月第 1 版　2024 年 12 月第 1 版第 10 次印刷
标准书号：ISBN 978-7-117-18091-7/R · 18092
定　　价：33.00 元

打击盗版举报电话：010-59787491　E-mail：WQ @ pmph.com
（凡属印装质量问题请与本社市场营销中心联系退换）

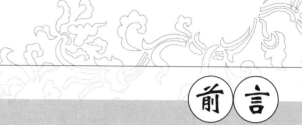

　　筋骨疼痛是临床上的常见病、多发病,也是针灸治疗的主要适应证。我从医50年来,用针灸治疗筋骨疼痛数万例,效果好的是多数,效不如意的也常有之,因此吾常求古训,博采众方,在理论中求索,时常总结,又不间断地在实践中验证,总结出针灸治疗筋骨疼痛八大法则和十种治疗方法,写出来与大家共享。

　　针灸辨证论治的基本方法是经络辨证。在针灸临床辨证论治时,应首先确定病变部位,以及病变部位和经络的关系,以便确定病变的经络;其次是确定病变的性质,即病证的虚实寒热;再次是在病变的经络上选取适当的穴位进行针灸治疗。鉴于此,本书在编写时选用西医学的病名及其诊断方法,通过详细询问病史、仔细地进行肢体检查和物理检查,如此病变部位比较明确,有利于经络辨证,然后辨明病变的病因病机和病变的性质,再确定治疗原则和方法。通过在临床上不断地、反复地探索和总结,归纳出祛风法、温经法、清热法、宁心安神法等八种治疗法则。

　　循经取穴是针灸治疗的基本法则。循经取穴的基本原理是经络所过主治所在,但在人体经络系统的十四经中,共有经穴361个,穴位最少的是手少阴心经和手厥阴心包经穴各有9个穴位,最多的足太阳膀胱经有67个穴位,所以在确定病变经络后,在如此众多的穴位中,如何选取最适当的穴位进行针灸治疗是至关重要的。通过钻研古代文献,寻找古人治疗经验,结合现代科研成果,并通过临床反复研究,总结出循经取穴法、五输穴法、交叉取穴法、同经相应取穴法、夹脊穴法、阿是穴法、阻力刺法、运动止痛法、浅刺法、龙虎交战法十大止痛法,这些方法经反复针灸临床应用都是行之有效的方法。

　　针灸治疗非常讲究针刺技巧。针刺手法,为历代针灸学家所重视,《灵枢·官能》曰:"用针之要,无忘其神……语徐而安静,手巧而心审谛者,可使行针艾,理血气而调诸逆顺,察阴阳而兼诸方。"在《黄帝内经》《难经》的基础上,经历代医家努力,创造了许多针刺手法,归纳起来,针刺手法包括针刺的深浅、针刺的方向、进退针、提插针、捻转针等基本内容。遵照《素问·刺要论》:"病有浮沉,刺有浅深,各至其理,无过其道",《灵枢·经脉》"盛则泻之,虚则补之,热则疾之,寒则留之,陷下则灸之,不盛不虚,以经取之"和《素问·针解》"菀陈则除之者,出恶血也"的针刺治疗原则,在临床治疗中,凡病变部位较浅表者,多用毛刺法、半刺法、直针刺法;病变部位在肌肉者,多采用分刺法、合谷刺法;病变因瘀血者,多采用络刺法、豹纹刺法;病变部位在筋者,多采用关刺法、恢刺法;病变部位在骨者,多采用输刺法;病变部位有结节或条索者,多采用扬刺法、齐刺法、刺络拔罐法等。除以上手法外,我在临床上多采用龙虎交战手法,此手法有疏通经络、调节阴阳、扶正祛邪的作用,对于疼痛症的治疗有很好的效果。对于病久不愈,以虚为主的慢性疼痛,我多采用浅刺多穴法,往往获得奇效。以上这些内容都体现在本书中。

　　10 月 12 日是世界卫生组织确定的"世界关节炎日",说明关节疼痛是普遍存在的对人类有极大危害的疾病,而针灸是治疗此类疾病高效且没有副作用的方法,值得推广应用。让我们携起手来为解除人类关节、肌肉、肌腱的痛苦共同努力。

　　本书的病因病机部分主要由中国中医科学院王淑兰主任医师编写,意大利嘉达中医学院何斌教授参加了部分病证的编写。

何树槐

2013 年 5 月于意大利罗马

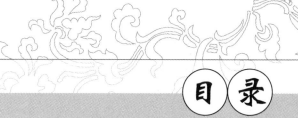

目 录

第一章 总 论

第二章 全身性疾病引起筋骨疼痛的诊断与治疗

第三章 颈项部筋骨疼痛

第四章 胸背部筋骨疼痛

第五章　腰骶部筋骨疼痛

第六章　肩部筋骨疼痛

第七章　肘部筋骨疼痛

第十一章　踝及足部筋骨疼痛

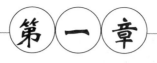

总　论

第一节　中医对筋骨疼痛的认识

关节、肌肉、肌腱、韧带的疼痛病证属于中医的痹证和跌打损伤症的范畴,为了叙述方便,以下简称筋骨疼痛。两千年以前《黄帝内经》时代中医对痹证性疼痛就有了深刻的认识,其后,历代医家在医学实践中不断地总结经验,从而使中医对筋骨疼痛的认识日趋全面,对筋骨疼痛的辨证体系日趋完善,对筋骨疼痛的治疗方法日趋丰富多彩。

中医对筋骨疼痛的理论奠基于《黄帝内经》。《黄帝内经》中许多篇章涉及对筋骨疼痛的论述,如《素问》中的"举痛论"、"痹论"、"刺热论"、"刺腰痛论"、"脏气法时论"等,以及《灵枢》中的"论痛"、"周痹"、"厥病"、"经脉"、"五邪"、"杂病"、"官针"等,对筋骨疼痛的病因病机、临床表现、治疗原则、预后转归等均有较详尽的记载。例如在病因方面,《素问·痹论》"风寒湿三气杂至,合而为痹也"的记载一直沿用至今。在病机方面《素问·举痛论》做了精确的论述:"寒气入经而稽迟,泣而不行,客于脉外则血少,客于脉中则气不通,故卒然而痛","寒气客于脉外则脉寒,脉寒则缩踡,缩踡则脉细急,绌急则外引小络,故卒然而痛",强调寒邪是致痛的主要原因,同时也提出疼痛病机可以由"不通"、"血少"、"脉绌急"引起,为后世"不通则痛"、"不荣则通"、"经脉拘急则痛"等观点奠定了基础。在辨证方面,《素问·痹论》提出了"其风气胜者为行痹,寒气胜者为痛痹,湿气胜者为着痹也"以及"其寒者,阳气少,阴气多,与病相益,故寒也。其热者,阳气多,阴气少,病气胜,阳遭阴,故为热痹。其多汗而濡者,此其逢湿甚也,阳气少,阴气盛,两气相感,故汗出而濡也"等,都是痹证辨证的重要思路。《黄帝内经》根据季节特点及邪气所伤部位、症状,又将痹证分为皮、肌、脉、筋、骨五种以及五脏痹等。在疾病的演变和转归方面指出痹痛不愈可内及脏腑,如《素问·痹论》说:"故骨痹不已,复感于邪,内舍于肾;筋痹不已,复感于邪,内舍于肝;脉痹不已,复感于邪,内舍于心;肌痹不已,复感于邪,内舍于脾;皮痹不已,复感于邪,内舍于肺。"在针灸治疗方面,《素问·痹论》提出:"五脏有腧,六腑有合,循脉之分,各有所发,各随其过,则病瘳也。"这就是后世"循经取穴"、"经脉所过，主治所及"的理论根据。在针具方面，《灵枢》中有"九针十二原"，记载了九种不同形状和不同用处的针具，为后世针具的沿革应用打下了基础。在刺法方面，《灵枢·官针》中的九针、十二针、五刺的内容，是根据病位的大小、深浅、性质采用不同的针具和不同的针刺手法，为针刺治疗筋骨疼痛的发展开创了先河。

汉代张仲景在《黄帝内经》的基础上著《伤寒论》和《金匮要略》，详述六经辨证，形成了筋骨疼痛完整的辨证论治体系，并提出了风湿、历节、血痹的辨证和治疗，确立了许多治疗痹证大法和方剂，一直被后人沿用至今。

隋代巢元方《诸病源候论》书中设有"风湿痹候"、"历节风候"、"血痹候"、"风身体疼痛候"、"腰痛候"等，丰富了以前有关痹证的论述和治疗方法。《诸病源候论》还是一部病因学专著，如有关"腰痛候"指出："腰痛有五：一曰少阴，少阴肾也，十月万物阳气伤，是以腰痛（肾虚）；二曰风痹，风寒著腰，是以痛（肾著）；三曰肾虚，役用伤肾，是以痛（劳役）；四曰腎腰，坠堕伤腰，是以痛（闪挫）；五曰寝卧湿地，是以痛（湿气）。"巢氏首先把"肾经虚损，风寒乘之"作为腰痛总的病因病机，肾虚为发病之本，而风寒、劳役、闪挫、湿气则是导致腰痛的直接发病原因，这种认识是十分正确的。在《诸病源候论》中还列有"金疮伤筋断骨候"、"金疮筋急相引不得屈伸候"等证候，明确提出了筋伤有别于骨折、脱臼，并描述了筋伤的证候。

唐宋时代使痹证的分类更加完整，治疗方法更加全面。这个时期的代表著作有孙思邈的《备急千金要方》、《千金翼方》和王焘的《外台秘要》以及宋代的《太平圣惠方》、《圣济总录》等书。《外台秘要》在痹证、历节病之外，又设"白虎病"一候，认为"白虎病者，大都是风寒暑湿之毒，因虚所致，将摄失理，受此风邪，经脉结滞，血气不行，蓄于骨节之间，或在四肢，肉色不变，其疾昼静而夜发，发则彻髓，痛如虎之啮，故名白虎之病也。"另外《太平圣惠方》、《圣济总录》另立"热痹"一门，从此痹证的病因除风寒湿邪外，又增加了热邪。孙思邈在《备急千金要方》中提出了阿是穴，"言人有病痛，即令捏其上，若果当其处，不问孔穴，即得便快或痛处，即云阿是，灸刺皆验，故曰阿是穴也。"这是对《灵枢·经筋》针刺经筋病"以痛为腧"的发展。在这个时期的著作中，收载了大量的有关痹证的治疗方药、针灸和其他外治法，使痹证的治疗方法全面化。

金元时代中医学在理论上和治疗上都有了突出的发展和杰出的成就。张子和在《儒门事亲》中更明确提出"痹病以湿热为源，风寒为兼"的观点，充实了湿热痹证的依据。朱丹溪在《格致余论》、《兰室秘藏》中舍痹证、历节病、白虎病之名，另立"痛风"之称，在病因方面，首先提出了痰瘀论，对后世活血化瘀、祛痰通络的治法给以很大的启示。这个时期对筋伤有较大的发展和贡献，如危亦林的《世医得效方》、李仲南的《永类钤方》等，将损伤后的治疗分为三期，初期活血化瘀、中期养血舒筋、后期培补肝肾，从此确定了损伤后的治疗原则。

明清时代对筋骨疼痛的理论更加完整和系统。在这个时代,复将历节病、白虎病、痛风等病名统称为痹证,如张璐在《张氏医通》中说:"痛风一证,《灵枢》谓之贼风,《素问》谓之痹,《金匮》名曰历节,后世更名曰白虎历节,……多由风寒湿气乘虚袭于经络,气血凝滞所致。"这个时期在病因病机方面有较大的发挥和进展,对于痹证因于虚、因于热、因于瘀血有深刻的认识。清·程钟龄《医学心悟》谓风湿病多由"三阴本亏,恶邪袭于经络"所致。吴鞠通在《温病条辨·中焦湿温》中指出:痹证"因于寒者固多,痹之兼热者亦复不少。"清·顾松园在《医镜》说:"邪郁病久,风变为火,寒变为热,湿变为痰。"在这里指出了寒可化热的机制,并提出通经活血、疏散邪滞、降火清热、豁痰通络等治疗大法。清·王清任的《医林改错》和唐容川的《血证论》提出瘀血致痹论,叶天士对于痹证久不愈者,提出"久病入络"学说,在治疗上主张活血祛瘀、通络止痛。清代由吴谦主编的《医宗金鉴》是一部临床各科的综合性医书,全书系编辑自《黄帝内经》至清代诸家医书,分门别类,内容全面。其中有"刺灸心法要诀"、"正骨心法要诀"等,对于痹证、筋骨疼痛的诊断和治疗有较详细的描述。

近些年来对于针灸止痛做了大量的临床和机理研究,从大量的报道看,针灸治疗疼痛症包括神经痛、肌肉关节痛、内脏痛等,都具有较好的效果。针灸治疗痹证和扭伤的报道颇多,说明针灸在治疗这方面疾病的优势,例如针灸治疗颈椎病取得了良好效果,据报道罗氏治疗243例,痊愈104例,总有效率为89%,对于缓解症状优于其他疗法。针灸治疗颈筋膜炎有良好效果,以远端取穴为主,一般1~2次可愈;针灸治疗肩周炎,根据19个单位针灸治疗肩周炎2154例的结果统计,痊愈1312例,治愈率60.9%,总有效率在95%左右。有人用缪刺法、巨刺法治疗343例,痊愈222例(64.7%),总有效率98.1%;针灸治疗扭伤及骨关节病疗效显著、见效快;针刺水沟等穴治疗急性腰扭伤1000例,治愈率77.2%,显效19.9%,无效2.9%,总有效率97.1%。针刺支沟、阳陵泉治疗挫闪胁痛120例,有效率95%;针刺治疗急性关节扭伤1000例,治愈891例,好转103例,无效6例,总有效率99.4%;针灸曲池、肩贞、巨骨等穴治疗风湿性关节炎468例,总有效率88%;类风湿关节炎属于疑难病证,有人采用火针、温针灸疗法取得了一定效果。实验表明针灸能缓解实验性类风湿关节炎大白鼠关节皮下软组织及滑膜充血、水肿,减轻淋巴细胞、单核细胞对关节滑膜的浸润,影响关节滑膜细胞的增生反应并在一定程度上阻止病变的进展。对于针灸治疗的机制也作了许多研究,例如对80例痹证患者针刺后,观察到76.2%~84.3%的患者穴位温度、痛阈和皮肤电位均有显著升高。肢体血流图呈现低幅度的33例,针刺后29例得到改善。说明针刺有增强血管张力、促进局部血液循环的作用,这些指标的有效变化与临床效果一致。实验研究表明,针刺止痛与促进人体镇痛物质(如脑啡肽等)的分泌、提高痛阈、解除肌肉痉挛、促进局部微循环有关。

第二节 筋骨疼痛的病因病机

筋骨疼痛的发生与体质因素、气候条件、生活环境及饮食等有密切关系。正气虚弱卫外不固是筋骨疼痛发生的内在基础，感受外邪、跌打闪挫是筋骨疼痛发生的外在条件。疼痛的表现可为项背痛、腰痛、腰骶痛、腰腿痛、肩关节痛、肘关节痛、膝关节痛、踝关节痛等不同部位的疼痛。疼痛的性质可表现为剧痛、胀痛、掣痛、紧痛、刺痛、隐痛等。但就疼痛发生的病机而言，经气闭阻为其病机根本，而经气闭阻可概括为"不通则痛"、"不荣则痛"。病变多累及肢体筋骨、肌肉、关节，甚至累及内脏。

一、正气虚弱为发病之内因

"正气"是指人体的抗病、防御、调节、康复的能力，这些能力，又是以人的精、气、血、津液等物质及脏腑经络的功能为基础的。因此正气不足，就是人体精、气、血、津液等物质不足，或气血亏损、脏腑经络的功能低下、失调，概括为气血虚弱、脏腑功能低下，抗病能力下降。"正气虚弱"正是痹证（筋骨疼痛）发生的重要原因。因为只有当正气不足时，外邪风寒湿热才能乘虚侵袭人体的肌肉、关节，使经脉痹阻不通，发为疼痛。正如《灵枢·百病始生》所说："风雨寒热不得虚，邪不能独伤人，卒然逢疾风暴雨而不病者，盖无虚。"宋·严用和在《济生方·痹》中进一步明确指出："皆因体虚，腠理空疏，受风寒湿气而成痹也。"引起正气虚弱、脏腑经络功能低下的常见原因有以下几个方面。

（一）禀赋不足，肾气虚弱

一般是指人体先天的某种物质不足或功能低下，是筋骨疼痛发生的不可忽视的因素。清·喻昌《医门法律·中风门·风门杂法》说："小儿鹤膝风……非必为风寒所痹，多因先天所禀，肾气衰薄，随寒凝聚于腰膝而不解……"近代王兆铭在其《中西医结合治疗风湿类疾病·类风湿性关节炎》书中指出："目前认为类风湿性关节炎的发病上与遗传因素有关。"据调查，类风湿关节炎的发病与家族有一定的关系，同卵孪生子的双胎儿发病率更高。禀赋不足多源于先天，责于肾。说明禀赋不足，肾气虚弱是痹证（筋骨疼痛）发生的内在原因之一。

（二）劳逸不当，伤及脾肾

劳逸不当包括劳力过度、房劳过度、劳神过度和安逸过度等四个方面。劳力过度则耗气伤血，气血虚弱，外邪常乘虚而入，发为痹证。《素问·宣明五气》说："久立伤骨，久行伤筋。"说明劳累可伤及筋骨，这是因为"劳则伤气"（《素问·举痛论》）。宋·王怀隐在《太平圣惠方》中则明确提出劳倦可导致痹证的发生："夫劳倦之人，表里多虚，气血衰弱，腠理疏泄，风邪易侵……随其所感，而众痹生焉。"在临床上因过劳而患痹证者并不少见。

房劳过度是指房事过度而言,房事过度则损伤肾气,耗伤精血,筋骨失养,外邪乘虚而入。《中藏经·五痹》曰:"骨痹者,乃嗜欲不节,伤于肾也,肾气内消……精气日衰,则邪气妄入。"清·陈士铎《辨证录·痹证门》说:"人有下元虚寒,复感寒湿,腰背重痛,两足无力,人以为此肾痹也。"临床上肾虚引起的筋骨疼痛以腰脊痛较多见。

劳神过度是指思虑过度,劳伤心脾,耗伤气血,气血虚弱则外邪乘虚入侵经脉而成痹。另外,思虑过度则伤脾,脾伤则失于健运,痰浊内生;恚怒伤肝则肝郁气滞,气滞血瘀,痰瘀互结,闭阻经脉,也可致痹。

安逸过度是指好逸恶劳,也可成为筋骨疼痛的发病原因。过度安逸则气血运行迟缓,久则气血阻滞;或好逸恶劳,多食肥甘,以至痰浊内生,痰瘀互结,阻滞经脉,外邪乘之,经络气血闭阻发为痹证。

(三)久病体虚,气血虚弱

筋骨疼痛患者罹患过大病或病久不愈,或妇女产后气血虚弱,成为疼痛症的内在原因。

久病体虚,当人体患有重病,或病久缠绵,病瘥之后,正气虚弱,机体防御疾病、抗病能力、调节功能都必然下降,易遭受外邪为患。或气血虚弱,筋骨失养导致经脉气血闭阻,也可导致筋骨疼痛。

产后体虚,妇女产后,损血伤气,气血虚弱,腠理空虚,易感受外邪患发痹痛。正如宋·陈自明《妇人良方》所说:"妇人鹤膝风症,因胎产经行失调,或郁怒亏损肝脾,而为外邪所伤。"临床多归属于"产后身痛"、"产后痹"。

肝藏血而主筋,肾藏精而主骨,脾为后天之本,为气血生化之源,主肌肉四肢。若肝脾肾虚,则肌肉筋骨失养,风寒湿热之邪乘虚入侵,使经络气血闭阻不通,不通则痛,发为风湿病痛。或肝脾肾虚,气血不足,肌肉筋骨失荣,筋肉挛急,经气不通,发为疼痛,此即不荣则痛。

二、外邪侵袭为发病之外因

外邪是指风、寒、湿、热等六淫邪气,外邪侵袭人体与人的生活、工作的环境有密切的关系,如长期居住在高寒、潮湿的地区;或长期在寒冷、潮湿的环境中工作;或汗出入水,冒雨涉水;或天热汗出,直吹电风扇、空调机;或睡卧不当,受风受寒等,风寒湿邪侵袭肌腠经脉,滞留于关节筋骨,导致经络气血痹阻,发为风寒湿痹。或久居炎热潮湿之地,风湿热邪袭于肌腠,壅滞经络,滞留关节,导致风湿热痹的发生。由于感受风寒湿热等邪气各有偏盛,而有行痹、痛痹、着痹、热痹的区别。若素体阳气偏盛,内有蓄热,复感风寒湿邪,可从阳化热;或风寒湿痹经久不愈,亦可蕴而化热;或素体阴气偏盛,内有阴寒,复感风湿热邪,也可从阴化寒。

风、寒、湿、热、痰、瘀血等邪气侵袭人体,留滞肢体筋脉、关节、肌肉,经脉闭阻,不通则痛,是筋骨疼痛发病的病机关键。

三、痰浊瘀血是发病的重要因素

痰浊瘀血是人体在疾病过程中所形成的病理产物,这些病理产物直接或间接作用于人体,使经络气血闭阻,不通则痛,导致筋骨疼痛的发生。清·喻昌《医门法律·中风》说:"风寒湿三气之邪,每借人胸中痰为相援"。清·林佩琴在《类证治裁·痹症》说:"痹者,必有湿痰败血瘀滞经络。"清·王清任倡导"瘀血致痹说"。说明痰浊瘀血是引起痹证的重要原因。痰浊瘀血停滞关节、肌肉,气血闭阻,不通则痛,发为筋骨疼痛;也可由于气血通行不畅,局部筋脉失养,抗御外邪能力下降,风寒湿邪乘虚而入,加重经脉闭阻,进一步加重筋骨疼痛的发生。

痰浊的产生多源于脾胃所伤。脾主运化,胃主受纳,脾胃功能失调,水谷津液潴留体内,蕴而成湿成痰,痰浊留滞关节、肌肉,经脉闭阻,发为筋骨疼痛。脾胃所伤或由于暴饮暴食;或由于恣食生冷、肥甘;或由于饮酒过度湿热内生;或由于劳神过度,思虑伤脾、郁怒侮脾。正如华佗《中藏经·五痹》所说:"血痹者,饮酒过多"、"肉痹者,饮食不节,高粱肥美之所为也"。宋·杨士瀛在《仁斋直指附遗方·身痛方论》说:"酒家之癖多为项肿臂痛,盖热在上焦不能清利,故酝酿日久,生痰涎聚阴气,流入项臂之间,不肿则痛耳。"

瘀血的产生可源于七情郁结。七情致瘀,多因于气滞。气为血之帅,气行则血行,气滞则血止。气滞多因于肝气郁结,肝主疏泄,若肝气郁结疏泄乏力,久之则成气滞血瘀。瘀血痹阻经脉则成疼痛症。

瘀血的产生多由于跌扑损伤。跌打损伤、持重努伤、挤压伤、撞击伤、金刃伤、手术伤等,都可损伤筋肉、血脉,使血行不畅;或血流脉外,成为离经之血,使局部血行受阻,造成疼痛。或由于局部血行受阻,皮肉筋骨失养,抗病能力下降,外邪乘虚而入,加重疼痛的发生。

瘀血的产生可由于正虚。正气不足,气虚无力鼓动血脉运行,血不得行,滞留为瘀,正如清·王清任在《医林改错》中说:"元气既虚,必不能达血管,血管无力,必停留而瘀。"或由于痹证长久不愈,耗伤正气,导致气虚乏力,则水湿停而为痰,血滞而为瘀,均可因虚致痰、致瘀。清·叶天士《临证指南医案·诸痛》曰:"久痛必入络,气血不行。"清·林佩琴《类证治裁·痹证》说痹久"必有湿痰败血,瘀滞经络"。

痰瘀互结,阻闭经络,加重关节肿胀和肌肉、筋骨的疼痛,并可出现皮肤瘀斑、关节周围结节、屈伸不利、活动障碍等症。痰浊瘀血也可与外邪结合,阻闭经络,深入骨骱,导致关节肿胀、僵硬,甚至变形。

筋骨疼痛的初期,一般病位于经络,累及关节、肌肉,日久不愈,耗伤气血,内及肝脾肾,加重了气血的亏损,则筋骨、肌肉失于气血的荣养,加重了病情的发展。所以邪气闭阻、经脉不通及气血虚弱、筋脉失养,在筋骨疼痛的发病过程往往并见,即虚实并见,"不通"与"不荣"并见,致使病证缠绵难愈,变证丛生。

第三节 筋骨疼痛的辨证方法

辨证论治是中医学的基本特点,是指导临床诊治疾病的基本法则。所谓"辨证"就是将四诊所收集的临床症状、体征,运用中医基本理论加以分析归纳,以确定疾病的病因、病位、病性和发展趋势。根据辨证的结果,确定相应的治疗原则和治疗方法,即为论治。辨证是认识疾病的方法,是决定治疗的前提和依据。论治是治疗疾病的方法和手段,也是对辨证是否正确的检验。辨证和论治是诊治疾病过程中相互联系又不可分割的两部分。筋骨疼痛涉及的病种很多,主要发生于经络、筋肉、关节,也可发生于内脏,其辨证方法涉及八纲辨证、经络辨证、脏腑辨证、气血辨证、病因辨证等,现将与针灸治疗筋骨疼痛有密切关系的方法,综述如下。

一、筋骨疼痛定位是辨证依据

针灸治疗疾病是针刺或艾灸在一定的腧穴上,而腧穴均隶属于经络,通过经气的作用,调理经络脏腑功能,达到治疗疾病的目的。经络和脏腑都有各自的生理功能、病候特点,都有固定的络属关系,器官联系;十二经络以及奇经八脉都有固定的循行路线及脏腑器官联系,结合八纲辨证、脏腑辨证、经络辨证,可以判断病变的部位,在表在里,在脏在腑,在经在络。这一点古代医学家就极为重视,均有教诲。如《灵枢·卫气》说:"能别阴阳十二经者,知病之所生,候虚实之所在者,能得病之高下。"《灵枢·官能》说:"察其所痛,左右上下,知其寒热,何经所在。"金元·窦汉卿《针经指南·标幽赋》:"既论脏腑虚实,须向经寻。"明·张三锡在《经络考》中更加明确的说:"脏腑阴阳,各有其经,四肢筋骨,各有其主,明其部而定经。"可见定位归经诊断在针灸辨证论治中极为重要,因为针灸治疗的原则是"经脉所过主治所及",所以病位不同,治疗时选取的经络不同,故定位诊断是针灸治疗的基础,对于筋骨疼痛尤为重要。

筋骨疼痛定位归经的方法,根据中医理论和我们的经验,大致有以下几个方面。

(一)根据病变部位和经络的循行分布确定病位归经

十二经脉在内络属脏腑,在外联系肢节和器官,都有固定的络属关系和循行分布,十二经筋、奇经八脉也有固定的循行和分布。据此,根据筋骨疼痛的位置和经络的分布进行定位归经诊断。

　　颈项痛,疼痛位于项后,疼痛连及背部者,应归属于太阳经和督脉。因为足太阳经"从巅入络脑,还出别下项,循肩膊内",足太阳经筋从腰部"夹脊上项……结于枕骨",还有督脉从腰骶部"并于脊里,上至风府",足太阳经和督脉循行分布于项背部,故项背痛归属于太阳经。

　　项痛位于颈部的侧面,疼痛连及肩臂者,应归属于少阳经。因为手少阳经从缺盆"上项系耳后,直上出耳上角",足少阳经"上抵头角,下耳后,循颈行手少阳之前,至肩上",手少阳经筋"上肩走颈,合于太阳",足少阳经筋"贯缺盆,出太阳之前,循耳后,上额角"。可见少阳经脉和经筋均循行和分布于颈部的侧面,故颈项痛位于颈部侧面者,应归属于少阳经。

　　肩痛,肩部疼痛是一种常见病,根据肩痛的具体部位有不同的归经。

　　肩痛位于肩关节的内侧者,在肱二头肌短头肌腱附着处有明显压痛,其病位归属于手太阴经。因为手太阴经循行分布于肩的内侧,"从肺系横出腋下,下循臑内",手太阴经筋"入腋下,出缺盆,结肩前髃,上结缺盆",所以肩的内侧面属于手太阴经循行分布的区域。

　　肩痛位于肩关节的侧面者,在肩部的三角肌、冈上肌、肩峰下滑囊有明显压痛,其病位应归属于阳明经和少阳经。因为手阳明经"上臑外前廉,上肩,出髃骨之前廉上出于柱骨之会上",手阳明经筋"上臑结于肩髃,其支者,绕肩胛,夹脊";手少阳经"循臑外上肩",手少阳经筋"上循臂,结于肘,上绕臑外廉上肩走颈,合于太阳",所以肩外侧疼痛应归属于手阳明、少阳经。

　　肩痛位于肩关节的后面者,在冈下肌、大圆肌、小圆肌有压痛,其病位应归属于太阳经。因为手太阳经"上循臑后廉,出肩解,绕肩胛,交肩上",手太阳经筋上结于腋下"其支者,后走腋后廉,上绕肩胛",肩关节的后面属于手太阳经循行分布的部位,故肩关节后面的疼痛应归属于太阳经。

　　腰痛,根据腰痛的具体部位和经络循行分布的关系,可分为三种类型。

　　腰痛位于腰背部正中线者,病位归属于督脉,因为督脉循行于腰背正中线。

　　腰痛位于脊柱两侧者,病位应归属于足太阳经,因为足太阳经"循肩膊内,挟脊抵腰中",足太阳经筋"结于臀,上挟脊上项",故腰痛位于脊柱两侧者,病位归属于太阳经。

　　腰痛位于腰腹部侧面者,病位归属于少阳经,因为足少阳经"络肝属胆,循胁里,出气街,绕毛际,横出髀厌(腰髋部)中",足少阳经筋结于腰骶部,再从髋关节上行,经腰腹部的侧面、胸侧面,上至腋前方。故腰腹侧面的疼痛者,其病位归属于少阳经。

　　再如耳病,其病位多归属于少阳经和肾,因为手足少阳经入于耳中,肾开窍于耳;口腔病多归属于阳明经和脾,因为手足阳明经入于齿中,脾开窍于口;鼻病多归属于阳明经和肺,因为手足阳明经循行于鼻旁,肺开窍于鼻等。

(二)根据肢体的活动障碍确定病位归经

筋骨疼痛的病人往往伴有肢体活动障碍,检查肢体活动障碍的具体情况,有助于定位归经。如颈项痛,前后活动障碍者病位于太阳经和督脉,因太阳经分布在颈项部的后面;颈项左右转动受限,病位于少阳经,因为少阳经分布在颈项部的两侧。肩关节痛,上肢后伸障碍,肩前部疼痛加重,病位于太阴经,因为太阴经循行于肩前部;上肢外展障碍,肩关节外侧痛,病位于阳明经和少阳经,因为阳明经和少阳经循行于肩的外侧;上肢内收障碍,肩关节的后面痛,病位于太阳经,因为太阳经循行于肩关节的后面。再如腰痛,当前屈弯腰时有障碍,且疼痛加重,病位于督脉、太阳经,因为督脉和太阳经循行于腰背部;当腰部转动障碍,且疼痛加重,病位于少阳经,因为少阳经分布在腰的两侧。膝关节痛,当膝关节屈曲时或过伸时髌骨处疼痛加重,病位于足阳明经,因为足阳明经循行于髌骨处;膝关节过伸时,膝关节的后面疼痛加重,病位于足太阳经,因为足太阳经循行于膝关节的后面;当拉紧膝关节外侧副韧带时,膝关节外侧疼痛加重,病位于足少阳经,因为足少阳经循行于膝外侧;当拉紧膝关节内侧副韧带时,内侧疼痛加重,病位于足三阴经,因为足三阴经循行于膝关节的内侧。踝关节痛,当内翻时踝关节外侧疼痛加重,病位于足太阳经、少阳经,因为足太阳经、少阳经循行于踝关节的外侧;踝关节外翻时,踝关节内侧疼痛加重,病位与足少阴经、太阴经,因为其循行于踝关节的内侧。

在进行肢体活动障碍检查,当出现最大障碍时,会出现疼痛最明显的部位和最显著的痛点,这个痛点,既是定位点、定经点,又是治疗点,这一点是非常重要的。

(三)结合体检(按压法)确定病位归经

检查的方法之一是望诊,即观察经络循行部位在色泽、润燥及形态等方面的变化,来确定病变的部位。例如上肢内侧前缘的红线,应归属于手太阴经(常见于淋巴腺炎);下肢胫骨内侧缘的红肿,应归属于足太阴经,常见于静脉炎;腰痛,常看到病人一侧的腰背肌隆起,说明其病位在肌肉隆起侧的太阳经。

检查的方法之二是触诊,即循经按压法,《灵枢•刺节真邪》曰:"用针者,必先察其经络之虚实,切而循之,按而弹之,视其应动者,乃后取之而下之。"其方法是用拇指指腹沿着一定的部位、一定的顺序、一定的压力进行推动和按压,寻找阳性感觉和阳性反应物以确定病变的部位。阳性感觉是指按压部位有明显的疼痛或酸胀感。阳性反应物是指可触及到结节、索状物以及肌肉僵硬感。正如《素问•刺腰痛》所说"循之累累然"(结节状),《素问•骨空论》"坚痛如筋者"(条索状物)。例如,颈椎病可在颈椎5、6旁触及结节或索状物,病位属于太阳经和督脉,因为脊柱旁属于足太阳经和督脉的范畴;肩关节痛,在肱二头肌腱短头附着处有压痛,其病位属于太阴经;腰痛,在第5腰椎棘突下有压痛,病位属于督脉;臀上皮神经痛,在髂脊下有压痛或索状物,其病位于足少阳经;股外侧皮神经痛,麻木和疼痛位于股部的前面和侧面,其病位于足少阳经和足阳明经;胸痛,若压痛位于胸肋关节,病位于足少阴经,若在胸椎第3、4、5棘突旁有明显压痛,则病位在督脉。

(四)结合患者的病证特点进行定位归经

以上讲的是相同的症状发生在不同的部位,可按照经络的循行分布和脏腑的位置进行定位归经。如果是相似的症状发生在同一部位时,应结合症状的特点和兼症进行定位归经。例如,腰痛,呈广泛性酸痛,没有固定的疼痛部位,没有明显的功能障碍,劳累后加重,这种腰痛应定位在肾,归经于足少阴经,因为"腰为肾之府"。胁痛,胁肋部涉及足少阳经、足厥阴经、足太阴经和手厥阴经,若胁痛兼有口苦、偏头痛者归属足少阳经;若胁痛兼见烦躁、易怒者归属于足厥阴经;若胁痛兼见胸闷、心悸、失眠者归属于手厥阴经;若胁痛兼见脘腹胀满、大便溏泻、肢肿乏力者归属于足太阴经。耳内疼痛,涉及手足阳明经、手足少阳经、手太阳经、足少阴经,若耳痛兼见发热、口干便秘者归属于手足阳明经;若耳痛兼见口苦咽干、偏侧头痛者归属于手足少阳经;若耳痛兼见心烦失眠、舌痛目赤、小便灼热者归属于手太阳经;若耳痛兼见头晕耳鸣、腰膝酸软者归属于足少阴经。

(五)检查病变的深浅确定病位

根据病变部位的深浅进行定位归经是痹证辨证的一种传统方法,在《黄帝内经》有五体痹,即皮痹、肌痹、脉痹、筋痹、骨痹,五体痹的定位方法一直沿用至今,因为他是指导治疗的重要方法,对针灸尤为重要。正如《素问·刺要论》所说:"病有浮沉,刺有浅深,各至其理,无过其道。"这就是说要根据病变部位的浅深施以不同的刺法。

皮痹:是指风寒湿热等邪气侵袭皮腠引起的痹证,主要表现为皮肤麻木不仁、发冷,或皮肤发紧发硬,渐渐关节不利。《素问·痹论》讲"以秋遇此者为皮痹",即为此意。因为病变部位表浅,针刺宜浅,无伤及肉,乃为刺皮之法,可采用半刺、毛刺、直针刺等浅刺法。

脉痹:是指风寒湿热等邪气侵袭脉络之中,引起血络瘀阻发为痹证。主要表现为皮肤暗紫,麻木不仁,肢体疼痛,心悸胸闷,脉搏细弱或无脉。《素问·痹论》:"以夏遇此者,为脉痹"。脉痹的治疗可遵循《素问·调经论》"病在脉,调之血;病在血,调之络"及"血有余,则泻其盛经出其血"。针刺方法可选用络刺法、豹文刺法、赞刺法,刺脉络出其血。

肌痹:是指风寒湿热等邪气侵袭留滞于肌腠之间,引起的肌肉酸楚疼痛,麻木不仁,关节活动不利,甚或肢体痿软无力等症。《素问·痹论》:"以至阴遇此者,为肌痹"。肌痹的治疗遵循《素问·调经论》:"病在肉,调之肉"。针刺方法可选用浮刺法、分刺法、合谷刺法等,刺在肌肉。

筋痹:是指风寒湿热等邪气侵袭留滞于经筋,使经筋失养,经筋联缀四肢关节,主司关节运动,故其病变可引起筋肉拘挛、屈伸不利、肢节疼痛等症。《素问·痹论》:"以春遇此者,为筋痹"。筋痹的治疗遵循《素问·调经论》:"病在筋,调之筋"。即针刺在筋的部位,无伤及骨骼、血脉。针刺方法可选用关刺法、恢刺法等,刺在肌腱、韧带的部位。

骨痹:是指六淫邪气侵袭人体深入于骨引起的病证,主要表现为骨节酸痛、沉重,活动不利,腰脊痿软,关节变形等症。《素问·痹论》:"以冬遇此者,为骨痹"。骨痹的针灸治疗遵循《素问·调经论》:"病在骨,调之骨"。即针刺在骨膜的部位或骨的附近,无伤及筋,可选用短刺法或输刺法。

五体痹皮、脉、肉、筋、骨,表明病变的深浅,针刺时要用不同的刺法,针刺的具体方法参考阿是穴的针刺法。

(六)结合仪器测定法定位归经

仪器测定是指经络电测定和知热感度测定。经络电测定是利用经络测定仪测定经络、腧穴皮肤导电量的变化来分析、判断脏腑、经络病变的一种诊断方法。在人体皮肤表面存在着导电量较高的"良导点",或高电位的"活动点"。皮肤的良导现象是经络通路的表现,经穴的电位变化是经络活动的反映。在病理的情况下,脏腑、经络阴阳气血失去平衡,这些点的导电量或电位值就会发生相应的变化,在临床上可根据这种变化作为诊断脏腑、经络病变部位和虚实的重要参考。

知热感度测定是利用点燃的线香或用特制的电热器测定井穴对热的敏感度。左右两侧同一经的井穴对灼热的感觉程度大致相同。如果测定的结果差异较大,大于1倍以上,说明该经络的阴阳气血失于平衡,属于病理状态。针灸临床可根据测定的结果作为诊断病变部位和虚实的重要参考。

(七)结合解剖和实验室检查归经定位

中医和西医是两种不同的医疗体系,但其服务的对象都是人,其目的都是诊断疾病和治疗疾病,借助西医的诊断方法以及化验、X线、B超、CT、ECG(心电图)、EIG(脑电图)、MRI(核磁共振)等各种理化检查方法,对于针灸临床有密切联系,尤其对于筋骨疼痛的归经定位有重要参考价值。例如,MRI、B超诊断为肱二头短头肌腱炎可定位于手太阴经脉、经筋;肱二头长头肌腱炎可定位于手阳明经脉、经筋,以及X线诊断的骨质增生、MRI诊断的椎间盘突出、半月板损伤、滑囊炎等,对于归经定位都有重要参考价值。

二、辨别病变的性质是辨证的基础

辨别疾病的性质就是用八纲辨证的方法辨别病证的阴阳、表里、寒热、虚实。辨别病证的性质是中医诊断疾病和治疗疾病的基础,只有明确了病证的性质才能确定正确的治疗原则和方法。诊断病证性质要从主症及其兼症着手,以八纲为依据,对病情进行分析、归纳,方可得出正确的诊断。

实性疼痛:多疼痛剧烈,表现为胀痛、刺痛、绞痛、紧痛、抽掣性疼痛,疼痛部位拒按,休息后疼痛不能缓解,诊脉有力。如腰痛属实性者,疼痛剧烈,或为紧痛、或为胀痛、或为刺痛、或为绞痛,不喜按揉,卧床休息后不能减轻疼痛,诊脉弦而有力,或弦紧。

阴阳是八纲辨证的总纲,其中表、热、实属于阳证,里、寒、虚属于阴证。

三、辨别病变的原因

病因辨证是中医辨证中的重要环节,是病位辨证、病性辨证的继续。病因辨证是基于中医"审证求因"的指导思想,各种疾病的病因不同,致病特点不同,临床上可根据症状的特点,分析、判断引起疾病的原因,是筋骨疼痛常用的方法。例如中医学家把痹证分为风寒湿痹和热痹两大类,其中风寒湿痹又分为行痹、寒痹、湿痹,就是典型的按病因病机诊断分类的方法。

风邪有内风和外风。就外风而言,风为阳邪,易侵袭人体属阳的部位,故疼痛多位于人体的头部、项背部以及五官七窍;风性善行而数变,故其疼痛特点多为阵发性、游走性;风为百病之长,故其疼痛多与寒、湿、热邪气相兼为病。就内风而言,多为肝风内动,表现为手足抽掣而痛、头面掣痛、半身不遂作痛、手足肌肉瘈疭而痛等。

寒邪有外寒和内寒。就外寒而言,因为寒为阴邪,主凝滞收引,所以寒邪引起的病症,疼痛剧烈,有紧痛、拘急而痛的特点,部位相对固定,畏寒喜暖,得温痛减,可表现为肩痛、腰痛、膝关节痛等。就内寒而言,多为阳气不足,尤其是心脾肾阳虚,阳虚可致阴寒内生,可表现为胸痛彻背、脘腹胀痛、腹痛、腰痛或腰痛连及少腹,或少腹痛牵及睾丸痛等。

湿邪有内湿、外湿之分。就外湿而言,湿属阴邪,其性重浊,故湿邪引起的痛症,多见于人体的下部,如腰痛、下肢痛、足踝肿痛,兼见肢体沉重、肿胀等;湿邪黏腻,故其痛症的特点为部位固定不移,病程长久难以速效。内湿多与脾虚有密切关系,脾气虚、脾阳虚,运化无权,均可内生湿邪。可见脘腹胀满疼痛、头身困重酸痛、大便不调、舌苔黏腻、脉濡缓等。

火邪与热邪同类,但有内外之分。就外热而言,热为阳邪,其性炎上,所以其疼痛多发生在人体的上部,如头痛、目赤肿痛、面部灼痛、耳内热痛等;热邪易伤津动血,使血脉壅滞,故其疼痛特点是起病急迫,疼痛剧烈,局部灼热,或红肿热痛。就内热而言,多由五脏病变所致,心火上炎可见口舌生疮、舌红辣痛、胸背热痛等;肝火内盛,可见头痛、目赤作痛、胁肋疼痛等;胃热内盛,可见牙龈肿痛、胃脘灼痛、口唇肿痛等;肺热内盛,可见鼻咽干痛、胸痛咳喘等;肾虚内热,相火内动,可见腰膝酸痛、阴茎睾丸热痛以及性交痛等。

瘀血是引起疼痛的重要原因。瘀血可由外伤、气滞、气虚、久痛不愈等原因引起,瘀血致痛的特点是刺痛、部位固定、夜间加剧等。

痰浊也可引起疼痛。痰浊可由脾虚不运、气滞津液失于输布等原因引起,痰浊致痛的特点是疼痛不甚剧烈、部位固定、可触及形软的肿块,常伴有胸闷、肢体沉重、舌苔腻、脉象滑等症。

总之,审证求因就是根据疼痛症的特点寻求病因,疼痛位于上者多风多热;疼痛位于下者多寒多湿;疼痛剧烈而拘紧喜热者多寒;疼痛急迫而喜寒凉者多热;胀痛者多由于热或气滞;刺痛者多由于瘀血;疼痛在夜间加重者多由于瘀血或寒凝;疼痛而肿者多由于湿;疼痛伴有肿胀、肿块者多为痰湿,或痰瘀互结;隐隐作痛者多由于气虚、血虚或气血两虚。

第四节 筋骨疼痛的治疗

引起筋骨疼痛的基本原理是"不通则痛",所以治疗筋骨疼痛的基本大法是疏通经络,即"通则不痛"。引起经络不通的原因是非常复杂的,可有六淫侵袭,经脉痹阻;可有瘀血痰浊阻滞,经脉痹阻;可有气血亏损筋脉失养而挛紧,经脉痹阻;也可因精神抑郁,肝郁气滞,气血失调,经脉痹阻等。所以治疗时要根据病因病机、病变的部位、病证的性质确定相应的治疗大法。还要善于处理局部和整体的关系,因为人体是一个完整的整体,通过经络内联脏腑、外络肢节,将整个人体有机地联系起来,所以肢节局部的病证,可通过经络反映到整体,反映到内脏;内脏的病变也可通过经络反映到肢节。针灸治疗疾病是用针刺或艾灸的方法,作用在经络的腧穴上,通过腧穴和经络的调整、传导作用,才能达到治病的目的。而腧穴和经络的传导和调整作用,取决于机体的功能状态,所以人体的功能状态对针灸治疗的效果有重要作用,故在治疗时必须兼顾局部和整体的关系。另外,应分清标本缓急,还要注意因人、因地、因时的不同制定适宜的治疗方案,即《素问·阴阳应象大论》所说:"治病必求于本"。

针灸施治的原则,《灵枢·九针十二原》曰:"凡用针者,虚则实之,满则泄之,菀陈则除之,邪胜则虚之。"《灵枢·经脉》:"盛则泻之,虚则补之,热则疾之,寒则留之,陷下则灸之,不盛不虚以经取之。"这些针灸治疗原则,依然是针灸临床遵循的准则。

一、针灸治疗筋骨疼痛大法

(一)祛风止痛法

1. 风邪致病的特点

(1)风为阳邪:风为阳邪其性轻扬,具有升发、向上、向外的特性,故风邪最

13

易侵犯人体属阳的部位,如人体上部、头面部、项背部、上肢和体表,正如《素问·太阴阳明论》说"伤于风者,上先受之"或"犯贼风虚邪者,阳受之"。可见关节肌肉疼痛、恶风汗出等症。

(2)风性善行数变:《素问·风论》"风者,善行而数变","善行"是指风邪引起的病证,游走不定,无固定的部位;"数变"是指病证变化快,如风寒湿杂至引起的"行痹",关节肌肉疼无定处,即属于风邪偏盛的表现。还有三叉神经痛,多由风邪侵袭面部所致,疼痛突然发作,痛如闪电,时作时止,发作无常;还有荨麻疹、落枕等发病快变化快。所以善行而数变,是风邪致病的特点。

(3)风邪常兼其他邪气致病:《素问·风论》"风者,百病之长也。"长者,首也,始也。是指风邪常兼其他邪气合而伤人,风邪是外邪致病的先导。风为阳邪,其性生发、开泄,其他邪气只有依附于风邪才可乘机侵袭人体,所以寒、热、湿、火等外邪常依附于风邪侵犯人体,或表或里,形成风寒、风热、风湿、风火等证。

由此可见风邪能引起多种病证,可为表证,可为里证,可为经络证,也可为脏腑证,故《素问·骨空论》:"风者,百病之始也。"

2. 风证的治疗原则 祛风通络。

3. 常用穴位 风池、天柱、外关、后溪、风市等。

4. 经验与体会

(1)风池

【穴解】风池穴既可祛外风也可祛内风。

风池是足少阳经和阳维脉的交会穴,阳维脉在循行中与手足六阳经、阳跷脉、督脉等八条阳经相联系,有调节和维系诸阳经的作用。阳主外主表,风为六淫之首,六淫犯人在表在阳。治疗风邪引起的病证,应散风祛邪,使邪气从表而解。风池可调节诸阳经,可散风解表,从表祛除邪气。风池对感受风寒、风热、风湿引起的关节、肌肉疼痛症,诸如头痛、颈项痛、肩背痛、落枕、肩臂痛、腰背痛、行痹等都有良好的效果。

《奇经八脉》云,风池为"手足少阳、阳维之会",足少阳胆经在腹部属胆络于肝,手少阳三焦经在体内"入缺盆,布膻中,散落心包,下膈,循属三焦"。又足厥阴肝经和足少阳胆经相表里,其经脉循行于胸腹部,与肾、肝、胆、胃、心、肺诸脏相联系。故足厥阴肝经与足少阳胆经、手少阳三焦经有着非常密切的联系,一旦肝阳暴涨或肝阳化火生风,循经上扰,可累及胆胃心肺诸脏,使其功能异常并出现头痛眩晕、关节、肌肉拘紧疼痛等症。足厥阴经和足少阳经配五行属木,而手少阳经配五行属火,根据"实则泻其子"的治疗原则,故手足少阳经的交会穴风池可泻肝之火、息肝之风,头痛眩晕等症可解。风池对肝郁气滞、肝风内动引起的关节、肌肉拘紧疼痛症,配以合谷、太冲有良好的效果,但必须有针感和针感的传导才可获得效果。

总之,风池穴既可用于外风引起的疼痛也可用于内风引起的疼痛,既可用于外邪引起的疼痛也可用于脏腑功能失调引起的疼痛症。

【应用】风池是治疗风邪引起疼痛症的主要穴位,临床上若配合其他穴位效果更好,颈椎病、落枕、肩周炎、上肢关节疼痛配以曲池、后溪;全身疼痛配以合谷、太冲;胸椎、腰椎和骶椎增生所致的疼痛配以委中、承山等穴。肝风内动引起的关节、肌肉拘紧疼痛,宗"治风先治血,血行风自灭"的原则,可配用三阴交、太冲等穴。

【刺灸法】针刺风池的方法应特别注意,针刺的深度应视病人的胖瘦而定,一般不超过1.2寸。病人坐位,头稍向前倾,取1.5寸长毫针,针尖向对侧眼球水平刺入,缓缓进针0.5~1.2寸,捻转手法,得气后,针感可向前额、头顶、颞部、后头部和颈项部传导。捻转200次后出针,疼痛多能缓解。切记针刺时水平方向进针,针尖不可向上或脊椎方向以免损伤延髓。进针后用捻转手法不可用提插手法,以免刺伤血管导致出血。

(2)天柱

【穴解】人之头部位高如天,颈椎骨支持头部有擎天柱之意。颈椎骨古称天柱骨,本穴位于颈后发际大筋外廉陷中,当第1、2颈椎棘突旁1.3寸,穴处于天柱骨旁,故名天柱。头项部位于人体的最高部,诸阳经脉会于头项,是风邪侵袭人体的门户,故位于头项的穴位都有祛风的作用,如百会、风府、风池、天柱等。天柱穴属于太阳经,太阳主一身之外藩,太阳经从头部下项循肩挟脊抵腰中,贯臀入腘中,循踹内,经外踝后,至足小趾之端;太阳经筋起于趾,结于踝,结于踹,结于腘,结于臀,挟脊上项;太阳经别上出于项。天柱穴位于项部,故可治疗感受风邪引起的头项强痛、项背痛、肩背痛、肩臂痛、落枕、肩周病、腰腿痛、足踝痛、足跟痛等症。

【应用】天柱穴对感受外邪引起的项背痛、肩臂痛、颈椎病等病证的治疗有良好的效果。而且在天柱穴区域常有硬结、条索和压痛,针刺或艾灸此点有快捷之效。

天柱和风池穴都有散风祛邪、通经止痛的功效,可相互应用。但也有各自的特点。天柱偏于祛外风,而风池除了能祛外风的作用外,还有息内风的作用;天柱善于治疗感受风邪引起的后头痛和头项强痛,风池善于治疗风邪引起的偏头痛;天柱善于治疗感受外邪引起的项背痛、肩背痛等,风池偏重于治疗肝阳上亢引起的头痛眩晕、颈项强直僵硬等症。

在临床上常可配列缺、束骨治疗头项强痛;配后溪治疗落枕;配手三里、养老治疗肩臂痛;配曲池、肩髃治疗肩周病;配颈夹脊穴、曲池、后溪治疗颈椎病;配环跳治疗腰腿痛等。

15

【刺灸法】直刺0.5~1.0寸,捻转手法,得气后使针感沿经传导。治疗颈椎病时,针尖向脊柱方向刺入0.8~1.0寸,用《灵枢·官针》的短刺、输刺法。治疗头项痛是使针感向上传导;治疗颈椎病或上肢痛时使针感传向肩臂;治疗背痛、腰腿痛时使针感向下传导。病因风寒湿者可加用灸法。

(3)外关

【穴解】穴名外关,"外"指体表,又指本穴位于属阳的部位。"关"即关隘,表示很重要的意思。外关属于手少阳三焦经,又是奇经八脉之一,通于阳维脉。阳维脉有维系联络诸阳经的作用,故阳维脉主阳主表,可祛邪通络,用于风寒、风热、风湿引起的病证的治疗,正如《难经·二十九难》说:"阳维为病苦寒热"。所以外关是治疗感受外邪的重要穴位,故名外关。外关是手少阳经的络穴,通于手厥阴心包经,心主血,主血脉,而少阳三焦主气,所以外关有行气血通经脉的作用。因此,外关既可祛除外邪又可行气血通经络,故可用于项背痛、肩臂痛、手臂痛等症的治疗。外关常与足临泣配合应用,足临泣属于足少阳经,又通于带脉。带脉和足少阳经循行于腰髋部和胸胁部,故可用于胸胁痛、带状疱疹、臀上皮神经痛、坐骨神经痛等病的治疗。

【应用】

1)在临床上外关常与足临泣配合应用。外关属于手少阳经,足临泣属于足少阳经,同属少阳经,二穴相配合属于同名经配穴法,有相互协同的作用。外关通于阳维脉,可调节诸阳经脉,又有行气活血的作用;足临泣通于带脉,带脉环腰一周,可约束诸经。故外感风寒风热,或肝胆湿热引起的偏头痛、耳痛、胸胁痛、带状疱疹、髂腹神经痛、臀上皮神经痛等,均可用外关、足临泣治之,且有良好的效果。

2)外关有散风祛邪的作用,凡因风寒、风热、风湿引起的诸种疼痛均可选用外关治之。

3)临床上可与其他穴位配合应用:外关配列缺、风池、大椎治疗外感风邪引起的头痛、落枕、周身痛;外关配天柱治疗肩背痛;外关配肩髃、曲池治疗肩臂痛;外关配手三里治疗前臂痛;外关配八邪治疗五指尽痛。

【刺灸法】直刺0.5~0.8寸,得气后行捻转手法,使针感沿经传导上至肩臂下至手指。并可用灸法。外关也可治疗急性腰扭伤,针刺时取坐位,需向三阳络透刺,行捻转泻法,并同时旋转腰部,也有很好的效果。

(4)后溪

【穴解】后溪穴位于第5掌指关节后方,握拳时后溪穴位于掌指关节横纹头处,其形状如沟溪,故名后溪。后溪是手太阳经五输穴中的输穴,配五行属于木,内应于肝,而主风,故后溪穴既可治疗外风引起的病证,又可治疗内风引起的病证。《难经·六十八难》曰:"俞主体重节痛"。所以后溪穴的主要作用是祛风和止痛。手太阳经和手太阳经筋循行于并结于手指、腕肘、肩臂、颈项;后溪穴又是八脉交会穴之一,通于督脉,督脉夹脊抵于腰部和颈项部。根据"经脉所过,主治所及"的治疗准则,后溪穴可治疗风寒、风热、风湿和肝郁气滞引起的头项痛、落枕、肩臂痛、肘臂痛、腰痛、腰腿痛等症。

【应用】

1)针刺后溪治疗落枕和急性腰痛、急性腰扭伤,均用良好效果,一般1~2次可愈。针刺捻转泻法,在捻转的同时活动疼痛的部位,疼痛可缓解或即可消失。

2)也可结合其他穴位配合应用如:配天柱、颈夹脊穴、大椎治疗颈椎病;配天柱、大椎、悬钟治疗落枕;配天柱、肩髃、曲池治疗肩周病;配阳陵泉治疗腰痛;配环跳、阳陵泉治疗腰腿痛,疼痛可迅速缓解。

【刺灸法】用1寸毫针,直刺0.5~0.8寸,局部有酸胀感。治疗急性腰痛时针刺应透向合谷,治疗落枕时针尖透向三间,整个手指有酸麻胀感。

(5)风市

【穴解】"市"即市集、集聚之意。因该穴主治中风腿膝无力、身痒麻痹诸般风证,为祛风的重要穴位,故名风市。属于足少阳胆经,位于大腿外侧部的中线上,当腘横纹上7寸或经验简便取穴法,身体直立垂手时,中指尖处是穴。

足少阳经循行于髀部和膝外廉,足少阳经筋结于膝外廉,上走髀部,结于尻部。风寒湿邪侵袭足少阳经脉,经络痹阻气血不通,可引起腰腿部、腰骶部、膝部的疼痛、麻木,故可取风市穴散风祛邪通络止痛。

【应用】

1)主要用于腰腿痛、腰骶痛、膝关节痛的治疗:正如《杂病穴法歌》所云:"腰连脚痛怎生医,环跳行间与风市",但在针刺风市穴时,应遵循"病深则刺深病浅则刺浅"的针刺原则。如腰椎间盘突出症、坐骨神经痛、骨性膝关节痛等,病位较深,应当用深刺法,可深刺2.0~2.5寸;如臀上皮神经痛、股外侧皮神经痛等,病位较浅,应浅刺,可刺入0.2~0.5寸,不必深刺。

2)临床上常配合其他穴位应用:配环跳、阳陵泉、三阴交治疗坐骨神经痛;配阳陵泉、中渚治疗臀上皮神经痛;配阳陵泉、膝眼治疗膝关节痛等。

3)治疗风证:应遵循"治风先治血,血行风自灭"的原则,适当配合调节血分的穴位,尤其是治疗内风时,更应遵循这一原则。调节血分的穴位如血海、膈俞、三阴交、太冲等。

【刺灸法】直刺1.5~2.0寸,得气后行捻转手法,使针感沿经脉上下传导。治疗膝部疼痛时,针尖沿经向下,使针感传至膝部。也可加用灸法。

(二)温经止痛法

温经止痛法是治疗寒性疼痛的一种方法。寒邪为冬季常见病因,但也可在其他季节引起病证,如气温骤变、涉水淋雨、汗出当风、空调过凉等也常为感受寒邪的病因。另外,机体阳气虚弱,寒从内生,也可产生寒证。

1. 寒邪致病的特点

(1)寒为阴邪:寒邪侵袭人体后,必与阳气相争,若阳气不能祛除寒邪,则反被其害,卫阳被遏制,则见恶寒无汗,肌肉关节疼痛等症。

(2)寒性凝滞:"凝滞"即凝结阻滞之义。血得热则行得寒则凝,如寒邪侵袭人体,损伤阳气失于温煦,则经脉气血运行不畅,甚或凝结不通,不通则痛,故寒邪致病的重要症状是疼痛。其特点是有明显的受寒病因;其疼痛得温则减,遇寒加剧,如痹证中的痛痹即属此证,正如《素问·痹论》:"痛者,寒气多也,有寒故痛也。"

(3)寒主收引:"寒则收引",即寒邪侵袭人体经络关节,而致筋脉拘急挛缩,关节屈伸困难。《素问·举痛论》:"寒气客于脉外则脉寒,脉寒则缩蜷,缩蜷则脉绌急,绌急则外引小络,故卒然而痛。"

2. 治疗原则 温经祛寒,通络止痛。

3. 常用穴位 大椎、后溪、昆仑、命门、关元、神阙。

4. 经验与体会

(1)大椎

【穴解】大椎属于督脉,位于项后第7颈椎棘突下凹陷中,是手足三阳经和督脉的交会穴,有"诸阳之会"之称。阳主外、主表,外邪侵袭人体,首先犯表淫阳,或在太阳,或在少阳,或在阳明。大椎是督脉和三阳经的交会穴,能启太阳之"开",和少阳之"枢",助阳明之"阖",解三阳之邪。督脉循行于头项脊背,三阳经分布于颈项肩臂和腰背腿膝,故可用于风寒、风热、风湿诸种疼痛的治疗。

【应用】主治头项强痛、落枕、肩背痛、肩臂痛、脊背痛,正如《针灸大成》所说:大椎主治"背膊拘急,颈项强不得回顾。"

临床上常配合其他穴位应用:配天柱、列缺、后溪治疗头项强痛、落枕、肩臂痛;配天柱、筋缩、后溪治疗脊背痛;配曲池、足三里治疗周身疼痛;配合谷治疗外感风寒引起的周身痛等。治疗寒证多用灸法,正如《素问·骨空论》:"灸寒热之法,先灸项大椎,以年为壮数"可获良好效果。

【刺灸法】

1)针刺大椎时应严格掌握进针的深度,不得超过1.0寸,针刺时取坐位,稍低头,进针时用缓慢捻转进针手法,慎用提插手法。根据需要针感可沿脊柱上下传导或向两肩传导。艾灸5~10分钟。

2)进针时若针下阻力感突然消失,有空虚感时,深度在1寸左右,说明针尖已进入椎管内硬膜外腔,不可继续进针,患者可出现肢体抽动或触电感,应立即出针,以免损伤延髓。

3)针刺大椎时针尖向下颌方向,若左手拇指按压大椎穴的上方,使针感沿督脉向腰部传导,可用于脊柱强直作痛、腰背疼痛和腰腿痛的治疗;若针尖以25°~40°沿督脉向上平刺,同时左手拇指按压大椎穴的下方,使针感向头项部传导,可用于头痛头晕和颈椎病的治疗;若针尖以45°的方向向肩部进针,同时用拇指按压大椎穴的健侧,使针感向患侧的肩部传导,可用于肩周病、项背痛、肩臂痛等症的治疗。

4)大椎穴既可治疗寒证也可治疗热证。治疗寒证时,除了针刺大椎外,应重用艾条灸法,每次不少于5分钟;或艾炷灸,不少于9壮。用灸法治疗颈椎病、项背肌筋膜炎有良好效果。治疗风热证时,除了针刺泻法外,应加用刺络拔罐法,可获良好效果。

(2)后溪(见祛风止痛法)

(3)昆仑

【穴解】昆仑为一高山之名,比喻外踝骨突起状如昆仑。穴在外踝高骨的后方当外踝尖与跟腱之间的凹陷处,故名昆仑。昆仑是足太阳经经穴,太阳主外为一身之外藩;又是五输穴中的经穴,配五行属火,火主热;火配五脏属于心,心主血和血脉。故昆仑有较强的温经祛寒、振奋阳气、祛邪通经、活血通络的作用,乃孕妇的禁针穴位,《针灸大成》说:"妊娠刺之落胎。"临床常用于难产和胞衣不下的治疗。《难经·六十八难》说:"经主喘咳寒热",喘咳肺之病,寒热主邪气在表,故五输穴中的经穴有宣通肺气祛邪解表的作用。足太阳经、足太阳经筋循行于头项、肩背、腰骶、腰腿和足踝部,风寒湿邪侵袭太阳经脉,经气不通可导致这些部位的疼痛,可取昆仑穴治之,因为昆仑穴可祛除邪气温通经脉。

【应用】

1)头项强痛:昆仑是治疗头项强痛的重要穴位,《针灸甲乙经》:"腰痛不能俯仰,目如脱,项如拔,昆仑主之。"用之得当有桴鼓之效。

2)急性腰痛、腰腿痛:昆仑是治疗急性腰痛、腰腿痛的有效穴位(坐骨神经痛),患病时穴位处常有压痛,《针灸大成》:昆仑主"腰尻脚气,足腨肿不得履地,腘如结,踝如裂,头痛,肩背拘急,咳喘满,腰脊内引痛,伛偻……"

3)踝骨及跟骨痛:昆仑也是治疗踝骨痛、跟骨痛和足蹠痛的常用穴位,《胜玉歌》:"踝跟骨痛灸昆仑"。

4)针刺昆仑治疗头项痛、腰痛的同时要活动患处才能获得好的效果。

5)配伍与应用:昆仑配天柱、大椎治疗头项强痛;昆仑配天柱、后溪治疗落枕;昆仑配肾俞、腰眼治疗肾虚性腰痛;昆仑配阳陵泉、曲泉、鹤顶治疗膝关节痛;昆仑配环跳、阳陵泉治疗坐骨神经痛;昆仑配太溪治疗足跟痛。

【刺灸法】直刺0.5~1.0寸,有触电感向足跟或足外侧传导。可灸5~10分钟。也可弹拨昆仑穴,有痛麻或触电感向足心放射,左右昆仑各弹拨3~5次,对急性腰腿疼有较好的效果。

(4)命门

【穴解】命门穴位于第2腰椎棘突下,两肾之间当肾间动气处,为元气之根本,生命之门户,故名命门。本穴隶属督脉,督脉为阳脉之海,总督诸阳,故命门有补益阳气温经通脉的作用,既可用于肾虚引起的腰脊疼痛,也可用于感受寒邪引起的腰痛、腰骶痛、腰腿痛等症。

【应用】

1)命门对骨质增生性腰痛、臀上皮神经痛、髂腹神经痛有良好的效果。《针灸甲乙经》:"恶寒里急,腰腹相引痛,命门主治",即是此意。应用时应注意针刺的手法,治疗骨质增生性腰痛时,针刺得气后,应使针感沿脊柱传导;治疗臀上皮神经痛、髂腹神经痛时,应使针感向患侧传导,并行龙虎交战手法。凡是病痛位于左侧时,针刺得气后,针尖稍偏向命门的左侧,另一手的拇指按压命门的右侧,使针感向左侧传导,疼痛位于右侧时,则方法相反。

2)治疗慢性腰痛,命门善于治疗慢性腰痛和肾虚性腰痛,针刺时用捻转补法并用灸法。如《针灸图翼》讲命门主"肾虚腰痛"、《神应经》讲命门"治腰痛,可灸七壮。"

3)艾灸命门穴对治疗慢性腰痛、陈旧性棘上韧带损伤、陈旧性棘间韧带损伤有良好的效果。

4)配伍与应用:配肾俞、大肠俞、委中治疗腰痛;配肾俞、飞扬、太溪治疗肾虚性腰痛;配腰部夹脊穴治疗腰椎骨性增生性疼痛;配第2腰椎夹脊穴治疗腰痛连及少腹痛。

【刺灸法】针尖略向上刺入0.5~1.0寸,艾灸5~10分钟。

(5)关元

【穴解】关元穴是任脉和足三阴经的交会穴,位于脐下3寸,是人身元阴元阳关藏之处,有补益元阴元阳的作用,故名关元。《素问·举痛论》:"冲脉起于关元"。冲、任、督三脉又皆起于胞宫,故关元穴是治疗月经病的主穴。关元又是任脉和足三阴经的交会穴,可调补肝、脾、肾,补益气血濡养筋骨。

【应用】

1)治疗产后病:妇女产后耗伤气血,易损伤肝脾肾,导致腰痛和下肢肿痛,取关元治之。

2)治疗虚性筋骨疼痛:肾虚性腰脊痛,腰椎滑脱、棘间韧带损伤等,或气血虚弱筋骨失养,筋脉拘急作痛,治补关元调补三阴,通过肝脾肾补益气血和肾精,以濡养筋脉,疼痛可止。

3)留针时间宜长:《灵枢·经脉》讲"寒者留之",是说寒证应当用久留针的方法治疗,以激发经气,使阳气来复祛散寒邪。在临床上治疗寒证,针刺关元时留针时间要长,一般不少于30分钟。

4)应用灸法:《素问·至真要大论》"寒者温之",《灵枢·禁服》"血寒,故宜灸之"。寒证应当用灸的方法进行治疗有良好的效果,如寒性腰痛、寒性下肢冷痛、椎体滑脱等灸关元穴有良好的效果。

5)配伍与应用:关元配三阴交治疗少腹痛、痛经等;关元配肾俞、三阴交治疗妇女产后腰痛、下肢肿痛等;关元配曲池、足三里、三阴交治疗气血虚性筋骨疼痛。

【刺灸法】用平补平泻法,可调理冲、任脉,通利气血;用补法,可调补冲任,补益肝脾肾,益气固摄;用灸法,可大补元气,回阳固脱,温补元阳,祛寒止痛;用泻法,可通行气血,散滞止痛。

(6)神阙

【穴解】神阙位于脐中,脐为脐带脱落处结疤后的陷窝,阙,原指门楼、宫门。胎儿靠脐带输送母体气血而生长,故脐为先天元神和气血出入之门户,故穴名神阙。神阙穴位于中焦和下焦之间,有健脾温肾和提高人体免疫能力的作用,对提高人体功能有良好的作用,所以既可治疗脾肾两虚引起的腹痛、腹泻和痛经带下,又可治疗气血虚弱和阳虚寒盛引起的四肢厥痛、腰痛、腿痛。慢性腰痛或慢性腰腿痛多由于肾虚所致,《济生方》:"腰者肾之府,转摇不能,肾将惫矣"。《诸病源候论·腰背病诸侯》曰:"肾气不足,受风邪之所为也。劳伤则肾虚,虚则受于风冷,风冷与真气交争,故腰脚痛。"

【应用】

1)在临床上,慢性腰腿痛多责之肾虚,治当温补肾气,温灸神阙穴可温补肾气,对治疗慢性虚寒性腰痛和慢性虚寒性坐骨神经痛均有良好效果,若配以命门则效果更好。可用艾条灸或隔姜灸,艾灸时间要长,一般不少于 10 分钟。

2)艾灸神阙穴治疗脊柱滑脱有明显效果,以腰椎 2～4 较好。

3)治疗关节痛:艾条重灸或隔姜大艾炷灸可用于慢性虚寒性关节痛的治疗。

4)配伍与应用:神阙配足三里治疗腹痛腹泻;神阙配三阴交治疗痛经带下;神阙配曲池、足三里治疗四肢厥痛;神阙配命门、关元治疗腰痛、腿痛、椎体滑脱等。

【刺灸法】禁针刺,可用灸法,大艾炷隔盐或隔姜灸之,每次 5～7 壮;也可用艾条灸之,每次 5～10 分钟。

(三)祛湿化痰止痛法

祛湿化痰止痛法是通过祛湿邪化痰浊的方法,达到通经止痛的目的。

1. 湿邪痰浊致病特点 湿为阴邪,其性重浊、黏滞,湿邪侵袭人体或皮肉筋脉,或流注关节,痹阻经络,造成多种疼痛症。

(1)四肢肌肉酸楚、沉重、麻木,关节疼痛、沉重、肿胀,多见于腰以下的部位。因为湿邪重浊,滞留经络,阳气不得布达的缘故;《素问·太阴阳明论》讲

"伤于湿者,下先受之",因为湿邪重浊之故也。

(2)病程缠绵难以速效,因为湿邪黏滞,易阻滞气机,气机不畅则湿浊难化。

(3)痰浊常表现为肿痛、肿块、胸部闷痛等。

(4)湿邪常伙同风邪、寒邪、热邪侵袭人体,或从寒化或从热化,以人体的体质而从之。

(5)湿邪易困脾土,脾主运化水液,性喜燥而恶湿,故湿邪最易伤脾,致脾阳不振,运化无权,导致水湿内生,蕴结成痰,进一步加重了病情。

2. 治疗原则 健脾祛湿,化湿通络。

治疗湿邪应当散风,因为湿邪常与风邪一起侵犯人体,还有"风能胜湿",故治疗湿邪还应散风祛湿,适当的配以散风的穴位,能增强祛湿的效果,如风池、风门、天柱、外关、合谷、后溪、风市、束骨等。

治疗湿邪引起的疼痛症应加用灸法,湿邪若没化热,加用灸法可提高治疗效果,因为温阳可燥湿,行气化湿,行气通经止痛。

3. 常用穴位 中脘、足三里、阴陵泉。

阳经五腧穴中的合穴,如曲池、小海、天井、足三里、阳陵泉、委中。

阴经五输穴中的输穴,如太渊、大陵、神门、太白、太溪、太冲。

4. 经验与体会 治疗湿邪引起的疼痛症首当健脾,因为脾主运化水湿,健脾才能化湿、利湿,使湿邪排出体外。中脘、足三里、阴陵泉都有健脾利湿的作用。

(1)中脘

【穴解】中脘位于脐上4寸,正当中焦部位,是胃的募穴,腑之会穴,又是手少阳三焦经、手太阳小肠经、足阳明胃经和任脉的交会穴。所以中脘可健脾胃化湿浊,可理三焦气化利湿,可调小肠泌别清浊,因此中脘可化湿除浊。又中脘位居中焦,中焦乃人体升降之中心,可斡旋气机之升降,升清降浊,使清气得以通达,则湿浊从二便排出。

【应用】

1)湿邪痰浊流注肌肉、关节引起的肌肉关节肿痛,尤其适用于膝关节、踝关节和跖趾关节。

2)清气不升浊气不降引起的头痛、头晕、颈项痛。

3)痰浊湿邪蕴结引起的胸闷胸痛、胸背作痛、腰背作痛等。

4)临床上常配合其他穴位应用,配天柱治疗颈项痛,配身柱治疗胸背痛,配曲池治疗上肢痛,配足三里治疗下肢痛,配关元、肾俞治疗腰痛。

【刺灸法】直刺1寸左右,行龙虎交战手法,术后加灸法效果更好。

(2)足三里

【穴解】足三里位于膝下3寸,旁开胫骨1横指故名。足三里是胃腑的下合穴,功于调理胃脾;足三里又是足阳明经五输穴中的合穴,气血汇合之处,足阳明经多气多血,故足三里处气血最为旺盛,有极强的调理气血疏通经络的作用;足三里配五行属土,乃"土中之土",是治疗脾胃的最好穴位之一,可调理脾胃行水湿化痰浊。

【应用】

1)湿邪痰浊流注肌肉、关节引起的周身疼痛、关节肿痛等。

2)痰浊湿邪蕴结引起的胸背痛、腰背痛、头项痛等。

3)临床上常配合其他穴位应用,配曲池治疗周身疼痛,配天柱、中脘治疗头项痛,配膻中、中脘治疗胸痛,配身柱治疗背痛,配关元、肾俞治疗腰腿沉重疼痛,配太白治疗下肢关节肿痛。

【刺灸法】感受外界风湿邪气引起的肌肉疼痛,针刺不宜过深,一般 0.3 ~ 0.5 寸,使邪从表解;痰湿引起的关节疼痛,应深刺,因为病入筋骨,应通经祛邪、健脾利湿、健脾化湿,所以应深刺,一般 0.8 ~ 1.2 寸,也可根据病情选用透针刺的方法。

(3)阴陵泉

【穴解】阴陵泉位于胫骨内侧髁下缘,又是足太阴经五输穴中的合穴,配五行属于水,气血旺盛,犹如泉水滚滚而出,故名阴陵泉,有健脾渗湿通利关节的作用。

【应用】

1)关节肿痛,尤其是膝关节、踝关节、跖趾关节肿痛等,正如《玉龙歌》:"膝盖红肿鹤膝风,阳陵二穴亦堪攻,阴陵针透尤收效,红肿全消见异功。"

2)腰骶关节肿痛、沉重等。

3)临床上常配合其他穴位应用,配曲池、足三里治疗关节肿痛;配三阴交、太白治疗踝关节、跖趾关节肿痛;配膝眼、足三里治疗膝关节肿痛。

【刺灸法】直刺、深刺龙虎交战手法,或针刺透阳陵泉,并配合拔罐和灸法。

(4)五输穴中的合穴

【穴解】阳经五输穴中的合穴,配五行属于土,内应脾胃,脾主四肢、主肌肉,有健脾利湿主治四肢肌肉疼痛的作用,且合穴气血隆盛,有较强的调理气血通经止痛的作用。阴经五输穴中的合穴配五行属于水,内应肾和膀胱,有行水湿、化痰浊和通经止痛的作用。

【应用】五输穴中的合穴,均位于肘关节和膝关节部位,也是三阳经和三阴经经筋结聚的部位,又是气血旺盛的部位,有较强的调理气血和疏通经络的作用,是治疗关节疼痛的主要穴位。

1)阳经中的合穴多用于感受外邪引起的肌肉关节疼痛,如足三里、曲池用于周身肌肉关节疼痛;阳陵泉、天井用于偏头痛、肩臂痛、胁肋痛、髋关节痛;委

23

中、少海多用于项背痛、腰背痛。

2）阴经中的合穴多用于内因引起的关节肿痛，如阴陵泉、尺泽用于湿邪痰浊引起的肘膝关节肿痛；曲泉、曲泽用于湿邪浸淫或阴血不足引起的肘膝关节拘挛疼痛；阴谷、少海用于阳虚湿盛引起的心痛、手臂麻痛、阴部疼痛、膝关节冷疼肿痛。

【刺灸法】肘膝关节部位肌肉、经筋丰盛，气血汇聚入海之处，针刺宜深，宜灸。

（5）五输穴中的输穴

【穴解】阴经五输穴中的输穴，配五行属于土，内应脾胃，有健脾利湿通经止痛的作用。阳经五输穴中的输穴配五行属于木，"木"主风，内应于肝，所以可治疗外风引起的肌肉关节疼痛，也可治疗内风引起的疼痛症。

【应用】《难经·六十八难》："俞主体重节痛"，故五输穴中的输穴多用于湿浊停滞引起的筋骨疼痛。

1）阴经五输穴中的输穴多用于湿邪浸淫关节肌肉引起的疼痛，如太白、太渊多用于关节肿痛、肢体沉重；太溪、神门多用于腰背酸痛、腕踝关节痛、足跟痛；太冲、大陵多用于气滞痰湿阻滞引起的胸胁闷痛、头脑沉重疼痛、足跗肿痛。

2）阳经五输穴中的输穴多用于外邪风寒湿侵袭肌肉关节引起的疼痛，如后溪、束骨多用于颈项痛、腰背痛、腰腿痛、指掌关节痛、跖趾关节痛；中渚、足临泣多用于偏头痛、耳部痛、肩背痛、腰髋痛、指掌关节痛、跖趾关节痛；三间、陷谷多用于颈项痛、面部肿痛、手背肿痛、足背肿痛。

【刺灸法】五输穴中的输穴位于掌指关节和跖趾关节处，是经气由浅入深之处，阴经穴采用补泻交替手法，如龙虎交战手法；阳经穴采用捻转泻法。

（四）清热止痛法

清热止痛法是通过清除热邪疏通经络，达到通经止痛目的的一种方法。

凡致病具有炎热升腾等特性的外邪，称为火热邪气。火与热异名同类，本质皆为阳盛，致病基本相同。风寒湿邪也可入里化热生火，或郁结不散化热生火。火热邪气壅滞经脉，经气不通，引起疼痛。

1. 火热邪气致病的特点

（1）火热为阳邪，其性趋上：火热之邪易侵害人体上部，尤以头面部多见，如头痛、目赤肿痛、咽喉肿痛、口舌生疮、牙龈肿痛、耳内肿痛等。

（2）火热为阳邪，多表现为热证、实证。

（3）火热邪气易内扰心神：火热与心相通应，故火热之邪易入于营血，内扰心神，轻者心神不宁，心烦失眠；重者狂躁不安。

（4）火热易生风动血：火热之邪侵犯人体，燔灼肝阴，耗竭津液，筋脉失养，可引起肝风内动的病证。火热入于血脉，灼伤脉络，迫血妄行，可引起各种出血症。

2. 治疗原则 清热泻火,通经止痛。

3. 常用穴位 大椎、曲池;阳经五输穴中的井穴、荥穴;阴经五输穴中的井穴、荥穴。

4. 经验与体会

(1)大椎

【穴解】大椎位于第 7 颈椎棘突下凹陷中,该棘突隆起高大,故名大椎。大椎穴属于督脉,又是诸阳经的交会穴,名曰"诸阳之会",大椎既可启太阳之开,助少阳之枢,又可泻阳明之合,对诸多热证有良好效果。若配以三阴交、照海等穴,也可用于阴虚热证的治疗。

【应用】

1)风热引起的腰背痛,常配以膈俞穴。

2)风热夹痰浊引起的颈项痛,常配以天井穴。

3)风热及湿热痹阻经络引起的四肢肌肉关节疼痛,常配以曲池、足三里。

4)湿热蕴结下肢引起的下肢肿痛、膝关节肿痛,常配以阴陵泉、太白。

【刺灸法】取坐位,微低头,进针 0.3~0.5 寸,捻转泻法,也可配以拔火罐法。

(2)曲池

【穴解】曲池位于肘部,当尺泽与肱骨外上髁连线的中点取穴。曲池穴是手阳明经的合穴,气血所入为合,手阳明经多气多血,故曲池穴气血最为隆盛,有较强的通行气血的作用;又手阳明经与手太阴经相表里,可祛散邪热从表而解,故曲池是全身清热的主要穴位之一,多用于热邪浸淫经络引起的疼痛。

【应用】

1)风热侵袭经络引起的周身疼痛,常配合大椎、足三里。

2)湿热蕴结肌肉关节引起的上下肢关节肿痛,常配合外关、阴陵泉、足三里等。

3)肝阳上亢引起的头痛、头晕。

【刺灸法】屈肘直刺,进针 0.5~0.8 寸,捻转泻法。

(3)井穴

【穴解】井穴调阴阳以清热:井穴为阴阳经脉之气交界之处,为十二经之根,对疏通阴阳经脉气血有重要的作用,针刺十二井穴古有"大接经气"之说,有开窍启闭的作用。阳经井穴配五行属于金,阴经井穴配五行属于木,金应于肺而主表,木应于肝而主风,故可主治风热邪气。

【应用】

1)阳经井穴临床多用于风热邪气和经气痹阻引起的肢体疼痛、麻木的治疗,对于清除火热邪气和疏通经络有良好效果。如咽喉肿痛,取商阳点刺出血;口唇疱疹,取商阳、厉兑点刺出血;麦粒肿,取厉兑针刺泻法;目赤肿痛取关冲、足窍阴点刺出血;眉棱骨痛治取少泽、至阴等都有很好的效果。

2)阴经井穴临床多用于热邪蕴结阴经或内脏郁结生热流注经脉引起的疼痛症,如肺热引起的咽喉疼痛取少商;心火炽盛引起的茎中疼痛、小便疼痛取中冲、少冲;肝郁化热引起的经前乳房胀痛、刺痛取大敦;湿热浸淫股阴部痛取隐白等。

(4)荥穴

【穴解】荥穴主身热:《难经·六十八难》:"荥主身热",即是说荥穴能够治疗热证火证。在通常情况下各经荥穴分别主治本经本脏腑的热证。

【应用】

1)手三阳经的荥穴多用于经络热证的治疗,足三阳经荥穴多用于本经络热证和腑热症的治疗,如耳内、耳窍灼热疼痛,口苦咽干,为少阳热证,可取少阳经荥穴液门、侠溪;牙龈肿痛、鼻部肿痛、口唇肿痛,口干便秘,属阳明火热证,取阳明经荥穴内庭、二间;头部及头项部红肿热痛属于太阳风热证,取前谷、足通谷。

2)阴经荥穴多用于热邪蕴结阴经或脏热流注经脉引起的疼痛症,如膝内侧肿痛,足肿肢体沉重,胸脘痞闷,大便黏滞,属脾经湿热,取足太阴经荥穴大都。阴茎热痛、睾丸红肿热痛、阴道热痛,取肝经行间等。至于虚热证,多配以育阴清热的穴位,如三阴交、照海、曲泉等,也可加用阴经五输穴中的合穴。

【刺灸法】针刺捻转泻法,或点刺出血,勿灸。

(5)阴虚热证的治法

1)针刺阴虚热证:应当用补阴泻阳的方法,《灵枢·终始》:"阴虚而阳盛,先补其阴,后泻其阳而和之",正是此意。如肺经阴虚引起的咽喉疼痛,先补列缺、照海,再泻荥穴鱼际;肝肾阴虚引起的头痛头晕,心烦急躁,先补三阴交、曲泉,再泻荥穴行间等。

2)针刺阴虚证:先刺阴经后刺阳经,《灵枢·终始》:"刺热厥者,二阴一阳,刺寒厥者,二阳一阴。所谓二阴者,二刺阴也,一阳者一刺阳也。"根据"热则疾之"的刺法原则,治疗热病一般不留针,而本条提出刺热厥留针的方法,弥补了"热则疾之"的不足。为了达到阴气盛而阳热退的目的,故针刺阴经两次用补法,针刺阳经一次用泻法,以达到阴平阳秘的目的。所谓二刺阴一刺阳者,也可刺阴经的两个穴位,阳经的一个穴位;或者刺二条阴经一条阳经的穴位。如肺阴虚引起的咽喉疼痛,可取肺经的列缺、尺泽用补法和手阳明经的商阳穴用泻法,也可取手太阴经的列缺、足少阴经的照海用补法和手阳明经的曲池穴用泻法。

(6)热证的针刺手法:《灵枢·经脉》说"热则疾之",历代视为针灸治疗热证时针刺手法的准则,作者认为其含义有两个方面。

其一,外感风热邪气引起的表热证,或气血壅阻经络引起的局热症,可用疾刺快出针的方法散热清热,与《灵枢·九针十二原》所说"刺诸热者,如以手探汤",意思相同。在临床上常用点刺出血的方法治疗热证,即是遵照此原则的具体应用。

其二,"疾"也有快速运针的意思,即快速捻转或快速提插毫针,相当于泻法。

这种针刺方法多用于实热证,如五脏六腑发生的里热证等。

(五)调气止痛法

调气止痛法是通过疏肝理气或行气的方法,疏通气血,达到止痛目的的一种方法。

气是构成人体和维持人体生命的最基本的物质,气具有很强的活力和不断运动的特性,推动脏腑经络的生理功能、推动血的生成和运行,一旦气的运行受阻,导致气机失调,最常见的是气机阻滞。

引起气机阻滞的原因有两个方面:

一是风寒湿热等邪气侵入人体,阻滞了气机的运行,使经气阻滞,经气不通,不通则痛。

二是肝失疏泄,肝主疏泄,即肝有调畅全身气机的作用,使脏腑经络气的运行通畅无阻。若肝的疏泄功能失常,就会形成气机郁结的病理变化,统称"气滞"。

1. 气滞疼痛的特点

(1)胀痛:气滞在不同的部位即出现不同的胀痛,气滞于肝,则胸胁胀痛;气滞于胃,则胃脘胀痛;气滞于脾,则脘腹胀痛;气滞于经络,则肢体胀痛等。

(2)疼痛时轻时重,常与精神因素有关。

(3)疼痛部位不固定,呈走窜性质。

2. 治疗原则 疏肝解郁,行气止痛。

3. 常用穴位 膻中、内关、太冲、支沟、合谷、阳陵泉等。

4. 经验与体会

(1)膻中

【穴解】膻中属于任脉,位于胸部正中,平第4肋间隙处,是宗气会聚的部位。宗气是脾胃运化的水谷精气与肺从自然界所吸收的清气相结合而成。《灵枢·邪客》:"宗气积于胸中,出于喉咙,以贯心脉,而行呼吸。"即宗气的功能是推动肺的呼吸和心血的运行。膻中是心包的募穴,又是足太阴、少阴、手太阳、少阳、任脉的交会穴,心包与三焦相表里,"三焦者原气之别使也",人体的先天元气借三焦为通道,自下而上行,散布于胸中,促进宗气的形成,宗气又通过三焦自上而下蓄积于丹田,以资先天元气。元气与宗气相结合则称为一身之气,所以人体之气与宗气有非常密切的关系。《灵枢·胀论》:"厥阴根于大敦,结于玉英,络于膻中。"可见膻中与肝的功能有密切的关系,肝主疏泄,故可调理全身气机。

27

总之,膻中与人体宗气、元气以及气机的调节有密切关系,《灵枢·海论》说:"膻中者为气之海"。同时膻中又是气之会穴,气会膻中,是人体调气、行气、补气和降气的重要穴位,正如《行针指要歌》:"或针气,膻中一穴分明记。"诸如胸胁胀痛、乳房胀痛、心痛、呕吐、呃逆、上肢胀痛等,均可取膻中治之。

【应用】

1)调节气机:用于气机不畅引起的胸胁闷痛、胸背闷痛、乳房胀痛、脘腹胀痛、四肢串痛,常配合内关、太冲、三阴交应用。

2)行气活血:用于气机阻滞、气滞血瘀引起的胸背刺痛、胸胁胀痛、四肢胀痛,常配合合谷、太冲穴应用。

3)益气养血:用于气血虚弱筋肉失养、经脉失养引起的头痛、心痛、胸背痛、腰背痛、四肢酸痛等。

4)降气止逆:用于气机上逆引起的头痛、嗳气呃逆、噎膈反胃,常配合内关、气海、太冲等穴。

【刺灸法】用1寸针,向下平刺0.5~0.8寸,平补平泻法或补法。注意此穴不可直刺。

(2)内关

【穴解】内关属于手厥阴经,在腕横纹上2寸,当掌长肌腱与桡侧腕屈肌腱之间取穴。手厥阴经起于胸中心包,"心主身之血脉","心主神",故内关有宁心安神、活血通脉的作用。内关穴是手厥阴经的络穴,与手少阳三焦经相联络,故内关可疏理三焦经气。

手厥阴经和足厥阴经交会于胸中,内关穴通于三焦经,三焦"主持诸气",按照手足厥阴经"同气相应"的道理,内关穴有疏肝理气和调理气机的作用。又足厥阴属于木,手厥阴属于火,火乃木之子,故内关穴又可泻肝火。内关穴是八脉交会穴之一,通于阴维脉,"阴维者,维络诸阴"即阴维脉有维系联络全身阴经和调节五脏功能的作用。在临床上配合公孙穴用于胃脘胀痛、恶心呕吐、腹部胀痛、痛经等病证的治疗。

总之,内关穴有疏肝理气、调理气机、行气活血、宁心安神的作用,可用于多种疼痛病证的治疗。

【应用】

1)宁心安神,活血通络:常用于心痛、心神不宁、胸痛等症的治疗。对于胸胁软骨炎、肋软骨炎引起的胸痛有良好的效果,若能配合大敦效果更好。

2)疏通三焦:手少阳三焦经系于耳中,布于偏头部,故内关可治疗耳部疼痛、偏头痛,临床上常配合中渚、足临泣应用,也可采用外关透内关的方法治疗。

3)疏肝理气:临床上可用于肝气郁结或气机失调引起的胸胁胀痛、脘腹胀痛、周身胀痛、窜痛等,常配合内关治疗胸胁胀痛,配合公孙治疗脘腹胀痛,配合合谷治疗周身胀痛、窜痛等。

4）清泻肝火：可治疗肝火上扰引起的头晕头痛、目赤肿痛、耳内作痛、面痛以及肝郁化热引起的胸胁灼痛等症，常配合行间、侠溪等穴治疗。

5）调节脏腑功能：可治疗胸痛咳嗽、心痛背痛、胁肋作痛、脘腹胀痛、痛经等，常配合公孙治疗。

【刺灸法】肝气火盛证用捻转泻法，其余各证一般用捻转平补平泻法，慎用提插法，以免刺伤正中神经，引起手指麻木刺痛拘紧等后遗症。

（3）太冲

【穴解】太冲是足厥阴经原穴，位于第一、二跖骨结合部之前凹陷中。原穴是脏腑原气经过和留滞的部位，主治脏病，正如《灵枢·九针十二原》说："五藏有六府，六府有十二原，十二原出于四关，四关主治五藏，五藏有疾，当取之十二原。"

【应用】

1）肝阳上亢引起的头痛头晕、眼球胀痛、面痛、面瘫，常配合风池、合谷应用。

2）肝郁气滞引起的忧郁、胸胁胀痛、脘腹胀痛、痛经、阴道痛、睾丸痛、周身胀痛等，忧郁症、胸胁配合膻中、内关；脘腹胀痛配合中脘、公孙；痛经、阴道痛、睾丸痛配合关元、中极；周身胀痛配以合谷等。

3）太冲常配合内关：太冲是足厥阴经的原穴，内关是手厥阴经的络穴，与手少阳三焦经相联络，三焦与原气有密切的关系，《难经·三十八难》讲三焦者"原气之别焉，主持诸气。"《难经·六十八难》又说："三焦者，原气之别使也，主通行三气，历经于五脏六腑。"这就是说原气是通过三焦输送到人体各部位并维持其功能，所以太冲与内关配合，在内关的协同下可增强其调肝疏肝的作用。内关又是八脉交会穴之一，通于阴维脉，阴维脉有调节诸阴经的作用，《难经·二十八难》："阳维、阴维者，维络于身，溢畜不能环流灌溉诸经者也。"说明阴维、阳维脉维络于周身，起着储存十二经环流灌溉中剩余气血的作用。阴维脉储存阴经流溢之气血，阴经均系于五脏，所以阴维脉可维系诸阴经，调节诸阴经气血的盛衰，故内关可增强太冲调节肝脏疏泄的功能。

总之，内关与太冲配伍，一上一下，同经相应，同气相求，相互促进，相得益彰，可增强疏肝解郁、活血祛瘀通经止痛的作用。

【刺灸法】直刺捻转平补平泻手法，或捻转泻法。治疗肝阳上亢的头痛头晕，可采用太冲透涌泉的方法。

（4）支沟

【穴解】支沟位于腕背横纹上3寸，桡骨与尺骨之间。支沟是手少阳三焦经五输穴中的经穴，"所行为经"，经穴多位于腕踝关节以上，喻作水流宽大，畅通无阻，是经气旺盛的部位。三焦"主持诸气"，所以支沟穴有较强的通利三焦

29

行气止痛的作用。"经主喘咳寒热"(《难经·六十八难》),喘咳应于肺,寒热是感受外邪所致;阳经的经穴配五行属于火,所以支沟又有祛除外邪清泻火热的作用。

【应用】

1)行气止痛:治疗气滞经络引起的疼痛,如胁肋痛等病证,常配合阳陵泉、内关应用。

2)祛邪止痛:如感受外邪引起的头痛、肩背痛、肩臂痛等。

【刺灸法】直刺泻法。

(5)阳陵泉

【穴解】阳陵泉位于腓骨小头前下方凹陷中,是足少阳胆经五输穴中的合穴,"所入为合",合穴是经气由此汇合并深入脏腑的部位,是经气最为旺盛穴位,有较强的通行气血的作用,故阳陵泉功在行气止痛。

【应用】

1)行气止痛:足少阳经循行于偏头部,分布于胁肋部,是治疗偏头痛、耳部痛、胁肋痛的主穴,常配合支沟、外关应用。

2)阳陵泉善于治疗筋病:阳陵泉位于膝关节附近,足三阳经筋和足三阴经筋结聚于膝关节,故有"膝者筋之府"之称(《素问·脉要精微论》)。阳陵泉是八会穴之一筋之会穴,善于治疗筋病。如腰骶痛、坐骨神经痛、膝关节痛、肩关节痛、踝关节痛、半身不遂、下肢痿痹等,常配合环跳、悬钟、足三里应用。

3)阳陵泉是胆腑的下合穴,"合治内府"。所以阳陵泉是治疗胆腑病证的主要穴位,常配合日月、期门、章门等穴应用。

4)阳陵泉常与支沟配伍,二穴同属于少阳经,一上一下,同经相应,同气相求,相互促进,相得益彰,可加强其和解少阳、行气散结、通络止痛的效果,既可治疗经络病痛,也可治疗内腑病证,是治疗胁肋痛的主要配穴。

(6)合谷

【穴解】合谷位于手背第一、二掌骨之间,约平第二掌骨中点处。合谷是手阳明大肠经的原穴,原穴是元气经过和留滞的部位,元气是通过三焦输送到人体各个部位,所以原穴能使三焦中的元气通达无阻,亦即原穴有通气行气,通调经气的作用。手阳明大肠经与手太阴肺经相表里,两条经脉在肺和大肠相互络属,而肺主气,《素问·五藏生成》:"诸气者,皆属于肺。"《素问·六节藏象论》又说:"肺者,气之本。"这里说的气,应当是宗气,即脾胃运化生成的水谷之精气在肺中与肺呼吸的自然界的清气相结合而成。肺主呼吸,脾胃主运化水谷之精气,脾胃与大肠有密切的联系,胃为六腑之长,《灵枢·本输》:"大小肠,皆属于胃,是足阳明也。"且足太阴脾之络脉"入络肠胃",这就是说大肠与脾胃在经络上和功能上有着紧密地联系。合谷有调节元气的作用,元气可激发和控制脏腑的功能,所以合谷有调节脾胃的功能,可促进水谷精微的生成。合谷既可调节肺气又可调节脾胃,故合谷有调节宗气的作用,宗气主一身之气。合谷属于阳明经,阳明经多气多血,经气旺盛,所以合谷有较强的通行气血的作用。合谷穴能调节元气、宗气,阳明经又经气旺盛,所以合谷有极强的行气调气功能。

【应用】

1)感受风寒湿邪引起的肌肉、关节疼痛。

2)头面五官部位的疼痛。

3)体内脏腑病变引起的胸胁部痛、胃脘痛、腹部痛、痛经等。

4)合谷常与太冲配合应用:合谷与太冲相配,统称"四关穴",是原穴相伍,可调节和激发脏腑经络的功能,并有行气行血的功能。两穴相配,一个属于阳经,一个属于阴经;一个在上肢,一个在下肢;一个在手的第一、二指之间,一个在足第一、二趾之间;一个重在调气,一个重在调血。所以二穴相配有较强的调理气血和疏通经络的作用,有显著的止痛效果。可用于多种疼痛症的治疗,如头痛、三叉神经痛、眉棱骨痛、胸胁痛、胃痛、腹痛、痛经、坐骨神经痛、四肢胀痛、周身窜痛等。

(六)活血化瘀止痛法

活血化瘀止痛法主要用于瘀血阻滞经络引起的疼痛症。瘀血是一种致病因素,跌打损伤使离经之血不能排出体外或吸收,停滞体内成为瘀血;或由于肝气郁结气滞血瘀;或由于六淫邪气阻滞经络,邪气与营血纠结而成瘀血;或由于经脉长期闭阻,气血长久郁结而成瘀血,即久痛入络是也。

1. 瘀血致病的特点 疼痛性质是刺痛,疼痛部位固定不移,痛处拒按或有包块,肌肤甲错或有瘀斑,舌质暗有瘀点。

2. 治疗原则 根据《内经》"菀陈则除之"(《灵枢·经脉》)和"血实者决之"的治疗准则,应活血化瘀,行气通络。具体应用有调气活血化瘀、行气活血化瘀、调血化瘀、破血化瘀四个方面。

3. 主要穴位

调气化瘀:内关、太冲。

行气化瘀:合谷、曲池、足三里。

调血化瘀:血海、三阴交、膈俞。

破血祛瘀:膈俞、委中、曲泽、阿是穴。

4. 经验与体会

(1)调气化瘀:内关与太冲。

【穴解】内关属于手厥阴心包经,心主血脉,内关又是心包经的络穴,外络手少阳三焦经,三焦主持诸气,又是元气之通道。气行则血行,血行则可化瘀,故内关有调气化瘀的功能。太冲是足厥阴肝经的原穴,肝主疏泄调理气机,肝主藏血,可调理血的贮藏与分配,故太冲有调理气机活血化瘀的功能。

【应用】

1）内关：用于气滞血瘀引起的诸痛症，如心痛、胸胁刺痛、胃脘刺痛、痛经、偏头痛等。为了加强疗效可加用配穴，如心痛可配膻中；胸胁刺痛，可配膻中、期门、阳陵泉；偏头痛，可配太阳、风池、太冲；胃脘刺痛可配中脘、足三里、三阴交；痛经可配中极、三阴交等。

2）太冲：用于气滞血瘀引起的诸症，如头痛、胸胁刺痛、胃脘刺痛、痛经、阴道痛、睾丸痛等。为加强疗效可加用配穴，如头痛配合谷；胁肋刺痛可配膻中、期门、内关；胃脘刺痛，可配中脘、内关；痛经、阴道痛、睾丸痛，可配中极、三阴交等。

【刺灸法】针刺捻转泻法，针刺内关慎用提插法，以免刺伤正中神经，引起后遗症。

（2）行气化瘀：合谷、曲池、足三里。

【穴解】

1）合谷：合谷属于手阳明经，阳明经多气多血，有较强的疏通气血功能；合谷是手阳明经的原穴，是元气流注的部位，有较强的疏通经气的功能；手阳明经入于胸中络于肺，《灵枢·邪客》说"宗气积于胸中，出于喉咙，以贯心脉，而行呼吸焉。"即合谷有调宗气行气行血的作用。所以合谷能行气活血化瘀。

2）曲池：曲池属于手阳明经，是手阳明经五输穴中的合穴，合穴是经气汇聚之处，所以曲池是多气多血的阳明经气血最为隆盛的部位，有较强的行气行血活血化瘀的功能。

3）足三里：属于足阳明经，是足阳明经五输穴中的合穴，合穴是经脉气血汇聚的部位，阳明经又多气多血，所以有行气行血活血化瘀的作用。临床上瘀血常与痰湿浊邪互结，痹阻经脉，形成顽固的疼痛症，足三里配五行属于土，可调节脾胃，健脾化痰，因为"脾为生痰之源"，所以足三里可用于痰瘀互结的疼痛症。

【应用】

1）合谷可用于身体多部位的瘀血证引起的疼痛，如头部、胸腹部、四肢等，应用时应结合循经取穴和部位取穴，如头痛应加太阳、阿是穴等；胸痛可加膻中、内关等穴；胁肋痛可加期门、阳陵泉；胃痛可加膈俞、中脘、足三里等；痛经可加中极、三阴交等；上肢痛可加曲池；下肢痛可加足三里等。

2）曲池多用于四肢、胸背部的瘀血证，应用时应结合部位取穴和循经取穴，如上肢痛可加肩髃、曲泽、合谷等；下肢痛可加足三里、三阴交；背部痛可加心俞、膈俞。

3）足三里多用于头部、胸腹部、四肢部的瘀血证和痰瘀互结证，应用时应结合循经取穴和部位取穴，如头痛可结合太阳、阿是穴、合谷、太冲等；胸痛可结合膻中、内关等；胃痛可结合中脘、膈俞、三阴交等；妇科腹痛可结合中极、三阴交等；上肢痛可结合曲池、内关、合谷等；下肢痛可结合三阴交、血海等。

【刺灸法】针刺泻法,应持续捻针不少于30秒,才可取得好效果,也可用龙虎交战手法。

（3）调血化瘀：膈俞、血海、三阴交。

【穴解】

1）膈俞：膈俞是足太阳经穴,位于背部,第七胸椎棘突下,旁开督脉1.5寸。膈俞是八会穴之一,为血之会穴,功善调理阴血,是治疗血分病的重要穴位。现代研究证实,针刺膈俞穴能有效地阻止血液黏滞性的增高,能改善微循环障碍,促进血液循环,促进血流加速,改善组织的缺血缺氧状态,因而对瘀血证可起到活血化瘀的作用。

2）血海：血海是足太阴脾经穴,位于膝关节内侧,髌骨内上缘上2寸,当股四头肌内侧头隆起处取穴。本穴功于血分疾病的治疗,为妇科调经的重要穴位,故名血海。脾为气血生化之源,又可统血,《难经·四十二难》说"脾主裹血,温五脏"。所以,脾有裹护血液,维持血液正常运行的功能。脾主四肢肌肉,《素问·太阴阳明论》说"脾病而四肢不用",说明四肢肌肉赖以脾气的荣养。血海位于膝关节部位,膝关节是多动关节,动可促进血的运行,促进脾的生化气血功能。所以,血海可促进脾的生化作用,促进血的正常运行防止血液的瘀滞,故可调血化瘀。

实验研究发现瘀血患者在针刺血海后,其凝血酶原时间、红细胞计数、凝血时间变化有非常显著性差异。而对照组则无显著变化,同时观察病人甲皱微循环变化,发现管袢清晰度增高,管袢长度增加,管袢输入输出端口径均有显著变化。

3）三阴交：三阴交是足太阴经穴,又是足三阴经的交会穴。脾主生化气血并主统血,肝主藏血,肾主精血,所以三阴交可以调理肝脾肾三脏,有补血、行血、调血的功效,有妇科要穴之称。

【应用】

1）膈俞：凡有瘀血的病人,在膈俞穴常有不同程度的压痛,临床多用于治疗与瘀血有关的疾病,如慢性原发性血小板减少性紫癜、脑血管病引起的偏瘫、偏头痛、外伤性头痛、外伤性腰背痛、外伤性肩臂痛等均有良好效果。应用时需要结合辨证配穴,如瘀血性偏头痛可加用内关、合谷、太冲等穴;瘀血性腰背痛可加用委中、阿是穴等;瘀血性肩臂痛可加用尺泽、曲泽、肩髃、阿是穴等;膝关节痛可加用血海、膝眼、足三里等。

2）血海：本穴功善血分病的治疗,如月经不调、痛经、闭经、风疹、湿疹、股内痛、膝关节痛等以及瘀血引起的多种疼痛。应用时应结合辨证配穴,如瘀血性妇科病可加用中极、合谷、三阴交、太冲等。

3）三阴交：是治疗血分疾病、瘀血性疾病的重要穴位,如头痛、偏头痛、胸痛、心痛、胃痛、痛经、扭伤等,应用时应结合辨证配穴,如头痛可加用太阳、合谷等;偏头痛可加用外关、足临泣等;胸痛、心痛可加用孔最、内关;胃痛可加用梁门、足三里;痛经可加用中极、合谷等。

4)合谷配三阴交:合谷与三阴交相配,一阳一阴、一上一下、一主行气一主调血,阴阳相配,可增强其活血行血祛瘀的功效。在临床上主要用于痛经、闭经、宫缩痛、阴道痛、阴茎痛、腹痛、股内痛、头痛、肩背痛、腰扭伤、红斑性肢痛等病证的治疗。合谷配三阴交为孕妇禁用,《针灸大成》:"按宋太子出苑,逢妊妇,诊曰:女。许文伯曰:一男一女。太子性急欲视,文伯泻三阴交,补合谷,胎应针而下,果如文伯之诊。后世遂以三阴交、合谷为孕妇禁针。"近代实践证明,对孕妇临产针刺,能使子宫收缩加强,缩短产程,加速胎儿娩出。

【刺灸法】

1)通常情况下用泻法。

2)针刺膈俞穴的方法:先在双侧膈俞穴处用拇指指腹寻找压痛点,消毒后对准痛点平刺,或行浅刺雀啄术法,或用梅花针叩刺出血,针刺后再拔火罐,增大其出血量。

3)三阴交的刺法:平补平泻法用于调血活血;针刺补法用于益气养血;针刺泻法使针感传向足心用于行血祛瘀。

(4)破血祛瘀:膈俞、曲泽、委中、井穴。

【穴解】

1)膈俞:见行血化瘀。

2)曲泽:属于手厥阴心包经穴,位于肘部腕横纹上,当肱二头肌腱的尺侧缘取穴。是手厥阴经五输穴中的合穴,是手厥阴经气汇聚之处,功于疏通气血;心主血脉,故又有行血活血、破血通脉、祛瘀止痛的作用。

3)委中:属于足太阳经,位于腘横纹中央,当股二头肌腱与半腱肌腱的中央取穴。委中是足太阳经五输穴中的合穴,是太阳经气血汇聚之处,功于疏通气血,有较强的通经活血止痛的作用,是治疗腰背痛、腰骶痛、髋关节痛、腰腿痛、膝关节痛的主穴。临床多以点刺出血法治疗血分疾病和瘀血证,故《针灸资生经》称之为"血郄"。委中相当于《内经》中的解脉,用点刺出血的方法治疗急性腰痛,如《素问·刺腰痛论》说:"解脉会令人腰痛如引带,常如折腰状,善恐,刺解脉在郄中结络如黍米,刺之血射,以黑见赤血而已。"

4)井穴:井穴位于四肢的末端,是阴阳经脉交会连接的部位,也是经络的"根穴",有较强的调理气血和疏通经络的作用,古有大接经气之说,是治疗经络脏腑器官疼痛的重要穴位。

【应用】根据"菀陈则除之者,出恶血也"(《素问·针解》)和"血实者决之"(《素问·阴阳应象大论》)的治疗原则,针刺出血是活血祛瘀、破血行瘀的重要方法。出血疗法具有明显的止痛作用,中医认为不通则痛,通则不痛,出血疗法可疏通经络、调理气血、活血化瘀,常产生迅速而明显的止痛效应。出血疗法有退热消肿作用,对于跌打损伤引起的肿胀热痛、风湿热引起的关节肌肉肿痛,有良好效果。

1)膈俞:见调血化瘀。

2)曲泽:主要用于瘀血痹阻引起的胸痛、心痛、胃痛呕血、肩臂痛、肘臂痛、腕臂痛等。应用时应结合循经取穴和部位取穴,如胸痛可配用郄门、孔最等;心痛可配用内关、郄门等;胃痛呕血可配用梁门、内关、公孙等;肩臂痛可配用肩髃、曲池等;肘臂痛可配用曲池、尺泽、合谷;腕臂痛可配用大陵、阳溪、阳谷等。

3)委中:主要用于跌打损伤引起的项背痛、腰背痛、腰骶痛、髋关节痛、腰腿痛、膝关节痛等有良好的效果。凡腰背痛、腰骶痛、坐骨神经痛在委中穴处有结节并有明显的压痛或刺痛,或有暗红色络脉、瘀斑点等。治疗时应结合病变的部位循经配穴,如项背痛可配用昆仑、后溪;腰背痛可配合膈俞、承山;腰骶痛可配合次髎、殷门等;膝关节痛可配合梁丘、鹤顶、膝眼、阳陵泉等。

4)井穴:主要用于其所属经脉循行部位发生的疼痛病证,如商阳用于手阳明经循行部位的疼痛症、至阴用于足太阳经循行部位的疼痛症等。

5)破血祛瘀法是一种放血的方法,放血时应注意经络气血的多少,一般应选择多血经络的腧穴。根据《素问·血气形志》的记载:"太阳常多血少气,少阳常少血多气,阳明常多血多气,少阴常少血多气,厥阴常多血少气,太阴常多气少血。"常选取阳明经穴、太阳经穴、厥阴经穴放血,如头维、厉兑、心俞、膈俞、肝俞、八髎、委中、至阴、曲泽、中冲、期门等。临床上还应根据具体病证灵活应用。

【刺血法】

1)点刺血络法:此法源于《灵枢·官针》的络刺法"络刺者,刺小络之血脉也。"用三棱针点刺随病情显现的静脉出血,此法出血量较少,头痛点刺太阳、攒竹,扭伤刺阿是穴等部位的小脉络出血。

2)点刺穴位法:用三棱针或较粗的毫针对准要刺的穴位迅速刺入,然后挤出血液,也可在针刺后再拔火罐,增加其出血量。此法多用于腧穴出血或阿是穴出血,可有较多的出血,如胸痛点刺曲泽出血,肱二头短头肌腱损伤点刺尺泽出血,腰扭伤点刺委中出血,头痛刺太阳、攒竹出血,全身发热疼痛刺井穴出血,沿经络疼痛刺所属经络的井穴出血,扭伤、肌肉、肌腱痛刺阿是穴出血等。

3)散刺法:此法源于《灵枢·官针》的豹文刺,"豹文刺者,左右前后针之,中脉为故,以取经络之血者。"操作时用三棱针或较粗的毫针在病变部位速刺数针,然后再拔一火罐,称作刺络拔罐法。此法多用于肌肉比较多的部位,如肩部、背部、腰骶部、膝关节部位等。

4)膈俞点刺出血:先寻找压痛点在痛点,之后常规消毒后,左手拇食指捏起,右手持三棱针快速点刺,出针后再拔火罐,或先用梅花针叩刺,再拔火罐,即有血液外出。

5)曲泽:常规消毒后,在肘窝部寻找明显的静脉用三棱针点刺出血。

6)委中:常规消毒后,在腘窝部寻找显露的静脉出血,也可寻找压痛点或结节出血,如腰背痛、腰骶痛、腰腿痛在委中穴处或其下方常可触及压痛点和结节,在痛点用三棱锥针刺出血,可获显著效果。

掌握出血量的要点是出血的颜色由黯红变鲜红为止。

(七)益气养血止痛法

益气养血止痛法是通过补气补血治疗疼痛症的一种方法。气血虚弱也可引起疼痛,即"不荣则通",此理论源于《素问·举痛论》,认为邪气伤正或脏腑功能低下,致使人体气血亏损,脏腑经络失于温煦、濡养,因虚而不荣,因不荣而不通,再因不通而致痛。此理论在清代吴澄《不居集·诸痛》作了深入的阐述:"虚劳之人,精不化气,气不化精,先天之真气不足,则周身之道路不通,阻碍气血不能营养经络而为痛也。"

1. 致痛特点 疼痛的性质是钝痛、隐痛、酸痛;劳累后加重,休息后好转;按之舒适,得温痛减。

2. 治疗原则 补益气血,濡养筋脉。

3. 主要穴位 心俞、膈俞、肝俞、脾俞、肾俞、膻中、中脘、气海、关元、足三里、三阴交。

4. 经验与体会

(1)膻中、中脘、气海

【穴解】

1)膻中位于胸部正中,属于任脉,为八会穴中的气会,又称作"上气海",是宗气汇聚之处,《灵枢·邪客》说:"宗气积于胸中,出于喉咙,以贯心脉,而行呼吸焉",又是心包的募穴。所以膻中的重要作用是补益宗气调节血脉。

2)中脘位于中焦,是腑之会穴和脾经的交会穴,侧重于补中气,补益气血生化之源,又是人体气机升降的枢纽,升清降浊,使中气向上补益宗气,向下增补元气。

3)气海、关元位于下焦,气海是肓之原,关元是任脉和足三阴经的交会穴,所以二穴可补脾肾之气,是人体重要的补穴,侧重于补肾气、元气。

【应用】

1)膻中主要用于气血虚弱引起的胸痛、心痛、背痛、肩痛、上肢酸痛乏力等。应用时可配用其他穴位,如胸痛配太渊、隐白;心痛配大陵、心俞、三阴交;背痛配肺俞、心俞、三阴交;肩痛配肺俞、肩髃、曲池;上肢酸痛配手三里、太渊、足三里。

2)中脘主要用于中气虚弱引起的头痛头晕、颈项酸痛、胃脘痛、四肢酸痛等。应用时可配合其他穴位,如头痛头晕配百会、足三里;颈项酸痛配天柱、大椎、足三里;四肢酸痛配曲池、足三里、膻中、气海。

3)气海、关元主要用于脾肾虚弱引起的头痛头晕、慢性腰痛、慢性腰腿疼、腰膝酸痛、股内痛、周身酸痛等。应用时可配合其他穴位,如头痛头晕配百会、足三里;慢性腰痛配肾俞、太溪;慢性腰腿疼配肾俞、阳陵泉、足三里、太溪;股内痛配血海、三阴交;周身酸痛配膻中、中脘、曲池、足三里。

【刺灸法】针刺补法,膻中针尖向下平刺,不可直刺。中脘捻转补法,先浅后深,深度在 0.5～1.1 寸之间。气海、关元针刺捻转补法,先浅后深,深度在 0.5～1.2 寸之间。

(2)足三里、三阴交:补益脾胃生化气血。

【穴解】

1)足三里是足阳明胃经穴,是足阳明经五输穴中的合穴,配五行属于土,可调补脾胃,可补土生金,可补中气、宗气,是人体重要的强壮穴。

2)三阴交是足太阴脾经穴,又是肝经和肾经的交会穴,故三阴交可补脾胃益中气,补肾气益元气,补肝气促气化,是人体调补肝脾肾的重要穴位。

【应用】

1)足三里用于气血虚弱引起的胸背痛、腰腿痛、四肢酸痛、膝关节痛等。应用时可配合其他穴位,如胸背痛配膻中、肺俞、心俞;腰腿痛配肾俞、三阴交;四肢酸痛配曲池、膻中、中脘、气海、三阴交;膝关节痛配膝眼、阳陵泉等。

2)三阴交用于气血虚引起的周身关节肌肉疼痛、会阴部疼痛、股内痛、腰膝酸痛、踝关节痛、足跟痛、足趾痛等。应用时可配合其他穴位,如周身痛配曲池、膻中、中脘、气海、足三里;会阴部痛配中极、太冲;股内痛配关元、血海;膝关节痛配膝眼、足三里;踝关节痛配太溪、解溪、足三里;足跟痛配太溪;足趾痛配太白等。

3)足三里与三阴交常配合应用,一属阳,一属阴;前者偏重于补胃补气,后者偏重于补脾补血,两者相配补益脾胃,气血双补,相得益彰。

【刺灸法】针刺捻转补法,并可用灸法。

(3)心俞、膈俞、肝俞、脾俞、肾俞

【穴解】心俞是心的背俞穴,主治在心,心主神,"心主身之血脉",可宁心安神及推动血液运行周身。膈俞是血之会穴,主治在血,可调血、补血、活血、祛瘀血。肝俞是肝的背俞穴,主治在肝,肝藏血并主筋,有调节血液的归属和濡养筋骨的作用;脾俞是脾的背俞穴,脾胃为气血生化之源,脾主四肢肌肉,是说四肢机体肌肉的营养来源于脾胃。肾俞是肾的背俞穴,主治在肾,肾藏精,精是维持人体生命的物质基础,是脏腑功能的原动力,气血生成的动力。

【应用】

1)心俞、膈俞、肝俞偏重于调血、活血、补血,多用于头痛头晕、项背痛、胸背痛、肩臂痛等,应用时可配合其他穴位,如头痛头晕配百会、足三里;项背痛配百劳、身柱;胸背痛配膻中、身柱;肩臂痛配肩髃、手三里、足三里等。

2)脾俞、肾俞偏重于补气以及气血的生成,多用于腰背酸痛、腰腿肿痛、腰膝酸痛、膝踝关节肿痛等。应用时可配合其他穴位,如腰背酸痛配心俞、膈俞、肝俞、太溪、飞扬等;腰腿肿痛配次髎、阴陵泉、三阴交、太溪等;腰膝酸痛配肾俞、命门、太溪等;膝踝关节肿痛配太溪、三阴交、商丘、太白等。

3)在临床上凡遇气血虚弱性疼痛症,常选取心俞、膈俞、肝俞、脾俞、肾俞、三阴交,浅刺补法,如坐骨神经痛久治不愈,症见腰腿酸痛,下肢乏力,不耐徒步,行走则疼痛加重,休息后好转,采用上述方法治疗效果良好。再如慢性腰背痛、慢性头痛、慢性关节痛等,采用上述方法治疗都有良好效果。

【刺灸法】

1)诸穴均用1.0寸针,捻转补法,针尖沿经向下斜刺0.3～0.5寸,如治疗胸背痛、腰背痛时,针尖向脊柱斜刺0.3～0.5寸,并可加用灸法。肾俞可直刺0.5～1.2寸。

2)气血虚弱引起的疼痛也可用浅刺的方法,作者认为浅刺法是一种偏补的针刺方法,对治疗气血虚弱引起的疼痛有很好的效果,如慢性肩周病、慢性肩背痛、慢性腰痛、慢性腰腿痛、慢性膝关节痛等。

(八)宁心安神止痛法

通过调节心脑镇静安神以增强止痛效果的方法,为调神止痛法。疼痛的病机在于各种原因引起的经脉气血运行不畅或闭阻,即"不通则痛"。而经脉气血运行或闭阻与心和神有密切关系,神能导气行血,疏通经络。此说源于《素问·至真要大论》"诸痛痒疮皆属于心"和《素问·灵兰秘典》"主不明,使脉道闭塞不通",所以后世医家提出"诸痛属心论",充分说明了疼痛和心神的关系,也说明了心神与疼痛的发病机制有密切关系,同时也说明了调节心神在针灸治疗中的重要性。

1. 神与疼痛的关系

其一,《素问·痿论》:"心主身之血脉。"是指心气有推动和调控血液在脉中运行的作用,这其中包括心气的推动、血液的充盈、脉道的通畅三个方面,其中任何一个方面发生异常都会造成疼痛。疼痛的发病机制是不通则痛,若心气乏力,推动血液运行缓慢,可造成血行迟滞不通;营血亏损,脉道、肌肉、器官得不到营血的濡养而挛缩,导致血脉不通;外伤瘀血或气滞血瘀,停滞经脉,阻碍了血的运行,或瘀血停滞脉外压迫脉道影响了血液的运行,均可导致不通则痛。

其二,心藏神,主宰全身的生理功能。《素问·灵兰秘典论》:"心者,君主之官,神明出焉。"是说心有统帅全身脏腑经络器官生理功能的作用,有主宰人的精神思维意识情感活动的作用。人体脏腑经络器官的功能各不相同,但必须在心神的调节下分工合作才能完成人的整个生命过程。若血行受阻,经络气血不通,引起诸种疼痛,需要在心神的参与和调节下方可使经络气血运行通畅,解除疼痛。

其三,血是心神活动的物质基础。《灵枢·营卫生会》:"血者神气也。"这说明心神与血有极密切的关系,心神需要营血的荣养才能发挥正常的作用,只有心血充足才能化神养神,保持心神的正常功能,保持心神对经络气血的调控作用。

其四,脑为元神之府。中医认为人有心神和五脏之神,五脏之神总统于心,正如《类经·疾病类情志九气》说:"心为五脏六腑之大主,而总统魂魄,并该志意。故忧动于心则肺应,思动于心则脾应,怒动于心则肝应,恐动于心则肾应,此所以五志唯心所使也。"神又可分为元神和欲神,元神源于先天,欲神由后天逐渐形成。《灵枢·本神》:"生之来谓之精,两精相搏谓之神。"说明神来源于先天,此神即元神。宋代张平叔明确说明:"元神者,乃先天以来,一点灵光也;欲神者,气质之性也;元神者,先天之性也。"(《玉清金笥华秘文金宝炼丹诀》)元神的作用是统领主宰诸神,正如唐代·裴铏所说:"阳神者,是纯阳之精英,是元神也,非五藏诸体之神也,元神能生其三魂七魄,及诸体之神尔。"(《仙籍旨诀·道生旨》)父母两精相搏而生神,相聚而成先天之精,精化髓上聚于头而为脑,元神藏于脑中,陈无择说:"头者诸阳之会,上丹产于泥丸宫,百神所聚。"(《三因极一病证方论·卷十六·头痛证治》)明代李时珍明确提出:"脑为元神之府"(《本草纲目·第三十三卷.果.辛夷条》)。

总之,疼痛的发生是由于经气不通,气血运行受阻所致,心主血,故血脉不通,必然影响到心神、脑神,出现心神不宁、心烦失眠、烦躁不安、忧郁等症,心神若不能发挥正常的对气血的调节作用,则进一步加剧疼痛的发生。所以调神可以缓解疼痛的发生,加速疼痛的解除。

2. 治疗原则 醒脑安神,宁心止痛。

3. 主要穴位 水沟、十二井穴、四神聪、百会、神庭、本神、内关等。

4. 经验与体会

(1)水沟

【穴解】水沟属于督脉,督脉总督诸阳经,人中又是督脉与手足阳明经的交会穴,阳明经气血旺盛,有极强的调理气血疏通经络和祛邪清热的作用;督脉还入络于脑,故水沟有醒脑开窍、启闭通络的功效。

【应用】临床上常用于头痛、头项强痛、腰背痛、急性腰扭伤、棘上韧带和棘间韧带损伤等疼痛症的治疗,效果良好,正如《玉龙歌》所说:"脊背强痛泻人中,挫闪腰疼亦可攻。"应用时可配合其他穴位,如头痛配百会、太阳、风池等;头项强痛配后溪;腰背痛配委中、承山;急性腰扭伤配养老、委中等;肌腱韧带损伤配后溪等。另外,水沟也可用于全身性疼痛的治疗,可配曲池、大椎等。作者曾治疗一男性患者,约 35 岁左右,两周前患流感,发热 39.5℃,经治疗发热已退,遗头痛和全身疼痛,心中烦躁不安,针灸数次疼痛不减,舌红,脉数有力。此余热郁结,经气痹阻之证。针刺水沟、商阳、厉兑,针刺泻法,留针 20 分钟,起针后于商阳、厉兑点刺出血。一次治疗后疼痛减去大半,2 次后病除。

【刺灸法】用左手拇食指捏住人中沟,用 1 寸毫针向鼻中隔斜刺 0.3~0.8 寸,捻转泻法。

(2)十二井穴

【穴解】有醒脑开窍、清除热邪、通经止痛的作用。十二井穴位于手指末端,是阴阳经脉交接处,为十二经之根,可接气通经交通阴阳,古有"大接经气"之说,有较强的通经止痛效应。诸多经脉又络于心入于脑,所以又有醒脑开窍、宁心安神的作用。实验研究证实针刺手十二井穴或点刺出血对脑血流有良性调整作用,对脑组织有一定的保护作用,所以常用于脑源性疾病的治疗。

【应用】

1)对于邪气痹阻、经气痹阻性疼痛有很好的效果,如六淫侵袭经脉引起的疼痛、邪热痹阻引起的疼痛,以及颈肩臂痛、扭伤性疼痛、气滞性疼痛等,选择适当的井穴治疗,都有很好的效果。应用时应结合循经取穴的原则。

2)作者也常用井穴配水沟治疗忧郁症性疼痛、精神紧张性疼痛等,有非常显著的效果。

【刺灸法】用 1 寸毫针沿经平刺 0.1~0.3 寸,实热证可用三棱针点刺出血。

(3)百会、四神聪、神庭、本神

【穴解】百会属于督脉,位于头顶部,别名"三阳五会",是督脉、足太阳经、足少阳经、足厥阴经的交会穴,并且入络于脑,有镇静安神、醒脑开窍、通经止痛的功效,正如《针灸资生经》说百会"百病皆主"。神庭穴属于督脉,位于头颅的前缘,督脉入络于脑,脑为元神之府,本穴有调神安神,镇静止痛,故名神庭。四神聪属于奇穴,位于百会前后左右各 1 寸,有较好的宁心安神作用。本神属于足少阳胆经,位于额前部,内应于脑,脑为元神之府,神为人之本,又可宁心安神,主治神志病,故称本神,对疼痛症有良好作用,正如《甲乙经》所云:"头痛目眩,颈项强急,胸胁引不得转侧,本神主之。"总之,四穴都位于头部,是调神安神的重要穴位,对于疼痛引起的烦躁不安有很好的镇静作用,可增强脑神对经络气血的调节,增强止痛效果。

【应用】

1)百会、神庭可治疗颈椎、胸椎、腰椎、骶椎、尾椎部位的疼痛,应用时应结合其他配穴,如颈项痛配大椎、天柱、后溪;胸背痛配身柱、手三里;腰痛配肾俞、委中;腰骶痛配殷门、委中;尾骨痛配承山等。

2)百会、神庭可治疗紧张性头痛、身痛,应用时可配合其他穴位,如太冲、内关等。

【刺灸法】

1)治疗脊椎部位疼痛时,用1.5寸毫针,针尖沿经向后平刺,颈项痛平刺0.3~0.5寸,胸背部疼痛平刺0.5~0.8寸,腰骶部疼痛平刺0.8~1.2寸,龙虎交战手法。

2)治疗紧张性疼痛,用1.0寸毫针,沿经向后平刺0.3~0.5寸,平补平泻手法。

(4)内关

【穴解】内关有调神止痛和理气止痛的作用。内关属于手厥阴心包经,心主神,心主血脉,故可调神止痛,可通脉止痛。内关是手厥阴经的络穴,络于手少阳三焦经,三焦"主持诸气","主通行三气",故内关有调气行气的作用,调气行气可通经止痛。手厥阴经与足厥阴经属于同名经,同经相应,同气相求,可增强肝的疏泄功能;足厥阴经配五行属于木,手厥阴经配五行属于火,故内关穴可泻肝气之郁结,调理肝的疏泄功能,使气机条达而止痛。

【应用】

1)内关宁心安神:可用于疼痛并心神不宁者,如头痛、胸痛、胸背痛、胁肋痛、周身痛等。应用时可配合其他穴位,如头痛配太冲;胸痛配心俞、厥阴俞;胁肋痛配支沟、阳陵泉、周身痛配合谷等。

2)内关可调气止痛:可用于胸胁胀痛、脘腹胀痛、小腹胀痛、四肢胀痛等,应用时应配合其他穴位,如胸胁胀痛配太冲;脘腹胀痛配公孙;小腹胀痛配关元、三阴交;四肢胀痛配太冲等。

【刺灸法】针刺捻转平补平泻法,慎用提插法,以免刺伤正中神经。

二、针灸常用止痛方法

(一)循经取穴止痛法

1. 循经取穴 是根据"经脉所通,主治所及",即根据病变部位确定其所属经脉,然后在其所属经脉上选取穴位,称为循经取穴。循经取穴是针灸治疗的基本方法,其他取穴方法多是源于此法。

2. 循经取穴的方法 循经取穴法常用的方法有本经取穴法、表里经取穴法、同名经取穴法、首尾循经取穴法、两端循经取穴法。

(1)本经取穴法:在病变部位所属的经脉上选取穴位的方法为本经取穴法,临床上常用的《四总穴歌》"肚腹三里留,腰背委中求,头项寻列缺,面口合谷收"就是循经取穴的经典总结。临床应用时常采用本经局部取穴和本经远端取穴相结合的方法。如腰的脊柱两侧疼痛,属足太阳经病证,治取委中,也可在病变部位加取肾俞;肩关节疼痛取曲池,也可在局部加用肩髎等。在本经取穴法中也可在所属的经脉上选取2~3穴,以上下呼应加强疏通经气通络止痛的效果,《马丹阳天星十二穴治杂病歌》:"三里内庭穴,曲池合谷接,委中配承山,太冲昆仑穴,环跳与阳陵,通里并列缺"中的"合担用法担",即是此法的典型应用。

(2)同名经取穴法:上肢某一经脉发生病痛,选取下肢同名经的穴位进行治疗,称为同名经取穴止痛法,反之亦然。因为上下肢名称相同的阳经,在头部相衔接,阴经在胸部衔接,其经气可相互调节,相互为用。如肩痛属于手阳明经病证时,选取足阳明经的足三里治疗;肩痛属与手少阳经病证时,选取足少阳经的阳陵泉治疗;腰痛属于足太阳经病证,选取手太阳经的养老或后溪治疗;髋关节疼痛属于足少阳经病证,选取手少阳经中渚治疗等,都是这一方法的具体应用。

(3)表里经取穴法:某一经络发生病变,在其相表里的经脉上取穴治疗,为表里经循经取穴法。表里经有着密切的联系,在脏腑间相联系,在四肢末端相衔接,又有络脉相互贯通,故表里经有密切的联系,有相互调节的作用,可相互为用。如腰痛一般属于足太阳经病证,治取足少阴经的太溪;胃痛属于足阳明经病证,治取足太阴经的公孙;髋关节疼痛属于足少阳病证,治取足厥阴经太冲等就是这种方法的具体应用。

(4)首尾循经取穴发:病证发生在经络的起端穴,取其止端穴治之;病证发生在经络的止端穴,取其起端穴治之,因经络的起端为首,止端为尾,故称之为"首尾循经取穴法"。本法源于《黄帝内经》"病在上取之下,病在下取之上"的原理。此法治疗经络首尾经穴部位的疼痛、麻木,有良好效果,对炎症性疼痛尤为特效。

病例:患者安娜,女,45岁,2011年4月11日就诊。主诉:左侧眼部麦粒肿月余。一个月来左侧眼部下眼睑患麦粒肿,反复发作,曾内服和外用抗生素,经久不愈。麦粒肿位于左侧下眼睑正中,足阳明经承泣穴位处,红肿作痛,兼见面红、舌红,脉滑数。治取左侧厉兑穴,用1.0寸毫针,沿经脉向上平刺0.2寸,捻转泻法,留针30分钟,每隔10分钟捻转1次。起针后,自觉疼痛明显好转,再针病除。

再如鼻翼旁边的红肿疼痛,针刺商阳穴多能立竿见影。

(5)两端循经取穴法:在病变经络的起始穴和终止穴同时进行针刺治疗的方法,称之为"两端循经取穴法"。如胁肋部疼痛,属于足少阳经病证,取足窍阴和瞳子髎治之。本法主要是疏通经络祛除邪气以止痛。本法对于沿经脉出现的疼痛,颇有效验。针刺治疗实证疼痛时,先针刺起始穴,用泻法,再针刺终止穴,用泻法,然后对两穴同时用捻转泻法。对于虚证性疼痛,先刺终止穴,用泻法,再刺起始穴用补法,然后对两穴同时用捻转补法。

病例:患者安娜玛莉亚,女,41岁,意大利罗马人,于2005年2月28日就诊。主诉:患右侧坐骨神经痛3个多月。自患病以来曾做过理疗、针灸和药物等多种治疗,疼痛不见好转。目前疼痛从髋部开始,沿足少阳经直至足外侧,疼痛以臀部和小腿外侧最明显,走路时疼痛加重,小腿外侧兼有热感。腰椎X线片无异常发现。体检,脊柱无侧弯、无压痛,直腿抬高阳性,环跳穴处有明显压痛,深部有条索感,阳陵泉和丘墟穴处压痛,舌苔薄黄,脉弦数。诊断为"坐骨神经痛"(梨状肌损伤),病位于足少阳经。治疗先取右侧瞳子髎,针刺泻法,捻转1~2分钟,再取右侧足窍阴,针刺泻法,捻转1~2分钟。之后,两穴同时捻转1~2分钟。留针30分钟,在留针期间,行针2次。术后疼痛好转,直腿抬高试验阴性。共治疗5次而愈。

作者在临床上还常用此法治疗红丝疔,术后并在其井穴上点刺出血,多有奇效;20世纪60年代作者带领学生到京西煤矿医院实习时,用此法治疗多例红丝疔患者,1~2次即痊愈。沿阳明经发作的三叉神经痛,针刺四白、厉兑也颇有效验。

(二)五输穴止痛法

五输穴是针灸中最重要的一类特定穴,在针灸治疗疼痛症中占有重要的地位,选取五输穴中的穴位治疗疼痛的方法称五输穴止痛法,其中最常用的有输穴止痛法与合穴止痛法。

1.“输穴”止痛法 “输穴”止痛法是采用五输穴中的输穴治疗疼痛症的一种方法,此法源于《难经·六十八难》“俞主体重节痛”,是指输穴可治疗肢体沉重、关节疼痛症。在临床应用时阳经输穴的治疗和阴经输穴的治疗各有侧重。

(1)阳经输穴多用于六淫邪气侵袭阳性经脉引起的疼痛:阳经“输穴”配五行属于木,木主风,阳主外,故阳经输穴主治外邪引起的疼痛症。另外,《灵枢·顺气一日分四时》论述五输穴主治时说“病时间时甚者取之输”,病时间时甚为风湿邪气所作,湿邪缠绵难愈,常反复发作,风邪善行数变,病痛时重时轻。说明“输穴”主治外邪引起的病证,如风寒湿邪侵袭经脉引起的颈项强痛、落枕、肩背痛、肩痛、腰背痛等常取“输穴”治之。作者在临床上常取后溪治疗急性腰痛、急性腰扭伤、落枕、颈椎病、项背肌筋膜炎;取中渚治疗急性腰痛、臀上皮神经损伤;取三间治疗颈项痛、髂腹神经痛、股神经痛;取束骨治疗项背痛、坐骨神经痛、肛门痛;取足临泣治疗偏头痛、耳痛、胸胁痛、股外则皮神经痛、踝关节肿痛、足背肿痛等;取陷谷治疗面部肿痛、头痛、足背痛等都有显著效果。

(2)阴经输穴多用于内脏病变或邪气阻滞经脉引起的疼痛症:阴经输穴配五行属土,内应于脾,脾主四肢、肌肉,主运化水湿。若脾失健运、水湿滞留,滞留于经络、肌肉、关节,就会引起体重节痛。因为病机是湿浊阻滞,病痛时间时甚,故可取输穴治之。阴经输穴是“以输代原”,阴经输穴即是原穴,原穴是元气经过和留滞的部位,主治脏病,故阴经输穴主治内脏病变、或痰浊瘀血、或邪气痹阻引起的疼痛症。如太渊主治肺的病变引起的胸痛、背痛、肩臂肿痛、缺盆肿痛以及臂丛神经痛、雷诺氏病等;神门主治心的病变引起的胸痛、手臂内侧麻木、疼痛等;大陵主治心包病变引起的胸胁痛、手腕肿痛、腕管综合征等;太白主治脾的病变引起的肌肉关节肿痛、股内侧和胫骨内侧肿痛、足大趾肿痛等;太溪主治肾的病变引起的慢性腰痛、慢性腰腿痛、老年性关节痛、足跟痛等;太冲主治肝的病变引起的头部胀痛、面部胀痛、胸胁胀痛、前阴部肿痛、肌肉关节痉挛性痛等。

2. 合穴止痛法 五输穴中的合穴分布于肘、膝关节部位,肘、膝关节是上下肢活动的关键部位,气血流通最为旺盛,"所入为合",犹如百川汇入江河,即气血汇合处。有较强的疏通气血通经止痛的作用,是针灸治疗疼痛症的重要穴位。

(1)阳经合穴多用于邪气阻滞经脉引起的疼痛症:阳主外、主表,六淫邪气侵袭人体,首先犯表阻滞经脉,治疗应从表而解,治取阳经经穴为主。又阳经合穴配五行属土,内应于脾,故合穴又有调脾祛湿的作用。土乃火之子,按照"实则泻其子"的治疗原则,合穴还有清热泻火的作用。所以合穴可以治疗风寒、风湿、风热引起的疼痛症。

曲池:属与手阳明经,是治疗上肢疼痛的重要穴位,如颈椎病、肩周病、肘关节痛、腕关节痛、手指关节痛等,临床应用时常与合谷、外关、肩髃等配合应用。曲池也是治疗全身肌肉关节疼痛的重要穴位,常与足三里、阳陵泉等配合应用。曲池也可用于瘀血性疼痛,因为阳明经多气多血,又是气血汇聚的部位,有极强的疏通经络气血的作用,如扭伤或外伤引起的颈项部、肩背部和上肢各关节的疼痛,治疗瘀血性疼痛时配以刺络法,或井穴出血法,可大大的提高疗效。

天井:属于手少阳三焦经,是治疗痰湿阻滞性疼痛的重要穴位,因为合穴有健脾化痰的作用,又三焦"主通行三气",行气可以化痰,行气可以利湿。常用于面颊部痛、颈淋巴结肿痛、乳腺病肿痛,以及肩背部痛、肩痛等,常与肩髎、肩井、外关配合应用。

小海:属于手太阳经,太阳主开,多用于外邪阻滞经脉引起的疼痛症,如头项强痛、项背强痛、肩胛部疼痛、肩臂后外侧痛、肘部痛等,常与后溪配合应用。

足三里:属于足阳明胃经,胃与脾相表里,脾主肌肉,足三里又位于膝关节部位,是经筋会聚处,所以足三里是治疗肌肉和关节疼痛的主要穴位。足三里配曲池治疗全身肌肉、关节痛;配阳陵泉治疗坐骨神经痛、臀上皮神经痛、髂腹神经痛、膝关节痛;配气海、三阴交治疗气血虚性疼痛;深刺足三里治疗急性肩痛、痛风,深刺足三里加灸治疗虚性坐骨神经痛等,都有很好的效果。

阳陵泉:属于足少阳胆经,是八会穴之一,为筋之会穴。有舒筋骨利关节通经止痛的作用,在临床上配曲池治疗肌肉、关节抽掣痛;配支沟治疗胁肋部疼痛;配肾俞治疗腰痛;配环跳治疗坐骨神经痛;配足三里治疗膝关节痛;配居髎治疗臀上皮神经痛;配风市治疗股外侧皮神经痛;深刺阳陵泉治疗急性肩痛有良好效果等。

委中:属于足太阳膀胱经,有"血郄"之称,有疏通经络祛瘀止痛的功效,是治疗腰背疼痛的主要穴位。临床上配昆仑、束骨治疗头项痛;配肾俞治疗腰痛;配承山治疗腰背痛、腓肠肌痛;配殷门治疗腰骶痛;配阳陵泉治疗膝关节痛等。临床上常在穴位处用三棱针点刺络脉出血,治疗腰背肌扭伤和瘀血性疾病,有良好效果。

(2)阴经合穴多用于内脏病变或邪气阻滞经脉引起的疼痛。

尺泽:属于手太阴肺经,配五行属于水,主要用于肺失肃降引起的胸痛、肩臂内侧痛和肘关节痛。

曲泽:属于手厥阴心包经,配五行属水,主要用于痰瘀痹阻心包络引起的胸痛和臂丛神经痛;心主血脉,也可用于血热壅滞、瘀血阻滞经脉引起的疼痛,如疔疮、红丝疔、灼热性神经痛等。用三棱针点刺出血治疗胸胁刺痛、前臂肿痛有良好效果。

少海:属于手少阴心经,配五行属水,主要用于心气虚、心血虚引起的胸痛、手臂内侧麻木疼痛、肘关节痛等。

阴陵泉:属于足太阴脾经,配五行属水,有健脾利湿、通经止痛的作用,主要用于湿浊阻滞引起的阴茎痛、睾丸肿痛、妇女阴部痛、膝关节肿痛、胫骨内侧的肿痛、踝关节肿痛等。

曲泉:属于足厥阴肝经,配五行属水,有补肝阴养肝血的作用,主要用于肝阴虚、肝血虚引起的头痛头晕、目痛、痛经、妇女阴部灼痛、少腹痛、睾丸抽痛、尿道痛、股内侧酸痛、膝内侧痛等。

阴谷:属于足少阴肾经,配五行属水,有补益肾水的作用,主要用于肾阴亏损引起的妇女少腹痛、阴道痛、阴茎痛、睾丸痛、股内侧痛和膝内酸痛等。

(三)交叉取穴止痛法

交叉取穴是指病位与选经用穴的交叉,即病在左侧或右侧,取其对侧经络的腧穴进行治疗的方法。此方法源于《内经》中左病取右,右病取左的"巨刺"法和"缪刺"法。

《灵枢·官针》曰:"巨刺者,左取右,右取左",《素问·缪刺论》说:"愿闻缪刺,以左刺右,以右刺左奈何……"。说明巨刺和缪刺都是左侧有病时取右侧的穴位进行治疗,反之,则取左侧的穴位进行治疗。对于"巨刺"和"缪刺"的适应证在《内经》中也有明确论述,如《素问·调经纶》说:"身形有痛,九候莫病,则缪刺之;痛在于左,而右脉病者,巨刺之。"可见"巨刺"和"缪刺"适用于病在经络的疼痛症。经络系统在人体联系内外、贯穿上下左右,使人体成为一个有机的统一的整体。其中手足同名经,又相互衔接、相互贯通、相互调节,正如《素问·缪刺

45

论》所说:"邪客于经,左盛则右病,右盛则左病,亦有移易者。"如手足名称相同的左右两侧的阳经和上下肢的阳经在督脉大椎穴、面部和内在的脏腑相衔接;手左右两侧名称相同的阴经在胸部和内脏相衔接;足左右两侧名称相同的经脉在任脉和内脏相衔接。假如左手阳明经因外邪侵袭或其他原因导致阴阳失调,气血壅盛,肩关节肿痛,可针刺右侧的曲池、合谷,也可针刺下肢的足三里、内庭,通过经络的传导和调整作用,可以使肿痛消失,使左侧的手阳明经恢复正常的生理功能。这与《内经》中"气之盛衰,左右倾移,以上调下,以左调右"(《素问·离合真邪论》)和"病在上者,下取之,病在下者,高取之"(《灵枢·终始》)的治疗原则一致。

应用方法:根据病变的部位与针灸治疗的穴位关系,用法有三种。

1. 左右穴位对应法 病变位于左侧,取右侧的穴位进行治疗,反之,则取右侧的穴位进行治疗。如左侧落枕颈项疼痛,取右侧后溪、落枕穴治疗;左侧肘关节痛,取右侧的曲池、合谷等穴治疗;左侧髋关节痛,可取右侧的阳陵泉、悬钟等穴进行治疗等。此法常用于疼痛部位比较广泛或整个关节疼痛症,以及幻肢痛、截肢痛等。

2. 左右部位对应取穴法 即取左右两侧相同部位的穴位进行治疗,如左肩痛,位于肩髃穴处,则取右侧肩髃穴治之;左肩痛位于肩前穴处,则取右侧奇穴肩前穴治之;左肩痛位于臑俞穴处,则取右侧臑俞穴治之。左膝关节疼痛,位于犊鼻穴处,则取右侧犊鼻穴治之;左膝关节痛位于梁丘穴,则取右侧梁丘穴治之。此法多用于疼痛部位比较局限,并有明确的痛点的治疗。

3. 前后对应法 前后对应是指胸腹部和背腰相对应,即背部疼痛可取相对应的胸部穴位进行治疗,腰痛可取相对应的腹部穴位进行治疗,反之则取背部、腰部的穴位进行治疗。应用前后对应止痛法时,应当注意除前后对应外,还有经络的对应和穴位的对应。

经络的对应是督脉与任脉对应;华佗夹脊与足少阴肾经对应;足太阳经第一线与足阳明经对应。穴位的对应如身柱与膻中、中枢与中脘、命门与神阙、腰阳关与关元、腰俞与曲骨等相对应。

作者在临床上对于肋软骨炎常取背部相应的夹脊穴,腰部棘间韧带和棘上韧带损伤常取任脉经的气海、关元,慢性腰痛、椎体滑脱常取神阙、关元灸之,均有良好的效果。

注意事项:

(1)如果疼痛部位处没有具体的穴位,则取对侧相对应部位进行治疗。

(2)针刺的手法应根据病变的深浅、病变的性质选择适当的手法。

(四)同经相应取穴止痛法

"同经相应取穴止痛法"是由《黄帝内经》中缪刺和巨刺演变出来的一种取穴止痛法,对于扭伤和四肢疼痛等症疗效甚佳。笔者从1964年即应用于临床,疗效甚好,深受其益,故特立一专题,以示重视。

1. 什么是同经相应取穴止痛法 同经,即手足名称相同的经脉,如手太阴经与足太阴经,手少阴经与足少阴经,手厥阴经与足厥阴经,手阳明经与足阳明经,手少阳经与足少阳经,手太阳经与足太阳经。相应,即相对应或相似的意思,也就是说治疗取穴的部位与患处相对应,如肩关节与髋关节,前臂部与小腿部,肘关节与膝关节,腕关节与踝关节,手指与足趾等,如此类推。另外,还有上下左右相对应,如左上肢与右下肢,左肘关节与右膝关节,左腕关节与右踝关节等。这样,同经相应取穴止痛法包括了手与足、上与下、左与右以及相应部位、相应经络五个内容。以左侧手太阴经与右侧足太阴经、左侧手阳明经与右侧足阳明经为例说明之,少商与隐白、鱼际与太白、太渊与商丘、列缺与三阴交、孔最与地极、尺泽与阴陵泉、侠白与箕门等穴相对应;商阳与厉兑、二间与内庭、合谷与陷谷、阳溪与解溪、手三里与足三里、曲池与犊鼻、肘髎与梁丘、臂臑与伏兔、肩髃与髀关等穴相对应,余可类推。详细内容见表1-1。

表1-1 同经相应取穴法

经脉	手阳明经与足阳明经	手少阳经与足少阳经	手太阳经与足太阳经
相 应 穴 位	商阳与厉兑 合谷与陷谷 阳溪与解溪	关冲与足窍阴 中渚与足临泣 阳池与丘墟	少泽与至阴 前谷与通谷 后溪与束骨
	手三里与足三里	外关与悬钟	腕骨与金门
	曲池与犊鼻	四渎与阳陵泉	阳谷与申脉
	肘髎与梁丘	清冷渊与风市	养老与昆仑
	臂臑与伏兔	肩髎与环跳	支正与承山
	肩髃与髀关		小海与委阳
			臑俞与承扶
经脉	手太阴经与足太阴经	手厥阴经与足厥阴经	手少阴经与足少阴经
相 应 穴 位	少商与隐白	中冲与大敦	少冲与足小趾内侧角
	鱼际与太白	劳宫与太冲	少府与涌泉
	太渊与商丘	大陵与中封	
	列缺与三阴交		神门与太溪
	孔最与地极	郄门与蠡沟	通里与复溜
	尺泽与阴陵泉		少海与阴谷

2. 治疗范围 本法可用于因扭伤或其他原因引起的四肢部位局限性疼痛症,诸如肌肉的损伤、韧带的损伤、神经性疼痛、炎症性疼痛、风湿性疼痛等均可。

笔者用于临床有记录的 120 病例中,包括:扭伤者 45 例,风寒湿邪其引起的局限性疼痛 59 例,炎症性疼痛 13 例,局部自觉发热、肿胀 3 例。在 120 病例中,病程长短不一,其中 7 天以内者 41 例,1 个月以内者 36 例,3 个月以内者 18 例,6 个月以内者 25 例。

3. 应用方法 首先确定疼痛的部位,并检查疼痛的中心点。其次是经络的归属,即疼痛的部位属于那一条经络的分布范围。第三是进行上下左右交叉,选择同名经和相应部位的穴位,如果患处不在腧穴上,或相应部位同名经络无相对应的腧穴,也可用阿是穴。如左手腕疼痛,压痛点位于手少阳经上阳池穴,选择右足少阳经丘墟穴作为治疗穴。

4. 针刺方法 用毫针浅刺所取穴位,得气后行雀啄术,反复地快速地进行上下提插。如果针刺部位肌肉浅薄,无法提插者,也可行捻转手法。如果疼痛部位肌肉肥厚,也可深刺之,但应由浅逐渐深刺,再由深而浅,用捻转提插法。在针刺的同时令病者做患肢运动或做疼痛姿势的活动。大约行手法 1～2 分钟后疼痛即可缓解。如果是扭伤引起的疼痛,可先与患处所属经络的井穴点刺出血,然后再按"同经相应取穴止痛法"选穴治疗,效果较好。

5. 临床效果 在应用本法治疗的 120 例病人中,痊愈 112 例,占 93.3%;有效 8 例,占 6.7%。一般治疗 1～3 次可愈。其中扭伤 45 例痊愈 42 例;痹证性疼痛 59 例,痊愈 54 例;局部炎症性疼痛和局部发热、肿胀共 16 例均愈。

6. 经验与体会

(1)效果好疗效快:用本法治疗四肢部位的疼痛症效果好疗效更快,多数可收立竿见影之效。对于在治疗时取患部和患侧穴位效果不佳的病证,也可取得满意效果。如患者赵某,女,45 岁,右小腿疼痛 2 月有余,伴有小腿沉重不适和凉感,下蹲后腘窝部胀痛。开始针灸取患侧委中、合阳、承山、飞扬、太溪、阳陵泉等穴治疗 5 次,病无改变,后采用"同经相应取穴止痛法"针左侧支正、小海,行雀啄术 1 分钟后右小腿胀痛明显好转,针治 2 次而愈。

(2)适用于局限性疼痛:本法适用于扭伤、痹证等原因引起的四肢部位的局限性疼痛,而不适用于整个关节痛,如膝关节痛、踝关节痛、腕关节痛等。再如大范围或大面积的疼痛症,效果也差,如坐骨神经痛,虽然在髋关节、腘窝和承山等部位有明显压痛,取相应部位的穴位肩髎、小海、支正等穴进行治疗,可取一时之效,但不易巩固。

(3)宁失其穴勿失其经:从广义上讲本法亦属于循经取穴,因为手足同名经相互衔接,其经气相互贯通,可以相互作用。循经取穴是以经络为主体,在经络上选取适当的穴位。腧穴是脏腑经络之气反映于体表的部位,是反映疾病和治疗疾病的点,腧穴的这种作用是通过经络实现的。一条经络上的所有穴位都有治疗本经疾病的作用,只是治疗的重点和性质各不相同而已。所以在治疗中守经失穴尚可取效,失经守穴效果比较差,故古有"宁失其穴,勿失其经"之说。

病例:患者刘某,男,28 岁,一周前因提一桶水走路,不慎将左足扭伤,内踝处肿胀疼痛,用"同经相应取穴止痛法"取右手太渊治之,针刺后病情无明显改善,再查疼痛部位,以内踝下照海穴处有明显压痛,于是改针刺左神门穴,行雀啄术,当即痛止,翌日肿胀亦明显好转,再针而愈。

(4)消肿止痛:本法不但有止痛作用,而且对于感染性肿胀、疼痛也有明显效果。对于蚊虫叮咬引起的局部肿痛,用本法治疗 1 ~ 2 次可愈。

(五)夹脊穴止痛法

1. 夹脊穴概述　夹脊穴位于背腰部,在脊柱棘突下两侧,旁开督脉 0.5 寸,是临床常用的方法,对于多种疼痛的治疗有很好的效果。夹脊穴的应用已久,可以追溯到《黄帝内经》时代,《素问·缪刺论》:"邪客于足太阳之络,令人拘挛背急,引胁而痛,刺之从项始,数脊椎侠脊,疾按之应手而痛,刺之旁三痏,立已。"这是夹脊穴的最早记载,针刺脊柱旁压痛点用于背痛和胁痛的治疗。在《后汉书·华佗别传》也有类似的记载:"有人病脚躄不能,佗切脉,便使解衣,点背数十处,相去一寸或五分……言灸此各七壮,灸疮愈即行也。"这里记载的是华佗用夹脊穴治疗下肢痿痹的案例,治疗方法是灸法。近代中国针灸学家承淡安先生于 1955 年著《中国针灸学》明确提出华佗夹脊穴,并列入奇穴,位于背腰部,在第一胸椎至第五腰椎棘突下两侧,旁开督脉 0.5 寸,左右各 17 穴,称之为"华佗夹脊穴"。近些年来对夹脊穴的应用逐渐增多,且效果良好,许多医学家又增加了颈椎 7 个夹脊穴和 4 个骶椎夹脊穴,故泛称夹脊穴。

2. 夹脊穴的作用

(1)祛除邪气,通经止痛:夹脊穴属于督脉范畴,因为夹脊穴位于脊柱两旁,临近督脉,与督脉有密切的关系;其次,夹脊穴隶属于督脉的络脉,根据《灵枢·经脉》的记载:"督脉之别,名曰长强,挟膂上项,散头上,下当肩胛左右,别走太阳,入贯膂。"这就是说督脉的络脉从督脉长强穴分出,夹脊柱两侧上行,经腰背项部分布于头部,所以夹脊穴属于督脉范畴。督脉为阳脉之海,总督诸阳经。阳主外,风寒湿邪侵袭经脉引起的疼痛,多首先犯于阳经,故督脉可通调诸阳经脉,祛邪止痛。临床可用于感受风寒湿邪引起的头项部疼痛、腰背痛、腰骶痛以及上肢和下肢的疼痛等。

(2)调阴阳之盛衰和脏腑之虚实:督脉总督全身之阳,任脉总司全身之阴,络脉是联络表里经的脉络,故督脉之络,可联络督脉和任脉,调节二脉的失衡及阴阳的失调。另外,督脉的络脉与任脉有着直接的联系,据《奇经八脉考》记载:"督脉别络自长强走任脉者,由小腹直上贯脐中央,上贯心。"六腑之经脉属于阳,总督于督脉,六脏之经脉属于阴,总司于任脉,故夹脊穴可通过督脉的络脉,调节阴阳之偏盛与偏衰以及脏腑之虚实,治疗阴阳失调和脏腑虚实引起的多种疼痛症,如阳虚生外寒引起的肌肤关节疼痛;阳虚生内寒,如心阳虚可引起的胸痛、背痛;脾胃阳虚可引起胃痛、腹痛、腰背痛;肾阳虚可引起腰骶痛、腰腿痛等;阴血虚筋脉失养,可引起头痛、胸痛、腰背痛、腰腿痛、四肢麻木疼痛以及肌肉挛缩性疼痛;跌打损伤引起的腰背痛、肢体痛等。

(3)宁心益脑,安神止痛:督脉"入于脑",督脉络"上贯心",所以夹脊穴可以通过督脉和督脉络既可调节心神又可调节元神,对于治疗心源性疼痛和气血失调性疼痛有良好效果,如忧郁症、焦虑症、癔症性疼痛等。

3. 夹脊穴的应用方法 夹脊穴的应用方法有以下 3 个方面。

(1)根据夹脊穴与背俞穴的关系应用:作者多年临床经验,夹脊穴与背俞穴有相似的功效,如颈椎 2~4 夹脊穴与风池、天柱;胸椎夹脊穴 1~3 与大杼、风门、肺俞;胸椎 4~7 夹脊穴与厥阴俞、心俞、督俞、膈俞;胸椎 7~10 夹脊穴与膈俞、胃脘下俞、肝俞、胆俞;胸椎 11~腰椎 1 夹脊穴与脾俞、胃俞、三焦俞;腰椎 2~5 夹脊穴与肾俞、气海俞、大肠俞、关元俞、小肠俞等功能相似,可以相互为用。临床上感受风邪引起的头项疼痛,可取颈椎 2~4 夹脊穴治疗;感受风寒引起的肩背痛可取胸椎 1~3 夹脊穴治疗;心阳不振或心血虚引起的胸背痛可取胸椎 5~7 夹脊穴治疗;肝血虚或肝气郁结引起的胁肋痛可取胸椎 7~10 夹脊穴治疗;脾胃虚弱引起的胃痛、腹痛、四肢肿痛可取胸椎 11、12 和腰椎 1 夹脊穴治疗;感受风寒湿邪或肾虚引起的腰痛、腰腿痛可取腰椎 2~5 夹脊穴治疗等,这一方法已普遍应用。

(2)根据脊神经的节段分布应用:夹脊穴的分布与脊神经有密切的关系,临床上可根据疼痛与脊神经的关系选择适当的夹脊穴。颈椎 1~4 夹脊穴治疗头面部疾病;颈椎 1~7 夹脊穴治疗颈项部疾病;胸椎 1~7 夹脊穴治疗胸部疾病;颈椎 3~胸椎 7 夹脊穴治疗上肢疾病;胸椎 8~12 夹脊穴治疗腹部疾病;胸椎 10~腰椎 5 夹脊穴治疗腰部疾病;骶椎 1~3 夹脊穴治疗泌尿生殖系疾病;腰椎 2~骶椎 2 夹脊穴治疗下肢疾病(表 1-2)。

表1-2 夹脊穴治疗疼痛范围

夹脊穴	治疗范围
$C_{1~4}$夹脊	头面部疾病
$C_{1~7}$夹脊	颈项部疾病
$T_{1~7}$夹脊	胸部疾病
$C_3 \sim T_7$夹脊	上肢疾病
$T_{8~12}$夹脊	腹部疾病
$T_{10} \sim L_5$夹脊	腰部疾病
$L_2 \sim S_2$夹脊	下肢疾病
$S_{1~3}$夹脊	泌尿生殖系疾病

（3）根据阳性感觉和阳性反应物应用：凡是在脊柱旁触及到的结节、条索状物称为阳性反应物，结节为圆形或椭圆形，边缘清楚，大小不一，通常以黄豆大小者居多。索状物呈条索状，长短粗细不等，一般约有 1～3cm 长，0.3～0.8cm 粗，边缘清楚，用力按压，局部有酸痛或麻木感。凡按压脊柱两侧，自觉局部疼痛、酸胀、麻木者，称为"阳性感觉"。疼痛感见于按压脊柱两侧时病人有明显的疼痛，或疼痛难忍，多见于急性病证；酸胀感见于按压局部呈酸胀或酸痛性质，多见于慢性疼痛症。如颈项部颈椎 1～7 两旁的阳性反应物或阳性感觉，多见于颈项部疼痛症；颈椎 4～胸椎 3 两旁的阳性反应物和阳性感觉，多见于上肢疼痛症；胸椎 1～8 两旁的阳性反应物和阳性感觉多见于胸部、胸腔、上背部疾病引起的疼痛症；胸椎 7～骶椎 4 两旁的阳性反应物和阳性感觉，多见于腹部、腹腔、盆腔、下背部疾病引起的疼痛症；腰椎 2～骶椎 2 两旁的阳性反应物和阳性感觉，多见于腰部、骶部、下肢部的疼痛症。

阳性反应物和阳性感觉的检查方法：首先，病人取坐位，微抬头，两目向前平视，或者采用俯卧位，观察病人的脊柱有无侧弯，脊柱两侧的背腰肌肉是否平衡，棘突有无突起和凹陷，棘突之间的距离是否恰当，这些都有助于对脊柱两侧肌肉紧张度的判断，有助于对阳性反应物和阳性感觉的查找。其次，用拇指与其余四个手指相对拿脊柱两侧的肌肉，由上而下，依次进行，以判断肌肉的紧张度。第三，用手拇指指腹由上而下顺序地在脊柱两侧滑动、揉动、拨动，以探查阳性反应物和阳性感觉。检查时一般先查颈椎，然后再查胸椎和腰骶椎。检查时用力要均匀，并注意脊柱两侧对比。

4. 夹脊穴的刺灸法　位于颈椎和胸椎两旁的夹脊穴有一定危险性，应特别注意掌握好针刺的角度和深度。

（1）毫针刺法：有 3 种方法，一是平刺法，用 1.0～1.5 寸长的毫针，由上而下与皮肤呈 30 度角刺入 0.5～1.1 寸，缓慢进针，捻转手法；二是斜刺法，用 1.0～1.5 寸长毫针，与皮肤呈 75 度角针尖向脊柱缓慢刺入 0.5～1.1 寸，捻转手法；三是直刺法，用 1.0 寸长毫针，针尖略向督脉垂直刺入 0.5～0.8 寸，缓慢进针，捻转手法。

注意事项，夹脊穴位于脊柱棘突下，旁开督脉 0.5 寸，不能超越此范围。进针要缓慢，捻转手法，不可用提插手法。进针的深度，应视病人的胖瘦和肌肉丰满程度灵活掌握。

（2）皮肤针法：用皮肤针叩刺夹脊穴处的皮肤，叩刺时用力要均匀，一般以皮肤潮红为度。若疼痛剧烈属于实证者，可用较重的叩刺法，叩刺部位皮肤潮红出血，也可用"刺络拔罐法"，有助于止痛效果。注意本法叩刺的重点是阳性反应物和阳性感觉。

（3）灸法：夹脊穴可用灸法，尤其在有阳性感觉和阳性反应物的部位用灸法效果更好，艾炷灸或艾条灸均可。

(六)阿是穴止痛法

1. 阿是穴概述　利用阿是穴治疗筋骨疼痛的一种方法,称作阿是穴止痛法。阿是穴在腧穴中既无固定的部位,又无固定名称,而是以压痛点或反应点确定其位置,所以阿是穴又有"天应穴"、"不定穴"之称。有关阿是穴的论述在《黄帝内经》中就有记载,如《灵枢·经筋》中的"以痛为腧",就是以压痛点作为阿是穴的最早记载,说明阿是穴是疾病的反应点,或病变点,按压或针灸之,可使疼痛缓解。另外,《灵枢·背腧》还记有"欲得而验之,按其处,应在中而痛解,乃其腧也"以及《素问·缪刺论》"急按之应手如痛,刺之"。唐·孙思邈宗《黄帝内经》之旨,在《千金方》中正式提出阿是穴的名称,书云"言有人病痛,即令捏其上,若里(果)当其处,不问孔穴,即得便快成(或)痛处,即云阿是,灸刺皆验,故曰阿是穴也。"阿是穴在筋骨疼痛的治疗中占有重要地位,如能在辨证论治的基础上适当选用阿是穴,若取穴准确,刺灸法应用得当,确能取得良好效果。

2. 阿是穴的表现　阿是穴的临床表现主要是"阳性反应物"和"阳性感觉"。凡能触及到的结节、条索状物,称为"阳性反应物",一般结节为圆形或椭圆形,边界清楚,大小不一,通常以黄豆大小者居多。索状物呈条索状,长短粗细不等,一般约有长 $1 \sim 3cm$,粗 $2 \sim 5mm$,边缘界清楚,用力按压,局部可有疼痛或麻木感。凡按压局部自觉疼痛、酸楚、麻木者,称阳性感觉。疼痛即病人自觉疼痛,按压局部则疼痛难忍,如枕神经痛,在颈椎 $2 \sim 4$ 旁有压痛点;棘间韧带损伤,在损伤韧带的棘突间有压痛点;腰椎间盘突出症,在病变的腰椎旁有明显的压痛点;肱骨外上髁损伤,在肱骨外上髁有明显压痛点;踝关节扭伤,在踝关节周围有明显的压痛点等。酸楚即按压局部呈酸胀感或酸痛感,多见于慢性疾病,如慢性项背痛,在颈椎 $5 \sim 6$ 棘突旁、肩胛骨上窝内侧端常有酸痛点;慢性腰痛,在肾俞、关元俞、第 5 腰椎棘突下常有酸痛点;慢性膝关节痛,在股骨内上髁常有酸痛点等。麻木即按压局部时,有麻感或触电感沿一定方向扩散,如颈椎病,按压颈椎棘突旁或扶突穴处有麻痛感向上肢扩散;腰椎间盘突出症,按压腰椎 $3 \sim 5$ 棘突旁常有麻痛感向下肢扩散;坐骨神经痛在环跳穴有麻痛感向下肢扩散;腕管综合征,在大陵穴处有压痛和麻感向手拇指、示指、中指扩散等。在临床上阳性感觉和阳性反应物常同时出现,如颈椎病、腰椎间盘突出症在脊柱棘突旁既有条索状物又有明显的压痛,还有桡骨茎突狭窄性腱鞘炎,在桡骨茎突既有压痛又有索状物;手指腱鞘炎,在手掌指关节处的掌侧既有压痛又有索状物;跖痛症在足跖骨头 $1 \sim 3$ 处既有压痛又有索状物等。

3. 阿是穴的检查法

(1)拇指按压法:用手拇指的指腹沿一定的部位有顺序地依次推动或揉动,按压的力度要均匀,既不能用力太大也不能用力太小,并注意上下和左右的对比,要细心耐心,检查反应最敏感的痛点。检查的顺序是先颈部、背部、腰骶部,然后是胸腹部,再后是上肢和下肢。

(2)肢体活动法:若用拇指按压法寻找不到压痛点,而病人只有在活动时才出现疼痛,才出现活动障碍,这时可让病人活动,当活动到最痛时,病人停止活动,检查其最痛点,而这个点就是最好的阿是穴。

(3)经络测定法:若病人反应点不明显,用按压法不能确定阿是穴时,也可用经络测定仪,寻找阿是穴。

4. 阿是穴的应用方法 阿是穴是治疗筋骨疼痛的重要穴位,可用于六淫邪气引起的疼痛症,也可用于跌打损伤引起的疼痛症,还可用于内脏功能失调引起的疼痛症,所以阿是穴的应用范围非常广泛,效果也很好。应用阿是穴取得治疗效果的关键,一是确定阿是穴的位置要准确,二是选取适当的刺灸法,而刺灸法的选择和应用尤为重要。正如王国瑞在《玉龙歌》中所说:"浑身疼痛疾非常,不定穴中细审详,有筋有骨须浅刺,灼艾临时要度量。"

(1)阿是穴的刺法:针刺阿是穴必须根据病位的深浅来确定针刺的深浅。病位有在表在里和在脏在腑之分;病位有在皮肉和筋骨的不同,而针刺的深浅也各不相同。病性有虚实寒热,针刺有补泻之异。正如《素问·刺要论》所说:"病有浮沉,刺有深浅,各至其理,无过其道。"意即病深则刺深病浅则刺浅,要恰中病位才为适度,亦如《素问·调经论》所说:"病在脉,调之血;病在血,调之络;病在气,调之卫;病在肉,调之分肉;病在筋,调之筋;病在骨,调之骨。"根据《黄帝内经》对针刺深浅的记载,结合笔者多年的临床经验,可以按以下5个方面灵活应用。

1)浅刺法:浅刺法源于《黄帝内经》中的半刺法、毛刺法和直针刺法。《灵枢·官针》:"半刺者,浅内而疾发针,无针伤肉,如拔毛状以取皮气,此肺之应也","毛刺者,刺浮痹皮肤也","直针刺者,引皮乃刺之,以治寒气之浅者也"。这些都说明病邪或病位浅表,针刺宜浅,无伤其肉,是为刺表之法,常用于皮痹。

方法:用1.0寸毫针迅速刺入阿是穴0.1~0.3寸左右,用小幅度高频率捻转手法,或高频率提插手法,但针刺的深度不变,使其得气,然后再施以补法或泻法,留针30分钟。

应用:浅刺法多用于皮痹证,如股外侧皮神经痛、枕神经痛、硬皮病等,也可用于急慢性软组织损伤(详见浅刺多穴法),也可用于小儿、年老、体虚病人的治疗。

2)刺络法:刺络法是一种出血的方法,本法源于《灵枢》中的络刺法、豹文刺和赞刺法,《灵枢·官针》:"络刺者,刺小络之血脉也。""豹文刺者,左右前后针之,中脉为故,以取经络之血者","赞刺者,直入直出数发针而浅之出血,是谓治痈肿也"。所以刺络法是刺血脉以出血的一种方法,常用于脉痹。

方法:常用的方法有3种。

点刺法:用三棱针或毫针,消毒后,用左手拇示中三指捏住阿是穴使其固定,右手持针对准穴位或阿是穴处的血脉,迅速刺入0.1寸左右,随即出针,然后用手挤压局部,使之出血。

密刺法:用毫针在阿是穴的部位上下左右多次反复点刺10次左右,约刺入0.1寸,可有少量血液渗出。

刺络拔罐法:是在密刺的基础上加以拔火罐,可增加出血量,可增强疏通经络气血的作用,增强止痛的效果。

应用:刺络法有活血调气、通经活络的作用,有极强的疏通经络的作用,适用于实证、热证和瘀血阻滞经脉的疼痛、麻木症,对于虚证、寒证应慎用、禁用。

本法主要用于扭伤引起的各种疼痛症、血热壅滞引起的肿痛症、久痛入络的疼痛症等。

注意事项:注意针具和穴位的消毒,防止感染和交叉感染;手法以轻巧,切勿刺中大动脉血管,出血应适量,不宜过多;虚证、疲劳、老人、孕妇、贫血以及有出血倾向的病人不宜应用本法。

3) 刺筋法:刺筋法是直接针刺肌腱或韧带的方法,针刺时可配合关节活动,以缓解经筋的拘紧和疼痛。刺筋法源于《灵枢·官针》的关刺法和恢刺法,“关刺者,直刺左右尽筋上,以取筋痹,慎无出血”,“恢刺者,直刺傍之,举止前后恢筋急,以治筋痹也”,主要用于筋痹的治疗。

方法:具体操作时有两种方法。

直刺法:用毫针直接刺中肌肉、肌腱、韧带,或肌腱和韧带的附着处,行捻转手法,无令出血。

傍针刺法:用毫针从肌肉、肌腱或韧带的左右两侧直接刺入,行捻转手法,并令患者活动疼痛的关节,这样可以缓解经筋的拘挛和疼痛。

应用:阿是穴和病变均位于经筋部,根据《素问·调经论》“病在筋,调之筋”的治疗原则,治疗时应当用刺筋法。刺筋法有舒筋活血、疏通经络、解痉止痛的作用,主要用于经筋病的治疗,如肱骨外上髁炎、肱骨内上髁炎、冈上肌腱炎、肩周病、棘间韧带损伤、膝关节副韧带损伤、腱鞘炎等。若病证无红肿热痛,酌情加用灸法,可提高治疗效果。

注意事项:肌腱和韧带多附着在关节处,此处血管丰富,且有关节软骨和滑囊,如针刺手法不当易引起疼痛、出血和关节活动障碍,所以针刺手法不宜过深过强。

4) 刺肌肉法:针刺肌肉法是将针直接刺在肌肉上或肌肉内,用于肌肉病证的治疗,本法源于《灵枢·官针》“浮刺者,旁入而浮之,以治肌急而寒者也”和“合谷刺者,左右鸡足,针于分肉之间以取肌痹,此脾之应也”。根据《灵枢》记载结合作者多年临床应用经验,具体操作法有3种,即纵刺法、横刺法以及合谷刺法。

纵刺法:根据病人的主诉和临床表现,检查和确定阿是穴的位置、病变的深浅和肌肉的走向,然后用 0.30mm×50mm 的毫针刺入阿是穴,针体沿肌束纤维走行方向斜刺进针,进针的深浅以肌肉的厚薄为准,但针尖不可穿透肌束,针尖最好停留在肌束的中心,得气后行捻转手法。

横刺法:根据病证进行检查并确定阿是穴,然后用 0.30mm×40mm 的毫针刺入穴位,可以从肌束的左右侧进针,进针的方向与肌纤维走向呈 90°夹角。进针的深度取决于肌束的厚薄和长短,肌束薄而短者,进针较浅;肌束厚而长者,进针较深,但针尖不宜穿透肌束。针刺得气后行捻转并结合提插手法。

合谷刺法:根据病证进行检查并确定阿是穴,然后用 0.30mm×40mm 的毫针垂直刺入阿是穴,得气后行捻转并结合提插手法。停留片刻,将针提至皮下,按压阿是穴,如仍感疼痛时,以上法再行针刺。如将针提至皮下后,若原痛点消失而临近处有明显压痛时,则改变针刺方向,针尖朝向疼痛处,或左或右或上或下,得气后按上法施术,直至疼痛缓解。

应用:上述 3 种刺法具有疏通经络、行气活血的作用,对疼痛症有良好的效果。《素问·调经论》说:"病在肉,调之分肉。"所以本法主要用于肌肉病变引起的疼痛,如腰背部和四肢肌肉的急慢性损伤、六淫邪气侵袭经络痹阻引起的肌肉痉挛疼痛等。

注意事项:针刺腰背部、腹部时,进针不可过深,以免刺伤内脏;阿是穴位于血管处时,针刺时应避开血管,防止出血;年老体弱者,针刺手法不宜过强,防止晕针。

5) 刺骨法:是将针直接刺至骨膜,用于治疗骨质病变引起的疼痛。本法源于《灵枢·官针》的短刺法和输刺法,"短刺者,刺骨痹,稍摇而深之,至针骨所,以上下摩骨也","输刺者,直入直出,深内之至骨,以取骨痹"。主要用于骨痹的治疗。根据《灵枢·官针》的记载结合作者多年的临床应用经验,具体操作如下法。

方法:用拇指法寻找和确定阿是穴的位置,然后用 0.30mm×40mm 毫针直刺或斜刺入阿是穴,直达骨骼部,得气后施以龙虎交战手法,可反复施术直至疼痛缓解。

应用:《素问·调经论》讲"病在骨,调之骨"。所以刺骨法主要用于各种骨病的治疗,如颈椎病、腰椎病、骨性关节痛、跟骨骨刺、类风湿关节炎等。

注意事项:针刺的方向和深浅应根据阿是穴的部位特点和病位的深浅来决定,并方便手法的操作。本法是将针刺在病变骨骼的附近,但不要刺在骨膜上,若刺在骨膜上,病人会产生痛感,且不宜手法的操作。

(2)灸法:在阿是穴施以灸法是提高镇痛效果的主要方法之一,常用的方法有艾条灸法、艾炷直接灸法、艾炷隔姜灸法、温针灸法等。灸法主要用于寒性疼痛证、虚性疼痛证和风寒湿邪引起的疼痛症。用灸法时应注意操作的时间和热灸的力度,防止烧伤。

(3)火针法:火针法是用烧红的针迅速刺入阿是穴以治疗疼痛的方法。火针有温通经络、活血化瘀、祛风散寒的治疗作用,主要用于顽固性疼痛的治疗,如关节痛、肩周炎、肱骨外上髁炎、腰痛、坐骨神经痛、头痛等。

(4)多针刺法:用多支毫针刺入阿是穴,可增强针感并促使针感的传导,加强疏通经络的作用,提高针灸止痛的效果。本法源于《灵枢·官针》的傍针刺、齐刺、扬刺等针刺法,"傍针刺者,直刺傍刺各一,以治留痹久居者也"、"齐刺者,直入一,傍入二,以治寒气小深者"、"扬刺者,正内一,傍内四而浮之,以治寒气之博大者也"。根据《灵枢》的记载,结合作者多年的经验,在临床上多用以下的方法,其方法简便、有效。

1)三针左右刺法:是在阿是穴上刺 3 根针的方法即齐刺法。

方法:首先确定阿是穴的位置和病变的深浅后,在阿是穴的中心直刺一针,得气后行捻转手法;然后在其左右两旁0.5 寸处各刺一针,针尖向阿是穴的中心点斜刺,得气后,左右两针同时行捻转手法约 1 分钟,再于中间针行提插手法 1 分钟,以加强针感及针感的传导和扩散。

应用:适用于痛点明确,阳性反应物呈结节状者,如肱二头长头肌腱炎、肱二头短头肌腱损伤、腕管综合征、桡骨茎突狭窄性腱鞘炎、臀上皮神经痛、跟腱损伤等。

注意事项:针刺时 3 根针的深度应在同一水平,3 根针的针尖应在阿是穴的中心和两侧,3 根针的针尖不可在阿是穴中互相接触,行提插手法时,针刺的深度不变。

2)三针上下刺法:是在阿是穴的上中下沿经脉针刺 3 针的方法。

方法:首先确定阿是穴的位置及阳性反应物的形状和大小后,在阿是穴的中心点直刺 1 针,得气后行捻转手法,然后沿经脉在阿是穴的上点和下点约 1 ~ 2cm 各斜刺 1 针,针尖均朝向中心点,得气后行捻转手法约 1 ~ 3 分钟,之后再于第 1 针行提插手法 1 分钟。

应用:本方法有较强的疏通经络行气活血的作用,多用于痹症和顽固性疼痛的治疗,如颈椎病、腰椎间盘突出症、臀上皮神经损伤、肱二头肌腱损伤等。

注意事项:本法沿经脉上下针刺,也可在阳性反应物呈条索状的上中下 3 点针刺,3 针必须针在条索物内;3 针的深度应在同一水平;3 针的针尖在阿是穴的深处接近,但不能接触。

3)围刺法:围刺法古称"扬刺法",是在阿是穴的中心直刺 1 针,再在阿是穴的上下左右各刺 1 针的方法。扬刺法主要用于痹痛症,针刺较浅,目前临床上的操作法与之稍有不同,或浅刺或深刺,依病位、病证而定。

方法:先在阿是穴的中心直刺1针,得气后行捻转手法1分钟,然后再在阿是穴的周围或病变的周围平刺或斜刺4针,两个针相对而刺,针尖均指向病变中心,得气后两针相对同时捻转1分钟。针刺的深浅,根据阿是穴的部位和病变的性质而定,一般进针25～40mm左右,留针20～30分钟。

应用:本法有较强的疏通经络、行气活血、祛瘀散结的作用,多用于局限性病证的治疗,如肱骨外上髁炎、肱骨内上髁炎、腱鞘囊肿、腱鞘炎、甲状腺囊肿、软组织损伤等。

实践证明针刺阿是穴有很好的止痛效果,同时现代研究表明,当针刺刺激和伤害性刺激引起的神经冲动,由同一神经传入中枢时,针刺信号可以抑制伤痛信号的上传,使疼痛感觉缓解。

注意事项:针刺的深浅决定于阿是穴的部位和病变的性质,进针时可用平刺法或斜刺法,但针尖都必须朝向病变中心;病证属于实证用泻法,属于虚证者用补法,属寒证者辅以灸法,疼痛剧烈者配以脉冲电法。

(七)阻力刺法止痛法

1. 阻力刺法概述 当人体的肌肉、肌腱、韧带损伤后,就会在病变部位产生瘀血,瘀血痹阻经络,不通则痛;或六淫邪气痹阻经络,气血不通,不通则痛。疼痛是人体保护性的阻力反应,当肢体关节活动时,阻力加大,疼痛加重,以限制肢体关节的运动,防止关节肌肉继续损伤,这种限制关节运动的力称为阻力。在产生阻力的最痛点进行针刺称作阻力刺法。

2. 寻找阻力痛点的方法

方法之一:当患者肢体关节因疼痛活动受限,或用力时疼痛加剧,治疗时先令患者做肢体或关节活动,当出现疼痛且活动明显受限时,让患者保持姿势不变,寻找最显著的痛点,此点就是阻力痛点即是针刺点。

方法之二:当患者做不同姿势活动时有不同的痛点,可让患者做诸种姿势的活动,依次对诸痛点进行针刺。

方法之三:如患者做肢体或关节活动时,其疼痛呈线状,可在线状的两头进行针刺。

3. 针刺方法 选择0.30mm×25mm的毫针,刺入阿是穴(即痛点)0.2～0.5寸,得气后行雀啄术手法,高频率,每分钟在180次以上。在做针刺手法时,应特别注意针刺的深度不变。在针刺的同时,令患者反复地重复引起疼痛的动作,直至疼痛减轻或消失。

本法的特点是着重于"动",即在肢体关节活动中寻找疼痛点;治疗时的手法是"动刺法",即用雀啄术不停地颤动;在针刺的同时,患者做引起疼痛的运动。所以本法又称"动刺法"。

4. 应用范围 本法有疏通经络、行气活血、散瘀止痛的作用,常用于肌肉、肌腱、韧带的扭伤,效果良好,能即刻获效,如颈部、肩背、肩部、臂部、肘部、腕部、腰骶部、股部、膝部、踝部等关节、肌肉、肌腱的急、慢性损伤。

5. 注意事项 针刺的深度以病位的深浅而定,通常不超过 0.5 寸。行针刺手法时,针刺的深度不变。痛点处有动脉时,应避开动脉,不可在动脉上进行针刺。针刺时常取坐位或站位,应注意晕针的发生。

(八)针刺运动止痛法

1. 针刺运动法的概念 针刺运动止痛法包括针刺和运动两个方面,即在针刺的同时运动患部(包括主动运动和被动运动)。针灸临床实践表明针刺有止痛作用,运动具有提高针刺止痛疗效的作用,针刺的同时活动患处,可使疼痛缓解更迅速,效果更持久,大大提高了针灸的治愈率。活动可缓解肌肉的痉挛,促进气血的疏通,减少经络气血的痹阻,使疼痛容易缓解。实验研究表明,通过各种运动,可以明显地促进机体的新陈代谢、细胞的同化和异化、能源物质的分解与合成、肌肉的收缩与放松、神经的兴奋与抑制,由此推动着机体内部的一系列变化,在神经系统的调节下充分发挥良好的和谐的治疗作用。它强调了机体的各部功能锻炼,丰富了针灸学的治疗手段,扩大了针灸临床适应证,能大大提高针灸的治疗效果。

2. 针刺运动的取穴法 针刺时常用的取穴法有左右对应取穴法、上下对应取穴法、前后对应取穴法、同经相应取穴法、阻力刺法等。这些针刺配穴法,都是在针刺的同时配合患部的运动。

3. 运动方法 运动方法分为主动运动、被动运动和混合运动三大类。主动运动又分为肢体运动、按摩运动、呼吸运动、意念运动等。例如医生在为病人做针灸治疗的过程中,一边行针,一边嘱咐病人活动疼痛的肢体,或自行按摩疼痛的部位,或配合不同节奏的呼吸,或自行意念导引等。

(1)主动运动

肢体运动:针刺时患者主动活动患部,开始一般采用缓慢运动,以后再逐渐增加运动的强度和运动的范围。本法主要用于关节肌肉的扭伤和疼痛。

面部运动:针刺治疗面部疾病,如三叉神经痛、下颌关节痛、牙痛等。在针刺的同时,嘱咐病人反复做张口、闭口、鼓腮、叩齿等运动,或用手反复按摩患侧面部。可加强针灸疏通面部气血的作用,大大提高疗效,缩短疗程。

呼吸运动:针灸治疗胸部疼痛、胸胁部疼痛、后背部疼痛、腹部疼痛时,在针刺的同时,嘱咐病人做呼吸运动。开始行浅呼吸,后逐渐行深呼吸,也可做咳嗽运动。

收腹提肛运动:针灸治疗腹部疼痛、腰骶部疼痛、会阴部疼痛、肛门疼痛时,可以嘱病人做收腹收腰提肛的运动。

跺脚运动:针灸治疗足跟痛、足底痛、跖趾关节痛时,在针刺的同时,嘱病人不断地跺脚;或脚前掌着地不动,足跟快速、反复地叩击地面;或足趾尖着地,反复地做屈曲跖趾关节,直至疼痛缓解。

按摩运动:如疼痛部位系不动关节,在针刺的同时应对疼痛部位进行按摩。按摩时应轻而柔,不宜重而猛。

(2)被动运动:针灸治疗时,病变部位不能进行主动运动,这时医生或其他人帮助病人活动肢体关节,或按摩患处。帮助病人活动时或按摩时,应轻而柔不宜重而猛。

(3)混合运动:即主动运动、被动运动、呼吸运动和按摩运动结合运用。

4. 适应证

(1)运动系统软组织损伤:如四肢部、躯干部的肌肉、肌腱、韧带的损伤。

(2)运动系统疾病:如颈项部痛、胸背痛、腰骶痛、四肢关节痛等。

(3)神经性疼痛:如臂丛神经痛、三叉神经痛、坐骨神经痛、肋间神经痛、髂腹神经痛、枕神经痛、幻肢痛及肢端痛以及内脏性疼痛等。

5. 针刺方法 根据病变的性质和病变的深浅,适当地选择针刺的深浅、针刺的补泻法。

6. 注意事项 肢体的活动应轻而柔,切勿粗猛;肢体的活动范围,应由小而逐渐增大,适可而止,不可突然地、强力地、大范围地活动。

(九)浅刺止痛法

1. 浅刺法的概念 浅刺法是指用毫针刺入穴位较浅,仅刺入皮下,仅有0.2~0.3寸深,一般不超过0.5寸。由于浅刺法的刺激量较小,在临床上为了增强浅刺法疏通经络的作用和止痛的效果,选取穴位较多,或在病变部位刺针较多。应用时把浅刺和多穴结合起来,又称"浅刺多穴法"或"浅刺多针法"。

2. 浅刺法的治疗特点

(1)浅刺法适宜治疗病位较浅的病证:病有在表在里之别,刺有深浅之异,正如《素问·刺要论》所说:"病有浮沉,刺有浅深,各至其理,无过其道""深浅不得,反为大贼"。有关浅刺法的适应证,在《灵枢·官针》记载有毛刺法、半刺法、浮刺法、扬刺法、直针刺法等。"毛刺者,此浮痹皮肤也。""半刺者,浅内而疾发针,无针伤肉,如拔毛状,以取皮气,此肺之应也。""浮刺者,傍入而浮之,以治肌急而寒者也。""直针刺者,引皮乃刺之,以治寒气之浅者也。"根据《内经》的记载和针灸浅刺、深刺的治疗原则,浅刺法主要适宜治疗病位较浅的病证,如病在肌表的疼痛症、病在经络的疼痛症等。

(2)浅刺法适宜治疗虚证:浅刺法是一种偏补的针刺方法,适用于虚证和体弱者,正如《灵枢·终始》说:"一方虚浅刺之,以养其脉""脉实者,深刺之,以泻其气;脉虚者,浅刺之,使精气无得出,以养其脉,独出其邪气"。这就是说浅刺法可扶助人体的正气,减少人体精气的宣泄,仅仅祛除邪气,故适用于虚证的治疗。在临床实践中采用浅刺多穴法,留针期间,针刺的部位皮肤发红发热,说明针刺后增强了人体的功能活动,促进了局部的气血运行。靳瑞、杨纪曾、吴秀锦等学者用针刺补泻法对穴位皮肤温度的影响作了大量研究,研究证明,针刺补法可使局部的皮肤温度有不同程度的升高。说明针刺补法加强了人体的功能活动。凡是能鼓舞人体正气,使低下的功能得以恢复的方法称之为补法,所以浅刺法是一种补法。浅刺法虽然是一种补法,但又不是绝对的,如在针刺时刺络出血,或施以雀啄术,则又是一种偏泻的方法,或补中寓泻的方法。所以不能一概论之,就浅刺和深刺的比较,就浅刺法的总体来讲是一种偏补的方法。

(3)浅刺结合针刺多穴法可增强通经止痛的作用:针灸治疗疾病,需要对腧穴有一定的刺激量,无论补法或泻法,都必须有一定的刺激量,才能起到疏通经络调理脏腑的作用,也就是说经络和脏腑只有在一定信息量的作用下,才会发挥其功能。浅刺法属于微量刺激法,有时不能达到治疗的需要量,这时可增加针刺的穴位来增加刺激量,所以浅刺法常与多穴法结合应用。《灵枢·官针》中有报刺法、齐刺法、扬刺法等都属于浅刺多针法,用于治疗顽固性疼痛症,"报刺者,刺痛无常处也。上下行者,直内无拔针,以左手随病所按之,乃出针复刺之也。"

3. 针刺方法

进针法:选择 0.25mm×25mm 或 0.30mm×25mm 的毫针,对准穴位快速刺入 1~3 分深,并捻转 5~9 次,捻转角度小频率快。

进针角度:最常用的是直刺法,垂直刺入穴位,并加以捻转。也可用斜刺法或平刺法,也可在重要穴位处、疼痛处刺入 2 根针、3 根针甚至 5 根针或 6 根针。

补泻法:补法是进针后先行捻转手法,之后拇指向前捻转并持针 3~5 秒钟;泻法是进针后先行捻转手法,之后拇指向后捻转并持针 4~6 秒钟。

浅刺法的优越性是刺入穴位较浅,几乎无痛感,病人容易接受;因刺入穴位较浅,病人一般无麻胀感、放射感、不适感及后遗感;浅刺法非常安全,不易伤及内脏和重要器官。

4. 应用范围

(1)适用于病位表浅的疼痛症:如股外侧皮神经痛、臀上皮神经痛、带状疱疹痛等。

(2)适用于陈旧性损伤性疼痛症:如陈旧性颈部扭伤、腰部肌肉扭伤、棘上韧带损伤、棘间韧带损伤、上肢各关节扭伤、膝关节内外侧副韧带损伤、踝关节扭伤等。

(3)虚性疼痛:气血虚弱或脏腑虚弱引起的疼痛,如肾虚性腰痛、产后腰痛、产后肌肉关节疼痛、肝血虚性胁肋痛、大病之后的肌肉关节疼痛、疼痛症后期的隐痛等。

(十)龙虎交战止痛法

1. 龙虎交战法的概念 龙虎交战法是一种针刺的手法,始见于《金针赋》

"龙虎交战,左撚九而右撚六,是亦住痛之针",是一种针刺治疗疼痛症的手法,是捻转补法和捻转泻法相结合的方法。"龙"是指左转针,即拇指向前为捻转补法;"虎"是指右转针,即拇指向后为捻转泻法。左转与右转两法反复交替进行,称为"交战"。

龙虎交战手法还是捻转补泻与九六补泻相结合的方法,九六补泻法源于《易经》理论,以阳数奇数属于天;阴数偶数属于地。选择奇数九,偶数六,做补法和泻法的标志,是指在针刺时行针的次数而言。虚证、寒证用补法,用捻转补法或提插补法,根据病证轻重针刺行 9 次、27 次,直至 81 次。实证、热证用泻法,用捻转泻法或提插泻法,根据病证的轻重针刺行 6 次、18 次、36 次直至 64 次。

2. 操作方法　根据《针灸大成》有关龙虎交战手法的记载,结合作者的临床经验,具体操作如下。

方法一:用指切进针法将毫针刺入穴位的适当深度,得气后,右手持针拇指向前捻转针 9 次(行龙),同时拇示指夹住针柄,拇指向前示指向后较大幅度捻转,至针体不能捻动为止,重按轻提 9 次,以 9 为单位使九阳数足。然后右手拇指向后捻转针 6 次(行虎),同时拇食指夹住针柄,拇指向后示指向前做较大幅度的捻转,至针体不能捻动为止,轻按重提 6 次,以 6 为单位使六阴数足。

方法二:右手持针,进针得气后,拇指向前捻转 9 次,之后拇指向前大幅度捻转,至不能捻动时为止,持针停留 5~9 秒钟(行龙)。右手持针,进针得气后拇指向后捻转 6 次,之后拇指大幅度向后捻针至不能捻动为止,持针停留 4~6 秒钟(行虎)。

如欲先补后泻,可先龙后虎;欲先泻后补,可先虎后龙;;欲补多泻少,则多用九之倍数,少用六之倍数;欲泻多补少,则少用九的倍数,多用六的倍数。反复交替施术,以病情而定。

3. 临床应用　龙虎交战手法有较强的疏通经络、调理气血的作用,临床多用于疼痛症,如关节痛、肌肉痛、肌腱痛、神经痛、内脏痛等。临床上根据虚实之多少、病情之轻重,或多补少泻,或少补多泻,或平补平泻,灵活运用。作者在临床上对于一些顽固性疼痛的治疗,常有此法,每获良效。

4. 注意事项　龙虎交战手法必须在保持得气的前提下施术;龙虎交战法是一种刺激量较大的手法,应时刻注意晕针的发生,对于老弱、体虚、孕妇应严格控制刺激量。本法适用于四肢和肌肉肥厚处的穴位。

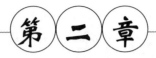

第二章

全身性疾病引起筋骨疼痛的诊断与治疗

第一节　类风湿关节炎

【概述】

类风湿关节炎是一种以关节病变为主,以多个关节肿胀、疼痛反复发作,病程缓慢,逐渐引起关节畸形的全身性自身免疫性疾病。

关节是类风湿病的主要病变是从关节滑膜开始,形成滑膜炎,以后炎性肉芽组织逐渐侵犯关节软骨、软骨下组织、关节囊、韧带和肌腱,使关节挛缩,造成关节脱位畸形,肌肉萎缩,关节功能进一步丧失。不仅如此,还常常累及其他器官,如皮肤、心脏、血管、神经等其他器官和组织。

主要临床表现为对称性反复发作性关节炎,手足小关节最易受累。早期或急性发病期,关节多呈红、肿、热、痛和活动障碍;晚期可导致关节骨质破坏、强直和畸形,并有骨和骨骼肌萎缩。在整个病程中,可伴有发热、贫血、体重减轻、血管炎和皮下结节等病变,也可累及全身多个器官。

本病为常见病、多发病。好发年龄 20～45 岁。女性发病率高于男性,男女比例约为 3∶1。目前西医学对本病的发病原因尚不十分清楚。

类风湿关节炎属于中医“痹证”范畴。根据该病的临床表现,本病可属于古代医籍中的周痹、历节、历节风、白虎病及白虎历节的范畴。近代焦树德老中医把痹证中久治不愈、关节肿大、僵硬、畸形,骨质改变,筋缩肉蜷,肢体不能屈伸等症状者,统称之谓“尪痹”。

【诊断要点】

1. 多发生于青壮年,发病年龄在 20 岁左右,高峰在 35～45 岁之间,以女性为多。

2. 多数起病隐匿,发病缓慢而渐进,病变发展与缓解交替出现,但常有急性发作,病程可长达数年乃至数十年。

3. 晨僵是类风关节炎的重要诊断依据之一　晨僵首先发生在手关节,僵硬不适,不能握拳,其后随着病情进展,可出现全身关节的僵直感,可持续 30 分钟左右,持续时间长短与病情程度成正比。

4. 疼痛　对称性游走性关节疼痛,受累关节为指、腕、趾、踝等小关节。随着病情进展,相继累及肘、肩、膝、髋等关节。

5. 局部症状　关节疼痛、肿胀、功能受限,有明显的关节僵硬现象。

6. 活动障碍　早期可因疼痛肿胀而出现活动受限,病情继续发展,关节纤维增生及骨性融合,使关节活动完全丧失。

7. 局部体征

(1)早期受累关节红、肿、热、痛,功能障碍,压痛,活动时疼痛加重。

(2)受累关节主动活动和被动活动均受限。

(3)受累关节呈对称性发病。

(4)病变累及手足肌腱和腱鞘,早期肌肉可出现有保护性痉挛,以后发生肌肉萎缩、造成关节畸形,或加剧关节畸形。

(5)关节囊和关节韧带松弛和继发挛缩,造成关节的病理性半脱位和完全性脱位;关节软骨和软骨下骨质的破坏,发生关节骨性强直和畸形。

8. 辅助检查

(1)实验室检查:血红蛋白减少,白细胞计数正常或降低,淋巴细胞计数增加;病变活动期血沉增快,久病者可正常。类风湿因子实验阳性占70%~80%。滑液较浑浊,黏稠度降低,黏蛋白凝固力差,滑液糖含量降低。

(2)X线检查

早期:骨质疏松,骨皮质密度减少,正常骨小梁排列消失,关节肿胀。

中期:关节间隙轻度狭窄,骨质疏松,个别局限性软骨侵蚀破坏。继而关节间隙明显狭窄,骨质广泛疏松,多处软骨侵蚀破坏,关节变形。

晚期:关节严重破坏,关节间隙消失,关节融合,呈骨性强直,或出现病理性脱位或各种畸形。

【病因病机】

痹证的发生与体质因素、气候条件、生活环境及饮食习惯有密切关系,正虚卫外不固是痹症发生的内在基础,感受外邪是痹证发生的外在条件,邪气痹阻经脉为其病机的根本。病变多累及肢体筋骨、肌肉、关节,甚则影响内脏。

1. 感受风、寒、湿、热之邪　风为阳邪性疏散,可穿发腠理,具有较强的穿透力,寒邪借此力内犯,风又借寒凝之性,使邪附病位,成为伤人致病之基础。湿邪借风邪的疏泄之力,寒邪的收引之性,风寒又借湿邪黏着、胶固之性,造成经络壅塞,气血运行不畅,则筋脉失养,绌急而痛。

风、寒、湿、热之邪虽常相杂为害,但在发病过程中却常有以某种邪气为主的不同,如风邪偏胜者为行痹,寒邪偏盛者为痛痹,湿邪偏胜者为着痹,热邪偏重者为热痹。这在临床表现上各有不同的症状和体征。热痹的发生,或因素体阳盛,感受外邪后易从热化;或因虽为风寒湿痹,郁久也可从阳化热,热邪与气血相搏而见关节红、肿、疼痛、发热等而为热痹。

2. 痰瘀阻滞 素体脾胃虚弱,运化不及,水湿内停,内湿招引外湿,两湿相合,凝聚为痰浊。又痰浊为阴邪,必伤营络之血,营血伤则为血瘀,痰瘀互结流注关节,病理上便形成痰瘀相结,经络痹阻,筋骨失荣,疼痛不已而成痼疾。

3. 气血亏损 劳逸过度,将息失宜,耗伤气血,外邪乘虚而入;或邪气久羁经脉,耗伤气血,内伤脾胃,气血生化不足,致气血亏损。气血虚弱祛邪乏力,致使邪气进一步稽留而成痼疾。

4. 肝肾亏损 素体虚弱,肝肾不足,邪气内及肝肾;或痹证日久,损及肝肾,肝主筋、肾主骨,邪滞于筋脉,则筋脉拘急、屈伸不利;邪浊深入骨骱,导致关节僵硬、变形,而致成骨痹,是痹证发展较深阶段,表现为骨节沉重、活动不利,关节变形等特征。

总之,本病的发生,系由机体正气不足,卫外不固,或先天禀赋不足,外无御邪之能,内乏抗病之力,复因久住湿地、汗出当风、冒雨涉水,风、寒、湿、热之邪,得以内侵于肌肉、筋骨、关节之间,致使邪气留恋,或壅滞于经,或郁塞于络,气血凝滞,脉络痹阻而成。虽邪气不同,病机、证候各异,然风、寒、湿、热之邪伤人往往相互为虐而病。

【治疗方法】

1. 辨证与治疗

(1)风寒湿痹

主症:肢体关节、肌肉疼痛酸楚,肿胀,局部畏寒,遇寒加重,得温痛减,形寒怕冷,口淡不渴。舌质淡有齿痕,舌苔白腻,脉紧。

治则:散风祛寒,除湿通络。

处方:全身取穴:大椎、气海、足三里。

局部取穴:肩关节:肩髃、肩髎、臑俞、曲池、外关、后溪。

肘关节:曲池、尺泽、天井、外关、合谷。

腕关节:阳溪、阳池、阳谷、腕骨、合谷。

掌指关节:八邪、三间、后溪、外关、曲池。

髋关节:环跳、秩边、居髎、阳陵泉。

膝关节:梁丘、鹤顶、膝眼、阳陵泉、阴陵泉。

踝关节:昆仑、丘墟、解溪、商丘、太溪。

跖趾关节:八风、内庭、太冲、解溪、商丘、丘墟。

行痹:风气胜者为行痹,关节疼痛游走不定,痛无定处,治疗时加风池、风门、风市、膈俞、三阴交。

痛痹:寒气胜者为痛痹,肢体关节紧痛,痛势较剧,痛有定处,得热痛减,遇寒加重,治疗时加命门、神阙,重用灸法。

着痹:湿气胜者为着痹,肢体关节肿胀疼痛,重着不移,阴雨天加重,治疗时加中脘、阴陵泉、太白等。

以上诸穴根据疼痛的部位,体质情况,每次选择 6~10 个穴位,轮换使用。

操作法:足三里、气海用补法,余穴均用泻法。大椎、气海、足三里和疼痛的部位加用灸法。

方义:阳气虚弱,卫外不固,风寒湿邪乘虚而入,发为风寒湿痹,故取气海、足三里温补之,以温阳益气,卫外固表。大椎乃手足三阳与督脉之交会穴,既能祛散外邪,又能调和诸阳经之气机,佐以艾灸,调节卫气并温经祛寒。关节局部及其周围的穴位,均有疏通经络气血、祛风除湿、散寒止痛的功效。风邪胜者加风池、风门、风市以祛风通络,加膈俞、三阴交以养血息风;寒邪胜者加命门、神阙以壮元阳益元气,温经祛寒;湿邪胜者加中脘、阴陵泉、太白调补脾胃,通利湿浊。

(2)风热湿痹

主症:肢体关节疼痛,痛处焮红灼热,肿胀疼痛剧烈,得冷稍舒,筋脉拘急,日轻夜重。患者多兼有发热、口渴、心烦、喜冷恶热、烦闷不安等症状。舌质红,舌苔黄燥少津,脉滑数。

治则:清热除湿,祛风通络。

处方:全身治疗:大椎、曲池、风池。

局部治疗:用于疼痛的关节,选取穴位同风寒湿痹。

操作法:先针大椎、风池、曲池,针刺泻法,并于大椎拔火罐。然后针刺病变部位的穴位,捻转泻法,并在红肿的部位施以刺络拔罐法。

方义:风热湿痹是由于风热湿毒邪气乘体虚侵入人体;由于风寒湿邪痹阻经脉日久化热;由于素体阳盛,感受外邪后从阳而化,故取风池、大椎、曲池清热散风,除湿通络;病变关节部位的穴位,佐以刺络拔罐,可清泻病变部位的风热湿邪,并能活血通络,疏经止痛。

(3)痰瘀痹阻

主症:痹证日久不愈,病证日益加重,关节疼痛固定不移,关节呈梭形肿胀,或为鹤膝状,屈伸不利,关节周围肌肉僵硬,压之痛甚,皮下可触及硬结,面色晦滞,舌黯红,舌苔厚腻,脉细涩。

治则:化痰祛湿,祛瘀通络。

处方:全身治疗:膈俞、合谷、血海、丰隆、太白、太冲。

局部治疗取穴同风寒湿痹。

操作法:膈俞、合谷、血海、丰隆、太冲针刺泻法,术后可在膈俞、血海施以刺络拔罐法,太白行龙虎交战手法。关节局部的穴位,针刺捻转泻法,并深刺直至筋骨。若指关节呈梭形肿胀,可在关节的屈侧横纹处,如四缝穴等处,用三棱针点刺出血,或点刺放出液体。

方义:痹证日久不愈,导致痰瘀互结痹阻经络,流注关节,故泻膈俞、血海以活血化瘀;泻合谷、太冲以行气化瘀,通经止痛;泻丰隆以化痰通络;取太白行龙虎交战手法,补泻兼施,健脾利湿,化痰通络,本《难经·六十八难》"俞主体重节痛"之意。关节肿痛者宗"菀陈则除之"之法,予以刺络出血法。

(4)气血亏损证

主症:病程日久,耗伤气血,筋骨失养,四肢乏力,关节肿胀,酸沉疼痛,麻木尤甚,汗出畏寒,时见心悸,纳呆,颜面微青而白,形体虚弱,舌质淡红欠润滑,苔薄白,脉沉无力或兼缓。

治法:益气养血,活络舒筋。

处方:全身治疗:心俞、脾俞、气海、足三里、三阴交、太溪。

关节局部治疗:同风寒湿痹。

操作法:心俞、脾俞、气海、足三里、三阴交针刺补法,并可酌情施以灸法。病变关节部位的穴位采用龙虎交战手法,并可加灸法。

方义:本证属于气血亏损经络痹阻证,故取心俞、脾俞、气海益气补血,取足三里、三阴交扶正祛邪,健运脾胃,补益气血生化之源。由于邪阻经脉流注关节,故于关节病变部位行龙虎交战手法,补泻兼施,扶正祛邪。

(5)肝肾亏损证

主症:肢体关节疼痛,屈伸不利,关节肿大、僵硬、变形,甚则肌肉萎缩,筋脉拘急,肘膝不能伸,或尻以代踵、脊以代头而成残疾人,舌质黯红,脉沉细。

治则:补益肝肾,柔筋通络。

处方:全身治疗:筋缩、肝俞、肾俞、关元、神阙、太溪。

病变关节部位:同风寒湿痹。

操作法:筋缩、肝俞、肾俞、关元、神阙、太溪针刺补法,并可加用灸法。病变关节部位的穴位针刺采用龙虎交战手法,并可加灸法。

方义:病程日久,诸邪久居不越,与痰浊瘀血凝聚,痹阻经络,侵蚀筋骨,内客脏腑,伤及肝肾,筋骨受损严重,病呈胶痼顽疾。治取肝的背俞穴肝俞、肾的背俞穴肾俞以及肾的原穴太溪补益肝肾,濡养筋骨;关元内藏元阴元阳,补之,可回阳救逆,补益精血,濡养筋骨;神阙是元神的门户,灸之,可回阳固脱,温经通脉。在病变关节部位,邪气与痰浊瘀血互结,故采用补泻兼施的方法,泻其邪浊,补其气血,扶正以祛邪。

2. 灸法 灸法对本病的治疗有一定的效果,常用的方法有以下几种。

(1)温针灸法

常用穴位:曲池、外关、八邪、足三里、阳陵泉、解溪、八风、关元、肾俞。

方法:每次选用2~3穴,针刺得气后,行温针灸法。选取太乙艾灸药条,剪成1.5~2.0cm长,在其中心打洞,插在针炳上,然后在其下端点燃,每穴灸2~3壮。每周2~3次,连续治疗不少于3个月。

(2)隔姜灸法

常用穴位:大椎、命门、肾俞、神阙、气海、足三里、手三里、阿是穴。

方法:每次选取 2~3 穴,切取姜片 0.2cm 厚,置穴位上,用大艾炷灸之,每穴灸 5~7 壮。每周 2~3 次,10 次为一疗程。

(3)长蛇灸法

方法:患者俯卧,先在大椎至腰俞之间常规消毒,取紫皮蒜适量,去皮捣成泥状,平铺在大椎至腰俞之间,约 2.5cm 宽,周围以纸封固,防止蒜汁外流。然后中等大艾炷分别放在大椎、身柱、筋缩、脊中、命门、腰俞等穴灸之,每穴灸 3~5 壮。每次除大椎、腰俞外,再选取 1~2 穴。灸后如局部穴位皮肤起水泡者,可用无菌三棱针挑破引流,然后辅以消毒药膏,并覆一消毒纱布。每周治疗 2~3 次,10 次为一疗程,每一疗程间隔 7 天。

【经验与体会】

1. 类风湿病的治疗可分为三个阶段。风、寒、湿、热等邪气入侵的过程,一般由浅入深,由表入里,最后累及脏腑,正如《素问·缪刺论》云:"夫邪之客于形也,必先舍于皮毛;留而不去,入舍于孙络;留而不去,入舍于络脉;留而不去,入舍于经脉;内连五脏,散于肠胃,阴阳俱感,五脏乃伤。此邪之从皮毛而入,极于五脏之次也。如此,则治其经焉。"病的初始阶段,邪气虽然亢盛,但未入于里,病邪在经在络,治疗的重点是祛出邪气,疏通经络,即祛风、散寒、祛湿,穴如风池、大椎、曲池、合谷、外关、八邪、阳陵泉、足三里、八风等。针刺泻法,并可加用灸法。第二阶段,邪气内入胃肠,伤及脾胃,不能生化气血,且痰浊内生,阻滞脉道,血行滞缓而成瘀血,痰瘀互结,加重病的发展。治疗当扶正祛邪,疏通经络,穴如大椎、中脘、气海、三阴交、足三里等,针刺用龙虎交战手法,补泻兼施,补脾胃以益气血生化之源,通经化痰祛邪通络;在病变局部宗"菀陈则除之"的治疗原则,取膈俞、阿是穴刺络拔罐,祛瘀血通经络。此即痰浊不出气血难生,瘀血不除,新血难成。第三阶段,病邪伤及筋骨,关节僵硬变形,肌肉萎缩,病及肝肾。治疗应当以补益肝肾、调补气血以濡筋骨为主,兼以疏通经络。穴如大椎、阳池、脾俞、三焦俞、肾俞、命门、神阙、关元、足三里、太溪等,针刺补法,并加用灸法。

2. 艾灸在类风湿的治疗中有重要作用和良好效果 类风湿关节炎是一种顽固性疾病,单纯针刺难以取效,故常常加用灸法,早在《灵枢·官能》就有"针所不为,灸之所宜"的记载。中医认为本病的病因病机多因机体虚弱,气血亏损,抗病能力下降,风寒湿热等邪气乘虚入侵人体,经络气血闭阻而发病。风邪借寒凝滞之性,附着病位;风寒又借湿性黏着、胶固,壅塞经络、附着筋骨,难以移动。阳主动,阴主静,阴邪必须用阳以温之,用阳以疏之,用阳以化之。灸督脉大椎、身柱、命门,温经祛寒,温经散热,导邪气走动,使其从表而解;灸脾俞、关元、足三里健脾利湿,补益气血;灸肾俞、三焦俞、命门、神阙,补益肾气,加强元气,并通过三焦使元气布散全身,促进和调控脏腑经络形体器官的生理功能,达到抗病除邪的作用。类风湿是一种慢性系统性自身免疫性疾病,主要病理变化为关节滑膜的慢性炎症。研究证实,艾灸可纠正和加强机体的免疫功能,改善、稳定和协调免疫系统,并有较好的抗炎症作用。类风湿患者常伴有贫血,研究证实,艾灸可延缓红细胞的衰老,可提高红细胞的效力和利用率,并可保护骨髓的造血功能,改善贫血状态,提高抗病能力。作者曾治疗一女性患者,年龄28岁,患类风湿3个月,两手腕肿痛,示指和无名指呈梭状肿痛,因患者来诊所治疗非常困难,即嘱咐回家后每日灸大椎8分钟,灸左右足三里各8分钟。1个月后疼痛开始缓解,3个月后,手腕肿痛明显好转,5个月后已无疼痛和肿胀,又巩固艾灸1个月,诸症全部消失。改为每周自灸神阙、关元2次,每次3分钟,持续2个月。5年后追查此病未复发。

3. 刺络出血可消除肿痛　在关节肿胀疼痛处,或所属经脉的井穴用三棱针或较粗的毫针点刺出血,并加拔罐,对消除肿痛有良好效果。手指关节肿痛,屈伸不利者,可在手掌侧的指横纹处点刺出血,或挤出透明的黏液。实践证明,刺络拔罐可去瘀血行血滞,除邪气通经脉,是一种较强的疏通经络的方法,是消除肿痛的好方法。

4. 通经祛邪贯彻始终。类风湿关节炎是风寒湿热等邪气侵入人体,壅塞经络引起的疾病,只要邪气存在,肿痛存在,治疗时就要祛邪通经。根据具体情况,可为祛邪通经为主,扶正为辅;或扶正与祛邪并重;或健脾益气为主,祛邪通经为辅;或补肝益肾为主,祛邪通经为辅。

5. 配合中药治疗。类风湿关节炎是一种顽固性疾病,且病程较长,适当配合扶正祛邪,疏通经络的中药,可较快的获得效果,缩短病程。

第二节　风湿性多肌痛

【概述】

风湿性多肌痛是一种临床综合征,其主要特点为颈、肩胛带与骨盆带疼痛和僵硬。发病时肩胛带、骨盆带、颈部三处中多有两处累及。本病呈明显区域性分布,欧美发病率较高,多见于50岁以上老年人,男女发病率约为1∶2,本病与巨细胞动脉炎有密切关系。

西医学对风湿性多肌痛的病因与发病机制尚不清楚。其病因可能是多因素的。内在因素和环境因素共同作用下,通过免疫机制致病。多数学者认为与遗传因素、环境因素、免疫因素、年龄及内分泌因素有关。

风湿性多肌痛是一种常见病,针灸治疗有很好的效果。本病在中医学中无此病名,但中医学中的"痹证"、"历节"、"肌痹"的症状与其极为相似。其病因多为素体虚弱复感外邪所致。

【诊断要点】

风湿性多肌痛完全为一临床诊断,其临床指标中无一项具有特异性,诊断应严格符合定义中的表现。

1. 发病年龄超过 50 岁,多见于女性。

2. 肌肉疼痛分布在四肢近侧端,呈对称性,在颈、肩胛带及骨盆带三处易患部位中,至少两处出现肌肉疼痛,病程应持续一周以上。

3. 肌肉疼痛呈对称性分布和晨起僵硬。

4. 肌肉无红、肿、热,无肌力减退或肌萎缩。

5. 对小剂量糖皮质激素反应良好。

6. 实验室检查血沉明显增快,多在 50mm/h 以上。

【病因病机】

其病因多为素体虚弱,卫外不固,复感外邪所致。

1. 外感风寒湿邪 自然界气候乖异,冷热无常、或居处潮湿、或汗出当风、或酒后当寒,或冒雨涉水,风寒湿邪袭于经脉,流注肌肉、关节,气血闭阻,发为痹证。风寒湿邪常各有偏胜,若以风邪偏胜,疼痛多走窜经络;若以湿邪为主,则肌肉酸痛,重浊乏力;若以寒邪为重,则疼痛剧烈,部位固定。

2. 气血虚弱 气血化生不足,卫外不固,无力抵御外邪入侵,风寒湿邪乘虚内侵筋肉,发为痹证。

3. 肾气虚弱:腰为肾之府,若肾精亏损,肾府及其膀胱经失于濡养,风寒湿邪乘虚而入,经络痹阻发为痹证。

【辨证与治疗】

1. 风寒湿证

主症:颈项部、肩胛部、腰骶部、腰髋部肌肉疼痛,或痛无定处、或痛处不移、或痛而兼有重浊感,常因天气变化而加剧,晨起肌肉僵硬。舌淡、苔薄白,脉沉弦或紧。

治则:温经散寒、祛风除湿。

2. 气血虚弱证

主症:颈项部、肩胛部、腰骶部、腰髋部肌肉疼痛绵绵,喜按恶风寒,不耐疲劳,心悸乏力,纳食不馨,腹胀便溏,面色㿠白。舌质淡而胖大,舌边有齿痕,舌苔白腻,脉沉弱。

治则:补益脾胃,生化气血,祛邪通经。

3. 肾气虚弱

主症:颈项部、肩胛部、腰骶部、腰髋部肌肉酸痛,喜欢按压,喜热恶风寒,腰膝酸软,舌质淡,脉沉弱。

治则:补益肾气,祛邪通络。

4. 治疗

处方:基本穴位:大椎、风门、曲池、昆仑。

随证选穴:风寒湿证加:天柱、后溪、束骨。

气血虚弱证加:心俞、膈俞、脾俞、手三里、足三里。

肾气虚弱证加:肾俞、腰眼、飞扬、太溪。

颈肩胛部位疼痛为主加:颈百劳、天宗、承山。

腰髋部、腰骶部疼痛为主加:肾俞、关元俞、腰眼、委中。

操作法:祛邪通络的穴位如:大椎、曲池、昆仑、天柱、后溪、束骨、颈百劳、天宗、承山均针刺泻法,并可加灸。大椎、天宗针刺后拔火罐。余穴均用补法。

方义:本病是由于感受外邪闭阻经筋引起的病证,治疗应当祛除邪气,舒筋通络。基本处方中首选诸阳之会大椎,通达阳气,祛除邪气;曲池是手阳明经的合穴,为本经气血汇聚之处,其盛大如海,阳明经又多气多血,故本穴功善调气血通经络,有走而不收之称,是通经止痛的主要穴位。

本病的病变部位在太阳经,这是因为足太阳经和足太阳经筋的循行部位和其病变相吻合,如《灵枢·经脉》足太阳经"是动则病……项似拔,脊痛,腰似折,髀不可以曲,腘如结",《灵枢·经筋》足太阳经筋为病"腘挛,脊反折,项筋急,肩不举,腋支,缺盆中纽痛,不可左右摇。"足太阳经又"主筋所生病",所以在治疗中以太阳经穴为主,取风门属于局部取穴范畴,又可加强大椎祛邪散风之力;昆仑穴是足太阳经经穴,"所行为经"主通行气血,又有通表祛邪散风的作用;天柱属于局部取穴范畴,又有祛风通络的作用;束骨、后溪同属太阳经,属于同名经配穴,上下呼应,有协同的作用,二穴在五输穴中同属"输穴","俞主体重节痛",配五行属于木,木主风,故二穴配合既可通经止痛,又可散风祛邪;委中、承山基于"经脉所过,主治所及"的原理,又是治疗腰背痛的重要穴位;心俞、膈俞、脾俞健脾补心,补益气血;肾俞、关元俞、腰眼补益肾气,扶正祛邪。

【验案举例】

玛莉娅,女,55岁,2010年4月9日就诊。

主诉:肩背痛6个多月。

病史:患者于去年10月出现右肩胛部疼痛,以后又出现左侧疼痛和腰髋部疼痛,同时伴有颈项部僵硬疼痛,曾做X线摄片检查,除颈椎轻度变直外未发现其他异常。目前以颈项部、肩胛部疼痛较明显,夜间加重,晨起肌肉僵硬,恶风寒,同时兼见腰骶部和腰髋部疼痛。夜寐不安,常因疼痛不能入睡。舌质淡苔薄白,脉弦细。化验室检查血沉35mm/h,余未见异常。

辨证与治疗:气血虚弱,风寒湿邪乘虚侵袭,经气闭阻,不通则痛,治疗先予祛邪通经,兼以补益气血。

处方:天柱、大椎、天宗、脾俞、肾俞、后溪、束骨。

操作法:脾俞、肾俞用补法,其余穴位用龙虎交战法,留针30分钟,起针后,在大椎、天宗、大肠俞拔火罐,起火罐后,重灸天柱、大椎、肾俞。

采用上述方法治疗3次后,疼痛明显好转,5次后诸痛消失,最后以大椎、心俞、膈俞、肝俞、脾俞、肾俞、太溪针刺补法收功。1 年后随访未见复发。

【经验体会】

1. 风湿性多肌痛与脊柱增生性关节炎临床表现非常相似,应注意鉴别。风湿性多肌痛的疼痛呈对称性,脊柱增生性关节炎不一定呈对称性,多数位于一侧;风湿性多肌痛一般无肢体的麻木,脊柱增生性关节炎常伴有肢体麻木;风湿性多肌痛一般夜间疼痛加重,并伴有明显的晨僵,脊柱增生性关节炎虽有但不一定明显;风湿性多肌痛在治疗上以足太阳经经穴为主,脊柱增生性关节炎在治疗上常以督脉,夹脊穴为主。

2. 风湿性多肌痛有明显的压痛点,常位于颈百劳、曲垣、天宗、臑俞、肾俞外侧、小肠俞、腰眼等穴附近,在辨证的基础上针刺这些阿是穴(压痛点)有良好的效果,针后加灸效果更好。

3. 在大椎、风门、肾俞针刺后拔火罐 8 ~ 10 分钟,起罐后施以灸法,有立竿见影的效果。

第三节　银屑病关节炎

【概述】

银屑病关节炎,是一种与银屑病相关的炎性关节炎,早在 150 年前就有人提出了银屑病关节炎这一病名,但人们一直将银屑病关节炎与类风湿关节炎混为一谈,直到 20 世纪 60 年代发现了类风湿因子,才知道绝大多数银屑病关节炎患者类风湿因子阴性,而且这类患者具有银屑病皮疹、不对称关节炎,既可累及远端指间关节,亦可波及骶髂关节和脊柱等特征。多数患者先出现皮肤病变,继而出现关节炎;也可以皮肤病变与关节病变同时发生。在整个病程中,两者常同步发展或减轻。

本病病因不明,属于自身免疫病的范畴。一般认为是因为皮肤的病变产生的毒素引起关节病变;也有人认为系同一病因先后作用于皮肤或关节这两个不同的器官所致。

银屑病关节炎在中医学中属于“痹证”范畴,尤其是与“尪痹”,“历节病”相似,其皮肤损害相当于中医之“白疕”。

【诊断要点】

1. 好发于青壮年男性,男女之比为 3∶2,有一定的季节性,部分患者春夏加重,秋冬减轻;部分患者春夏减轻,秋冬加重。

2. 关节炎多发生在银屑病之后,或银屑病治疗不当之后。远端指、趾关节最早受累,渐渐波及腕、膝、髋、脊柱等关节。

3. 关节病变早期似类风湿关节炎,病变关节疼痛、肿胀、反复发作。银屑病进行期关节炎加重,静止期关节炎缓解;逐渐出现关节功能障碍、活动受限、甚至引起关节强直、畸形等。

4. 皮肤损害,寻常型银屑病皮肤损害好发于头部和四肢伸侧,尤其是肘关节伸侧,重者可泛发全身,起初是红色丘疹,后可扩大融合成大小不等的斑块,表面覆以多层银白色鳞屑,刮去后可露出半透明薄膜,再刮去此膜后,可有点状出血(Auspitz征)。因活动期治疗不当,或使用刺激性较强的外用药后,可引起皮损迅速扩展,以至全身皮肤潮红、浸润、表面有大量鳞,可伴发热、恶寒(称红皮病型银屑病)。

5. X线摄片可见明确关节受损程度,常见关节面侵蚀、软骨消失、关节间隙变窄、骨质溶解和强直,严重时末节远端骨质溶解成铅笔头样。

【病因病机】

银屑病性关节炎在中医中无此病名。银屑病在中医中称之为"白疕"。《医宗金鉴》有"白疕之形如疹疥,色白而痒多不快。固由风邪客于肌肤,亦由血燥难荣外。"又如《外科证治全书·卷四·发无定处》说:"白疕,皮肤燥痒,起如疹疥而色白,搔之屑起,渐至肢体枯燥拆裂,血出痛楚"。因此银屑病性关节炎属于中医白疕关节炎型。

1. 血热风湿痹阻　身患白疕,血虚燥热,卫外力减,风寒湿邪乘虚而入,与血相搏而化热,流注肌肉、关节发为关节疼痛。

2. 湿热兼风湿痹阻　身患白疕湿热内蕴,风热湿邪乘之,内外邪气相搏,流注关节,经络痹阻发为痹证。

3. 肝肾亏损　身患白疕,邪毒日久不除,与血相搏,耗伤精血,外伤肌肤,内蚀筋骨,关节强直,活动艰难,发为尪痹。

【辨证与治疗】

银屑病关节炎的发作与银屑病的病程有关,故可根据银屑病的发作过程进行辨证治疗。

1. 血热风湿痹阻

主症:关节肿痛与银屑病的皮损程度同时存在。皮损不断增多、干燥脱屑皮,皮肤色红皲裂、可伴有筛状出血点。舌红、苔薄黄,脉滑数。

治则:清热凉血,祛邪通络。

2. 湿热兼风湿痹阻

主症:关节红肿疼痛,皮损多在腋窝、腹股沟等屈侧部位,有红斑、糜烂渗液,或掌跖部出现脓疱,或皮损上有脓点,。舌红苔黄腻,脉濡或滑。

治则:清热利湿,祛邪通络。

3. 肝肾不足兼外邪痹阻

主症:腰酸肢软,关节疼痛,头晕目眩,皮损色淡,鳞屑少。女子有月经不调。舌淡苔薄,或舌淡体胖边有齿痕,脉细或濡细。

治则:补益肝肾,祛邪通络。

4. 处方

基本穴位:曲池、血海、膈俞。

随证选穴:肘关节痛加:尺泽、曲泽、少海。

腕关节痛加:阳溪、阳池、阳谷、腕骨。

指关节痛加:八邪、三间、后溪。

骶髂关节痛加:八髎、秩边、环跳。

膝关节痛加:梁丘、膝眼、阳陵泉、足三里、阴陵泉。

踝关节痛加:昆仑、丘墟、解溪、商丘。

跖趾关节痛加:八风、太白、束骨。

血热风湿痹阻加:曲泽、委中、三阴交。

湿热兼风湿痹阻加:大椎、中脘、中极、阴陵泉。

肝肾不足兼外邪痹阻:肾俞、肝俞、太溪、太冲、悬钟。

操作法:曲池、血海直刺泻法;膈俞刺络拔罐法,曲泽、委中用三棱针刺脉出血;肝俞、肾俞、太溪、太冲、悬钟、三阴交针刺补法。其余穴位均用泻法。

方义:曲池是手阳明经的合穴,手阳明经多气多血,又是本经气血会聚之处,功于通经止痛,是治疗筋骨疼痛的主要穴位。曲池配五行属于土,土乃火之子,故本穴又功善清热。曲池与血海配合,长于治疗皮肤病,皮肤病多因邪热入于血分、蕴结肌肤所致。手阳明经与手太阴经相表里,肺主表;手阳明大肠经与足阳明胃经同名相通,血海属于足太阴脾经,脾主肌肉;又血海善于治疗血分病,所以曲池与血海相配既可清血分之热,又可治疗邪气蕴结于肌肤的皮肤病。膈俞是血之会穴,刺络出血并拔火罐,既可清除血分之热,又可活血通络,清除瘀热,还可调血息风,因为血热必伤阴,阴伤则燥热生风,或血热外风乘之;膈俞刺络拔罐治疗皮肤病宗"治风先治血,血行风自灭"的法则。曲泽与委中刺脉出血,其意也是清除血热,活血祛瘀,因为曲泽属于心包经,心主血,委中乃血之郄穴。其余穴位大椎清热,中脘、中极、阴陵泉清热利湿,肾俞、肝俞、太溪、太冲、悬钟调补肝肾,濡养筋骨。关节部位的穴位属于局部取穴,主要作用是通经止痛。

【经验与体会】

1. 银屑病关节炎多数是先见银屑病,继而出现关节痛,时间或长或短,而且关节痛随银屑病发展而加重,随银屑病萎缩而减轻。故两者的治疗应同时兼顾,以治疗银屑病为主。

2. 从营血治疗的方法不可忽视　《素问·痹论》:"风寒湿三气杂至,合而为痹也。"所以六淫邪气是致病的重要外因;本病的重要原因之一即是血热,风邪乘之;血热伤阴生燥生风,宗"治风先治血,血行风自灭"的原则,治当从血;另外,本病的重要原因是血中有热毒,不可不清之,所以着眼于营血治疗是治疗本病的重要思路。在临床上作者常选用曲池、血海,以及郄门、三阴交、太冲等,既能祛风又能活血清热,是治疗本病的重要配穴。

3. 活血化瘀是治疗本病的重要方法 银屑病的病因病机是血燥、血热和湿热,热与血结,或湿热与血互结,日久必成瘀血;或外邪侵入经络,导致气血闭阻,邪气与气血互结,久必成瘀,滞留肌肤、关节,使病情缠绵难愈。所以活血化瘀是治疗本病的重要方法。作者常用刺络出血的方法治疗本病,常用的穴位有膈俞、尺泽、曲泽、委中以及病变部位阿是穴等,方法是用三棱针或较粗的毫针点刺出血,要求出血量要多,每次不少于1ml,如出血量较少,可在点刺后加拔火罐。出血方法是治疗银屑病和银屑病关节炎的一种有效的方法,有较好的效果。出血疗法并加拔罐,可增强局部血液供应,改善全身血液循环,加强淋巴循环,加速局部组织细胞的气体交换以及体内废物和毒素的排出,刺激白细胞和淋巴细胞的吞噬能力,提高人体的免疫能力,有利于疾病向愈发展。

4. 银屑病关节炎是一种顽固性疾病 可适当配合中药,如清热凉血解毒类:紫草、丹参、牡丹皮、山豆根、苦参等;祛风止痒类:白鲜皮、地肤子、刺蒺藜等;清热燥湿类:生薏苡仁、土茯苓等;虫类药:地龙、乌梢蛇、僵蚕等;藤类药:雷公藤、青风藤、海风藤等。

第四节 强直性脊柱炎

【概述】

强直性脊柱炎是慢性多发性自身免疫性关节炎的一种类型。本病的特征是从骶髂关节开始,逐步上行性蔓延至脊柱的棘突、关节旁突的软组织及外围的关节炎。早期极易误诊为坐骨神经痛、骨膜炎等疾病,晚期可造成脊柱骨性强直及残疾,成为严重危害人类健康的疾病。针灸对强直性脊柱炎进行个体化辨证论治有悠久的历史和良好的效果。

本病曾被称为“类风湿性脊柱炎”、“类风湿关节炎中枢型”,现已统一明确认识到本病与类风湿关节炎不是同一种疾病。本病发病率比类风湿关节炎低,多发于15～30岁青年男性,男女之比约为14:1,其中16～25岁为发病高峰。发病部位主要在躯干关节。本病的发病原因迄今尚未十分明了,认为可能与感染、自身免疫、内分泌失调、代谢障碍、遗传等因素有关。中医历代医家对本病病名认识不一,有肾痹、骨痹、腰痛、龟背、大偻等不同的名称。医学家焦树德教授称之为“尫痹”。1997年中国国家标准《中医病证治法术语》将其归属于“脊痹”。

【诊断要点】

1. 多发于15～30岁的男性青年,有家族遗传倾向。病变多从骶髂关节开始,逐渐向上蔓延至脊柱,造成脊柱关节的骨性强直。部分病人可出现坐骨神经痛症状,膝关节肿痛等。

2. 发病缓慢,病程长久,发展与缓解交替进行,病程可长达数年或数十年,受凉、受潮可诱发本病。

3. 疼痛、活动受限是其主要临床表现。病变早期主要表现为两侧骶髂部及下腰部疼痛,腰部僵硬不能久站,活动时疼痛加剧,休息后缓解,腰部活动范围受到很大限制;病变累及胸椎和肋椎关节时,胸部的扩张活动受限,并可有束带状胸痛、咳嗽、喷嚏时加重等;本病累及颈椎时头部转动不便,旋转受限。

4. 畸形　病变后期整个脊柱发生强直、疼痛消失,后遗驼背畸形,病变累及髋关节时,出现髋畸形,严重者脊柱可强直于90度向前屈位,病人站立或行走时目不能平视。

5. 约有20%病人合并虹膜炎(眼痛及视力减退)。

6. 实验室检查　患者多有贫血,早期和活动期血沉增快,抗"O"和类风湿因子阴性。淋巴组织相容抗原(HLA-B27或W27)明显增高。

7. X线片表现　双侧骶髂关节骨性改变最早出现,是诊断本病的主要依据。

【病因病机】

强直性脊柱炎不少医家认为应属于中医痹证中"肾痹"范畴,因为早在《素问·痹论》中就有记载"骨痹不已,复感于邪,内舍于肾……肾痹者,善胀,尻以代踵,脊以代头",形象地描述了强直性脊柱炎的晚期症状。并认为肾虚是其发病的内因,外邪或外伤为其发病的外因、诱因。强直性脊柱炎的病位在脊柱,然而诸多脏腑经络与脊柱相联系,如督脉"贯脊属肾";任脉"起于胞中,上循脊里";足少阴肾经"贯脊属肾络膀胱",足少阴经筋"循脊内挟膂上至项,结于枕骨";足太阳经"夹脊抵腰中,络肾属膀胱",足太阳经筋"上挟脊上项";手阳明经筋"其支者,绕肩胛,夹脊";足阳明经筋"直上结于髀枢,上循胁属脊";足太阴经筋"聚于阴器,上腹结于脐,循腹里结于肋,散于胸中,其内者,著于脊"。以上脏腑及其所属的经脉若发生病变均可影响脊柱的功能,但其中以肾最为重要,因为足少阴经、足少阴经筋、督脉、任脉、足太阳经、足太阳经筋均隶属于肾。

1. 肾气虚弱　先天禀赋不足,加上后天调摄不当,饮食不节,涉水冒雨,或房劳过度,内伤于肾,肝肾亏损,脊督失养,卫外不固,风寒湿邪趁虚入侵;或脾肾两虚,寒湿内蕴,阻塞经络气血,流注经络关节、肌肉、脊柱而成本病。

2. 脾胃虚弱　脾胃虚弱,后天亏损,下不能补益肾精,上不能生金补肺,肾虚则督脉空虚,肺虚则卫气不固,风寒湿邪趁虚入侵督脉,发为本病。

3. 痰瘀阻滞　肾虚内寒,阳气不足,或脾虚失于运化,寒湿内蕴化为痰浊,滞留脊柱;阳气不足,则生内寒,寒主凝,则气血失于正常运行,血涩气滞,久必成瘀;风寒湿邪滞留脊柱关节,日久不除,致气血闭阻,久而成瘀。痰浊与瘀血胶滞,终成顽痹,《类证治裁》说"久痹,必有湿痰败血瘀滞经络",即是此意。

【辨证与治疗】

1. 寒湿痹阻

主症:腰骶、脊背酸楚疼痛,痛连项背,伴僵硬和沉重感,转侧不利,阴雨潮冷天加重,得温痛减,或伴双膝冷痛,或畏寒怕冷。舌质淡,苔薄白腻,脉沉迟。

治则:散风祛寒,除湿通络,温经益肾。

处方:天柱、大椎、命门、次髎、肾俞、华佗夹脊穴、后溪、昆仑。

操作法:针天柱向脊柱斜刺1.0寸左右,使针感向肩背传导,捻转泻法。大椎针尖略向上直刺0.8寸左右,使针感沿脊柱传导,捻转泻法。次髎直刺1.5寸左右,使针感向两髋部或下肢传导,针刺泻法。后溪、昆仑直刺泻法。命门、肾俞直刺补法。华佗夹脊穴每次选择3~4对,略向脊柱直刺,直达骨部,使针感沿脊柱或向两肋传导。大艾炷隔姜灸大椎、命门、肾俞、次髎,每穴不少于9壮;或用艾条灸,每穴5分钟。

方义:该病之本在肾虚,故针补命门、肾俞,并灸,以温补肾阳,抗御寒邪。取大椎、次髎、华佗夹脊穴温通督脉和诸经脉,祛邪止痛。天柱、后溪、昆仑同属太阳经,太阳经通达脊柱和督脉,三穴功专祛邪通经止痛,对感受风寒湿邪引起的项背痛、腰骶痛、脊柱痛有良好的效果。

2. 脾胃虚弱

主症:腰骶、脊背、髋部酸痛,僵硬、重着,乏力,活动不利,或伴膝、踝等关节肿痛,脘腹胀满,胸痛胸闷,舌苔白腻,脉沉弱。

治则:健脾益气,祛邪通络。

处方:天柱、大椎、命门、华佗夹脊穴、中脘、神阙、关元、足三里。

操作法:天柱、大椎、命门、华佗夹脊穴均用龙虎交战手法,并使针感沿督脉传导或向腹部传导。中脘、关元、足三里针刺补法并灸。神阙用艾条或大艾炷隔姜重灸法。

方义:《素问·骨空论》说,"督脉生病治督脉,治在骨上,甚者在脐下营"。这就是说督脉病可治在督脉,也可治在任脉,如耻骨上的中极、关元,脐中神阙,脐下气海、关元。大艾炷重灸神阙、关元,或用艾条灸不少于10分钟。任脉通于督脉,并内联脊里,从任脉治疗督脉病,是针灸治疗中的重要方法,即"阳病治阴"。中脘、气海、关元、神阙有益胃健脾、补肾强脊的作用,内可补脾胃,强肝肾,增强人体的免疫功能,外可疏通督脉祛除邪浊。因为足太阴经"挟脊",足少阴经"贯脊",足太阴经筋"内者著于脊",足少阴之筋"循脊里",足阳明之筋"上循胁属脊"。所以胃脾肾与任脉、督脉、脊柱有着紧密地联系,增强脏腑的功能,即可补督脉之虚,加强脊柱和督脉的功能,加强督脉祛除邪浊,加快脊柱病变的愈合。

3. 瘀血阻络

主症:腰背疼痛剧烈,固定不移,转侧不能,夜间尤甚,有时需下床活动后才能重新入睡,晨起肢体僵硬肿胀。或有关节屈曲变形,脊柱两侧有压痛、结节、条索,舌质黯或有瘀斑,苔薄白,脉弦涩。

治则:活血祛瘀,通络止痛。

处方:天柱、大椎、筋缩、华佗夹脊(阿是穴)、次髎、膈俞、委中、三阴交、丰隆。

操作法:天柱、大椎、筋缩、次髎用龙虎交战手法,使针感沿脊柱传导。针次髎使针感向两髋骨或下肢传导。阿是穴、膈俞、次髎、委中点刺出血,出血后并拔火罐,以增加其出血量。三阴交用捻转补法,丰隆平补平泻法。

方义:《素问·针解》说"菀陈则除之者,出恶血液也"。故瘀血闭阻经络,必刺血脉清除瘀血,以疏通经络;结节者,瘀血结聚也,也必活血化瘀,方可疏通经脉,正如《灵枢·经脉》说"刺诸络脉者,必刺其结上甚血者"。膈俞是血之会穴,委中是血之郄穴,阿是穴是瘀血与痰浊结聚之处,次髎祛湿通络,诸穴均有活血化瘀除痰通络的作用,出血后加以拔罐,可加强其通经祛邪的力量。三阴交、丰隆意在健脾化痰,调血柔筋,分解痰瘀血互结,有利于疏通经络。

【验案举例】

吴某某,男,35 岁,职员。

主诉:腰骶部及脊柱疼痛和僵硬 3 年。

病史:自诉 5 年前在南亚某国工作,当地气候潮湿炎热,长期在空调室内工作,以后逐渐出现腰骶部疼痛、髋部疼痛、僵硬,以后又相继出现脊背疼痛、僵硬。经医院检查确诊为"强直性脊柱炎",类风湿因子阴性,抗链"O"阴性,HLA-B27阳性,X 线片示骶髂关节边缘模糊,脊柱有轻度增生。

检查:脊柱从第 5 胸椎至第 5 腰椎两旁有条索和压痛,腰椎生理弯度消失,腰椎前后左右活动受限,"4"字试验阳性。脉象弦,尺部沉弱,舌质黯。

治疗:主要穴位为大椎、身柱、筋缩、命门、华佗夹脊穴、肾俞、关元俞、次髎、阳陵泉、三阴交。治疗方法,首先选择脊柱两侧的压痛点,点刺出血拔罐,每次寻找 3～4 个最痛的敏感点。大椎、身柱、筋缩、次髎、阳陵泉用龙虎交战手法,使针感沿经脉上下传导。命门、肾俞、三阴交针刺补法。重灸大椎、身柱、命门、肾俞、次髎,每次选择 3 个穴位,每穴艾条灸 3～5 分钟。

治疗经过,经用上述方法治疗 10 次后,疼痛好转,脊柱两侧条索及压痛减少。治疗 20 次后,疼痛基本消失,晨起尚存脊背僵硬感,活动后好转。病已去其大半,治疗以补正为主,取华佗夹脊穴 5、7、9、11、14,太溪以及神阙、关元、三阴交两组穴位交替使用,针刺补法,并灸。再治疗 8 次,诸症消失,HLA-B27 阴性,结束治疗。5 年后,因失眠前来就诊,告知腰背痛未复发。

【经验与体会】

1. 华佗夹脊穴是治疗强直性脊柱炎的主穴　强直性脊柱炎的病变位于脊

柱,隶属督脉。华佗夹脊穴属于督脉范畴,《灵枢·经脉》,"督脉之别,名曰长强,挟膂上项,散于头上……"。可见华佗夹脊穴位于督脉的络脉上,应隶属于督脉;强直性脊柱炎在华佗夹脊穴的部位常有条索、结节、压痛;强直性脊柱炎的病位在脊柱,但与内脏有密切关系,如肾、膀胱、脾、胃等,并且其脏腑的经脉、络脉、经筋均联系于脊柱,以上脏腑及其所属的经脉若发生病变均可影响脊柱的功能。华佗夹脊穴位于脊柱两旁,有显著的调节内脏的作用,可补肾益督,可健脾利湿益筋肉,可健脾益肺固表,抗御外邪,所以作者在治疗本病始终将华佗夹脊穴作为主穴应用。

2. 刺络拔罐活血化瘀是治疗本病的主要方法　本病在督脉和脊柱的两侧常有条索、结节、压痛,每次选择3～4点,点刺出血并拔火罐,起罐后再在刺血点施以灸法,可增强活血化瘀、疏经通络的作用,对本病的治疗有良好的作用。

3. 灸法要贯彻治疗本病的始终　强直性脊柱炎多起因于风寒湿邪,故治疗之初即灸大椎、身柱、命门等穴,温督通阳,温经祛寒。本病的病理多与瘀血阻络、痰浊痹阻有关,血得温而行,瘀血可散;湿浊得温而化,痰浊可消。本病的内在原因是肾精亏损,督脉空虚;脾虚痰浊内阻,筋肉失养;脾肺两虚,卫外不固。所以治疗时灸身柱卫外固表,灸命门、肾俞、神阙、关元健脾益肾,可提高治疗效果和巩固治疗的成果,也是治疗本病的收功之法。

第五节　痛风性关节炎

【概述】

痛风(gout)是由于体内嘌呤代谢障碍,尿酸产生过多或因尿酸排泄不良而致血中尿酸升高,尿酸盐结晶沉积在关节滑膜、滑囊、软骨等的一种代谢性疾病。其临床特点是高尿酸血症,反复发作的急性单关节炎,尿酸盐沉积形成痛风石,导致慢性痛风性关节炎,严重者可形成骨关节畸形。若未及时治疗可累及肾脏,形成痛风性肾病。

西医对本病多采用秋水仙碱、别嘌呤醇、激素等药物治疗,有较好的止痛效果,但其副作用大,易损伤肝肾,使人望而生畏。在中医学医籍中属于"痹证"、"白虎历节风"病的范畴。近年来本病的发作有增多的趋势,采用针灸治疗有良好的效果,且无副作用。

【诊断要点】

1. 约30%～50%的患者有家族史,好发于30～50岁的中青年男性,肥胖或饮食条件优良者发病率高。

2. 跖趾关节、踝和膝关节剧烈疼痛是最常见的的临床症状。首次发作常始于凌晨,多起病急骤,患者常在夜间无缘无故的关节肿胀剧痛,皮色潮红。局部症状迅速加重,数小时内可达高峰,常伴有全身不适,甚至恶寒、颤抖,发烧,多尿等症状。初次发作后,轻者在数小时或 1～2 日内自行缓解,重者持续数日或数周后消退。本病常以第一跖趾关节最先受累,逐渐累及腕、肘、踝、膝关节。

痛风反复发作可见痛风结节:突出皮肤呈淡黄色或白色圆形或椭圆形结节,大小和数目不等,质地硬韧或较柔软。

3. 实验室检查　血尿酸增高,白细胞计数增高,关节液检查可见尿酸盐针状结晶,皮下痛风石穿刺抽吸物亦可见尿酸盐结晶、痛风石,尿酸盐实验可呈阳性反应。

4. X 线片表现　痛风早期多无阳性表现,晚期可出现软骨和骨破坏,关节间隙变窄或消失,关节面不规则,继发骨赘,痛风结节钙化等。

【病因病机】

痛风性关节炎是一种代谢障碍性疾病,本病多起于下肢足部,中医认为下肢疼痛性疾病多为湿邪所致;本病发作时局部肿胀、红肿、痛如虎噬,肿痛、红肿乃湿邪或湿热所致;本病多见于足第一跖趾关节或第 2、3 跖跗关节,这些部位隶属于足太阴脾经、足厥阴肝经、足阳明胃经;本病多见于嗜食膏粱厚味或贪欲酒浆者,此人群极易形成痰湿内蕴,痰湿流注关节形成本病,正如《张氏医通》中说"肥人肢节痛,多是风湿痰饮流注"。痰湿痹阻经络气血,痹久则有瘀血,痰瘀互结,反复发作,终成痼疾。

【辨证治疗】

痛风性关节炎的急性期多由风湿热邪痹阻经络;慢性期多为寒湿之邪内侵,病久经络阻塞,气血凝滞,甚至有瘀血形成。

1. 湿热痹阻

主症状:关节疼痛,突然发作,疼痛剧烈难忍,关节红肿,皮色发亮,局部发热,得凉则舒,全身不适或寒热。舌红,苔黄腻,脉滑数。

治则:清热利湿,通经止痛。

处方:曲池、足三里、三阴交、阿是穴。

第 1 跖趾关节痛加:隐白、太白、太冲;

第 2 跖趾关节痛加:陷谷、内庭、厉兑;

跖跗关节痛加:陷谷、厉兑、商丘;

踝关节痛加:商丘、解溪、丘墟、太溪;

膝关节痛加:鹤顶、阳陵泉、阴陵泉;

腕关节痛加:外关、阳池、阳溪、合谷。

操作法:诸穴均用捻转泻法;隐白、厉兑等井穴用点刺出血法;针阿是穴先用三棱针点刺出血,再拔火罐,或点刺后用手挤压出如白色颗粒状物,然后再与局部行围刺法,即在局部的周边向中心斜刺 4～5 针。

方义:本病的内在原因是湿热内蕴,湿邪源于脾胃,故以足三里、三阴交为主穴,调理脾胃,化湿除浊;加曲池以清热;加隐白、厉兑点刺出血清除足太阴脾经和足阳明胃经之邪热;加太白、陷谷乃五输穴中的"输穴","俞主体重节痛",可除湿止痛;阿是穴点刺出血,并挤出痰浊之物,可清除局部的邪热和痰浊,有利于局部气血通畅,是止痛的有效方法;其余穴位均属局部配穴法。本处方是全身调节与局部相结合的方法,是治疗本病的有效方法。

2. 寒湿阻滞

主症:关节疼痛,活动不便,遇寒发作或加重,得热则减,局部皮色不红不热。舌淡苔白腻,脉濡。

治则:散寒利湿,除邪通痹。

处方:脾俞、肾俞、足三里、三阴交、阿是穴。

　　　随症加减参见湿热痹阻。

操作法:脾俞、肾俞针刺补法并灸法,足三里、三阴交、病变局部穴位针刺用龙虎交战手法,阿是穴先用三棱针点刺,挤出乳白色颗粒状物,之后施以围刺法,并在阿是穴的中心用艾条灸之,或用艾柱隔姜灸之。

方义:本证是由寒湿痹阻所致,故针补脾俞健脾利湿、补肾俞温肾阳化湿浊。足三里、三阴交补泻兼施,补益脾胃化湿降浊,通经止痛。点刺阿是穴挤出白浊,排除污浊疏通经脉,增以灸法,温经祛寒,通经止痛。其余诸穴均属于局部取穴。本法也属于全身调节与局部相结合的方法。

3. 瘀血闭阻

主症:病变关节疼痛,固定不移,压痛明显,皮色紫黯,关节附近可触及结节,甚至关节畸形、僵硬,舌质紫黯或有瘀斑,脉弦涩。

治则:活血化瘀,通络除痹。

处方:合谷、足三里、三阴交、太冲、阿是穴。

操作法:针合谷、足三里、三阴交、太冲均用捻转泻法,针阿是穴用三棱针点刺出血,或寻找随病情显现的较大的静脉,出血应在 5 ~ 10ml。阿是穴先用三棱针点刺,挤出乳白色颗粒状物,再施以扬刺法。

方义:《灵枢·九针十二原》曰"菀陈则除之,邪胜则虚之",今有瘀血闭阻,故应用放血的方法,祛除恶血。经验证明,刺血疗法是治疗痛风性关节炎的有效方法,而且疗效与出血量有密切关系(出血量在 10ml 组止痛效果最好),刺血疗法的作用机制是抑制血尿酸的合成和促进尿酸的排泄。

【验案举例】

患者 Marco,男,51 岁,2005 年 3 月 7 日初诊。

主诉:今晨 5 点右脚突然剧痛难忍。

病史:有痛风病史,这是第 3 次发作,此次发作可能是近日吃肉和饮酒较多所致。前 2 次疼痛发作时经检查血尿酸明显增高,医生诊断为"痛风",经服西药病痛得到控制。因恐惧西药的副作用,故希望用针灸治疗。

检查:病人体格肥胖,腹部肥大,右跖趾部红肿疼痛,局部发热拒按,中心有硬结,舌苔黄腻,脉弦滑。

治则:清热利湿,通络止痛。

处方:曲池、足三里、三阴交、厉兑、陷谷、阿是穴。

操作法:先用三棱针在阿是穴的中心点刺血,并拔火罐,因出血量较少,又在阿是穴处寻找怒张的静脉点刺出血,约有 5ml,然后再用三棱针点刺厉兑出血。曲池、足三里、三阴交、陷谷针刺泻法。针足三里使针感直达足趾,针三阴交使针感直达足底。留针 30 分钟。

治疗经过:起针后疼痛明显好转,第 2 天再按上述方法治疗后疼痛消失。为了疗效避免痛风再次发作,治取曲池、足三里、三阴交、太白等穴,针刺平补平泻法,每周 2 次。治疗 10 次后,血检尿酸基本正常。5 年后因腰痛就诊,述说痛风病未复发。

【经验与体会】

1. 刺血法是治疗痛风性关节炎急性发作的有效方法,能较快的控制疼痛的发作。近年来研究表明,放血疗法可直接把富含有致痛物质的血液放出,同时促使新鲜血液向病灶流动,稀释了致痛物质的浓度,改善了局部微循环障碍状态,动物实验证明,阿是穴刺血能有效抑制疼痛介质 K^+、DA、5-HT,从而发挥外周镇痛作用。刺血的方法有 3 种:①在疼痛的中心点用三棱针点刺出血,或者用梅花针在疼痛部位叩刺,然后拔火罐。②在疼痛的部位寻找怒张的静脉,然后用三棱针点刺出血,出血量较大。③选择疼痛部位所属经络的井穴用三棱针点刺后用手挤压出血,直至出血的颜色变为鲜红为止。

2. 针刺足三里时,使针感传到足趾;针三阴交,使针感传到足心,对缓解疼痛有良好的效果。

3. 疼痛缓解后,为巩固疗效和防止复发,针刺曲池、足三里、三阴交、太白等穴有很好的效果。马小平研究证明针刺治疗痛风性关节炎的作用是通过调整机体尿酸的代谢等途径实现的。将痛风性关节炎患者 75 例随机分为针刺治疗组 48 例和药物对照组 30 例,观察其临床疗效和两组治疗前与治疗 1 个月后血清尿酸的变化。结果显示针刺组总有效率为 95.8%,明显优于对照组 86.7%,两组治疗 1 个月后血清尿酸均有明显下降,但针刺组下降程度明显优于对照组。结论:针刺治疗痛风性关节炎的作用是通过调整机体尿酸的代谢等途径实现的。

4. 控制饮食,对于有痛风性关节炎病史者应控制肉类等食品的食入量,严格控制啤酒、红葡萄酒等酒类的摄入量。

第六节　反应性关节炎

【概述】

反应性关节炎又称莱特综合征,是继身体其他部位发生微生物感染后,引起远处关节的一种无菌性关节病,主要表现为关节疼痛、肿胀、发热等。多见于尿道炎、宫颈炎、细菌性腹泻、链球菌感染等引起的关节炎。其发病原因目前尚不完全清楚,可能与感染、免疫、遗传有关。有人认为可能是外界因子和遗传因子相互作用所致,即病原体感染后与人体白细胞组织相容性抗体 HLA-B27 相结合,形成复合物,导致异常免疫反应,从而引起关节炎。

中医无"反应性关节炎"的名称,但根据其临床表现应属于"热痹"范畴,其病因病机多为湿热邪毒流注关节所致。针灸对本病的治疗有良好效果。

【诊断要点】

1. 全身症状　全身不适,疲乏,肌痛及低热。

2. 关节痛　不对称的单关节痛,多为负重的关节,多见于下肢,如骶髂关节、膝关节、踝关节、肩关节、肘关节、腕关节等。关节痛局部红肿热痛,或伴有皮肤红斑,也有关节肿痛苍白者。

3. 肌腱端炎　肌腱端炎是反应性关节炎比较常见的症状,表现为肌腱在骨骼附着点疼痛和压痛,以跟腱、足底肌腱、髌肌腱附着点最易受累。

4. 关节痛发作前有感染病史　如:非淋球菌性尿道炎、细菌性腹泻、链球菌感染,或反复发作的扁桃体炎等。

5. 眼损害　眼损害也是反应性关节炎的常见症状,主要表现为结膜炎、巩膜炎及角膜炎等。

6. 实验室检查　急性期白细胞总数增高;血沉(ESR)增快;C-反应蛋白(CRP)升高;类风湿因子和抗核抗体阴性;HLA-B27 阳性。

【病因病机】

反应性关节炎的病因病机其内因主要是湿邪内蕴,其外因主要是外感风热湿邪,外邪与内湿相结合流注关节所致。

1. 风热湿邪　外感风热肺气失宣,风热与内湿互结,成风热湿邪,流注肌肉关节,形成本病。

2. 胃肠湿热　外感风热,肺失宣发,下入胃肠,胃失和降,肠失传导,湿邪内蕴,风热与内湿相结合,流注肌肉、关节而成本病。

3. 下焦湿热　外感风热,内入下焦,与内湿相结合,或蕴结于膀胱,或蕴结于胞宫,流注肌肉关节而成本病。

【辨证与治疗】

1. 风热湿邪

主症:先见咽喉疼痛,咳嗽发热,全身不适,而后出现肘部、腕部或膝关节、踝关节红肿疼痛,两眼红肿,疼痛,舌苔黄腻,脉滑数。

治则:清热利湿,散风通络。

处方:曲池、足三里、外关、阿是穴。

发热者加:大椎;

眼睛红肿疼痛加:太阳、攒竹;

肘关节痛加:尺泽、手三里;

腕关节痛加:合谷、阳池、后溪、商阳、关冲;

膝关节痛加:梁丘、膝眼、阴陵泉、厉兑、足窍阴;

踝关节痛加:丘墟、解溪、商丘、太白、厉兑、足窍阴。

操作法:诸穴皆用捻转泻法,阿是穴多位于肌腱附着于骨的部位,按之压痛,针刺泻法并拔火罐;大椎用刺络拔罐法;尺泽、商阳、关冲、厉兑、足窍阴用点刺出血法。

方义:反应性关节炎是一种全身性疾病,是由于湿热邪毒夹风邪蕴结于肌肉关节,经络气血闭阻所致。方用曲池、足三里清热利湿、通经止痛,因为曲池、足三里分别属于手足阳明经,阳明经多气多血,并且曲池、足三里又属于本经的合穴,是经气汇聚之处,有极强的调理气血和疏通经络的作用,功善通经止痛;曲池善于清热,足三里又善于调胃健脾利湿,所以二穴是治疗本病的主穴。外关属于三焦经,又通于阳维脉,阳维脉维系诸经,三焦主持诸气,故外关主治邪气在表在经在络的病证,功善祛邪通经。阿是穴是邪毒会聚之处,针刺拔火罐有很好的祛邪通经的作用。大椎、尺泽、商阳、关冲、厉兑、足窍阴点刺出血,清热祛邪,再配以病变部位诸穴通经止痛,诸穴相配,共达清热利湿、除邪通经止痛的作用。

2. 胃肠湿热

主症:先见胃痛,腹痛,泄泻,小便灼热,而后出现膝关节、踝关节、髋关节等关节疼痛,红肿拒按,触之灼热,或见眼睛红肿疼痛,舌红苔黄腻,脉滑数。

治则:清热利湿,通经止痛。

处方:曲池、足三里、中脘、天枢、阿是穴。

眼睛红肿疼痛加:太阳、外关。

各关节的疼痛参见风热湿邪。

操作法:参见风热湿邪。

方义:曲池、足三里有清热祛湿、通经止痛的作用,已如前述。本症是由于胃肠湿热流注关节、经络气血闭阻所致,故加用中脘、天枢,中脘是腑之会穴、胃之募穴,位于中焦,又是小肠经、三焦经与任脉的交会穴,有斡旋气机、升清降浊、理气化湿的作用;天枢属于足阳明经,又是大肠的募穴,功于调理胃肠,清理湿邪。阿是穴是湿热的蕴结点,针刺泻法并拔火罐,意在祛除邪毒、疏通经络。

3. 下焦湿热

主症:先见尿频、尿急、尿痛或见阴痒、带下、眼睛红肿疼痛等症,而后出现膝关节、骶髂关节、踝关节等关节红肿热痛,拒按,皮肤温度升高,舌红,舌苔黄腻。

治则:清热利湿,通经止痛。

处方:曲池、足三里、中极、三阴交、阿是穴。

骶髂关节痛加:次髎、秩边。

其他部位关节痛参见风热湿邪证。

操作法:中极直刺泻法,使针感直达会阴部。三阴交直刺泻法,使针感达足趾部。次髎、秩边直刺2寸左右,使针感下达膝关节、足踝关节。其他穴位的针刺法参见风热证。

方义:本证是由于下焦湿热流注关节气血闭阻所致,故取中极、三阴交清理下焦湿热。中极位于下焦,是膀胱的募穴,又是足三阴经和任脉的交会穴,针刺泻法,可使下焦湿热从膀胱排除。三阴交是足三阴经的交会穴,针刺泻法,可清利下焦湿热。因足太阴脾经交会于任脉,又可健脾利湿;足厥阴肝经环绕阴器,交会于任脉;足少阴肾经交会于任脉,并络于膀胱,所以三阴交是治疗下焦病证的重要穴位。其他穴位均属于局部取穴。

【验案举例】

病人 Romero,男,25 岁,2002 年 6 月 11 日就诊。

主诉:右膝关节疼痛1周。

病史:3 周前不明原因的出现急性腹泻、腹痛伴有轻度恶心呕吐,恶寒发热,经药物治疗腹泻腹痛好转,恶心呕吐消失。2 周后出现右膝关节疼痛,逐渐加重,继而红肿疼痛。急赴医院检查:WBC $11.2 \times 10^9/L$,血沉(ESR)28mm/h,C-反应蛋白(CRP)升高,血清类风湿因子阴性,HLA-B27 阳性。诊断为"反应性关节炎"。用药物治疗后,因胃肠反应较大,求治于针灸。

检查:右膝关节红肿,皮温升高,触之疼痛,髌骨上缘、股骨内上髁、股骨外上髁有明显的压痛,膝关节活动受限。舌红,舌苔黄腻,脉滑数。

治疗:清热除湿,通经止痛,拟全身与局部治疗相结合的方法。取穴:曲池、足三里、梁丘、膝眼、阳陵泉、阴陵泉、阿是穴、天枢、厉兑。刺法:先用三棱针在股骨内外上髁点刺出血,然后拔火罐。曲池、足三里、天枢、厉兑取双侧,针刺泻法,厉兑点刺出血。

治疗3 次后,膝关节红肿明显消退,疼痛减轻,局部已无热感。治疗减去阿是穴、厉兑点刺出血,余穴采用龙虎交战手法,又治疗6 次,诸症均除停止治疗。2 年后因颈椎病来访,原病未复发。

【经验与体会】

1. 反应性关节炎是一种全身性疾病,在肠炎、尿道炎、阴道炎或上呼吸道感染之后引发本病,其病因病机主要是湿热或风湿热流注关节,经络气血闭阻不通所致。鉴于此作者认为曲池、足三里是治疗本病的主穴,二穴既可清热利湿,又可通经止痛,在治疗本病中有良好效果。

2. 触摸阿是穴是治疗本病的重要环节。本病在病变关节的肌腱与骨骼的附着处,往往有明显的压痛点,在压痛点毫针或梅花针点刺出血,并拔火罐,能较快的消除关节的红肿疼痛。注意在肌腱或筋腱附着部位一般不用三棱锥点刺出血,以防损伤筋腱。

第七节 原发性骨质疏松症

【概述】

原发性骨质疏松是以骨质减少、骨的微观结构退化,导致骨的脆性增加,易于发生骨折的一种全身骨骼性疾病。原发性骨质疏松症妇女多见于绝经后和65岁以上的老年人。骨质疏松的严重后果是易发生骨质疏松性骨折。临床症状多见腰背部慢性、广泛性钝痛及四肢痛,疼痛常因脊柱侧弯、椎体压缩性骨折和椎体后突引起。椎体压缩性骨折引起身高缩短和脊柱后突,脊柱后突又可引起驼背、胸廓畸形,影响心肺的功能。骨折的部位以椎体、髋骨和桡骨远端为多见。

本病与中医学类似的名称有"痿证"、"骨枯"、"骨痹"等病名,比较贴切的当属"骨痿"。中医学认为:肾为先天之本,主骨生髓。也就是说骨的生长、发育、强劲、衰弱均与肾精盛衰有密切关系,肾精充足则骨髓生化有源,骨骼得以滋养而强健有力;肾精亏虚则骨髓生化乏源,骨骼失养则骨矿物质含量下降,骨密度降低而发生骨质疏松。原发性骨质疏松症采用针灸治疗有良好的效果。

【诊断要点】

1. 疼痛 最常见的疼痛是腰背痛,多见于胸段及下腰段,或周身骨骼疼痛。负荷增加时疼痛加重,活动受限,严重时翻身、起坐及行走困难。

2. 畸形 椎体骨质疏松,不耐重力下压,逐渐导致椎体缩短或压缩性骨折,可见身长缩短,胸椎压缩性骨折可导致驼背,使胸廓活动受限,影响心肺的功能;腰椎压缩性骨折使骨盆向前曲,髋关节屈曲,改变腹部的解剖结构,引起便秘、腹痛、食欲不振、胃脘饱胀以及双腿活动不便等症。

3. 骨折 随着骨质疏松的发展,产生椎体压缩性骨折;肋骨和长骨亦可发生骨折。

4. X线片表现 腰椎和骨盆是最明显的脱钙区。椎体所见骨密度减低以及沿应力线保存的稀疏骨小梁呈垂直栅状排列;椎体受椎间盘压迫而出现双凹畸形,常可见椎体有楔形压缩性骨折,亦可见其他部位的骨折,如肋骨、坐骨、耻骨等。

5. 骨密度低下 骨质疏松症主要是骨的强度下降,骨的强度是由骨的密度和质量决定的,骨的密度基本上反映了骨的强度(70%)。骨密度的测定常用的方法是双能 X 线吸收法(DXA 测定),是目前国际公认的骨密度检查法,其测定值作为骨质疏松症的诊断标准。以同性别、同种族健康人的骨峰值为准。现在通常用 T-Score(T 值)表示,即 T 值≥1.0 为正常,T 值≤2.5 为骨质疏松症。

【病因病机】

原发性骨质疏松症在中医文籍中无此病名,但根据其临床表现主要为腰背及全身酸痛、易骨折、驼背等症状,可以归入"骨痿"、"骨痹"的范畴。《素问·长刺节论》:"……病在骨,骨重不可举,骨髓酸痛,气至,名骨痹。"《素问·痿论》:"肾主身之骨髓,……肾气热,则腰脊不举,骨枯而髓减,发为骨痿。"所以原发性骨质疏松症的病位在骨,而以脊柱为主,"肾主骨生髓"其充在骨,故病之本是肾虚,与肝、脾、胃也有密切的关系。因为这些脏腑的经脉系于脊柱,如督脉"贯脊属肾"、任脉"起于胞中,上循脊里"、足少阴经"贯脊属肾络膀胱"、足少阴经筋"循脊里挟膂上至项"、足太阳经"贯脊抵腰中,络肾属膀胱"、足太阳经筋"上夹脊上项"、足阳明经筋"直上结于髀枢,上循胁属脊"、足太阴经筋"聚于阴器,上腹结于脐,循腹里结于肋,散于胸中,其内者著于脊"。脊柱被广泛的经筋所固定,肝主诸筋。足少阴经与经筋、足太阳经与经筋、督脉、任脉均隶属于肾,所以本病肾虚为病之本,并与脾胃、肝有密切的关系。

1. 肾虚是发病之本 肾为先天之本,主骨生髓,骨质强劲与脆弱是肾精盛衰的主要表现之一,肾中精气充盈则骨髓生化有源,骨得髓养,则强劲有力,反之,肾精虚少,骨髓化源不足不能营养骨骼,就会发生骨质疏松或骨折。现代研究表明,肾虚可导致神经内分泌系统特别是下丘脑-垂体-性腺三个靶腺轴的功能紊乱,影响骨的代谢与合成,导致骨质疏松的发生。同时用补肾的方法,可抑制和纠正下丘脑-垂体-性腺靶腺轴的功能减退或紊乱,增加成骨细胞的活性和数量,从而改善骨质疏松症。

2. 脾虚是发病的主要因素 脾胃是后天之本,气血生化之源,先天必赖后天的滋养,不断地补充肾精才能充足。若脾胃虚弱,则肾精乏源,骨髓不足,骨失濡养,则骨骼脆弱、乏力,终成骨痿。中医历有"治痿独取阳明"之说,倡导健脾益气治疗痿证及骨质疏松症。现代研究表明,脾胃虚弱可影响胃肠对钙、磷等微量元素、蛋白质及氨基酸等营养物质的吸收。健脾养胃法可促进骨化三醇的生成,是钙离子吸收增加,改善骨质疏松。邹氏等人的研究发现补脾制剂能显著增加骨质疏松大鼠的骨小梁体积及表面积密度、升高成骨细胞及降低破骨细胞指数,有效地阻止骨质疏松的发展。

3. 肝失条达是发病的重要机制 肝主疏泄,可调畅全身气机,促进气血津液的运行输布和脾胃的运化。若肝失疏泄,就会影响气血津液的生成和运化,从而影响筋骨的营养,导致骨质疏松的发生。正如《诸病源候论·卷三·虚劳病诸候》:"肝主筋而藏血,肾主骨而生髓。虚劳损血耗精,故伤筋骨也。"《格致余论·阳有余阴不足论》:"主闭藏者肾也,司疏泄者肝也。"是说女子的排卵与月经,男子精液的储藏与排泄,是肝肾二脏之气的闭藏于疏泄的作用相互协调的结果。若肝的疏泄功能失常,则女子月经紊乱,或经闭或经乱;男子则遗精早泄,或阳痿不起,最终导致肾气衰弱,骨失肾精濡养,发为骨痿。现代研究也证明了这一点,袁静等人用养血调肝法能明显地增加去卵巢后大鼠骨密度和骨矿物质的含量,升高血清骨钙素碱性磷酸酶水平,降低抗酒石酸性磷酸酶的水平。

4. 瘀血是发病的促进因素　《素问·调经论》:"……是故血和,则经脉流行,营复阴阳,筋骨强劲,关节清利矣。"原发性骨质疏松症中年起病,老年成疾,老年人活动少,加之脏腑功能减退,气血运行不畅,易停滞为瘀,瘀血既成,阻滞经脉气血,不通则痛,产生疼痛症状。进而骨失气血营养,脆性增加,终成骨痿。有的学者发现,雌激素水平下降时,患者血液流变学出现粘、浓、凝聚状态,而雌激素水平和原发性骨质疏松的发生有密切的关系。另外,张荣华等人发现,活血化瘀方药不仅可以改善微循环和血液流变,而且具有类激素作用,对骨质疏松病具有良好作用。可见瘀血是促进原发性骨质疏松症重要因素。

【辨证与治疗】

1. 肾精虚弱

主症:腰背酸痛,膝关节酸痛乏力,久立久站后疼痛加重,头晕耳鸣,若有脊椎压缩性骨折,则病变部位有明显压痛。舌质淡,脉沉。

治则:补益肾精,强筋壮骨。

处方:肾俞、命门、阿是穴、飞扬、太溪、悬钟。

操作法:阿是穴用直刺龙虎交战手法,其余诸穴均用捻转补法,肾俞、命门、阿是穴并加用灸法。

方义:《素问·脉要精微论》:"膝者,筋之府",肾精亏损不能濡养筋骨,导致本证,方中肾俞配太溪,属于俞原配穴法,功在补益肾精濡养筋骨,是本处方的主穴,治本之法。命门位于第二腰椎下,两肾之间,当肾间动气处,内系于肾,生命的门户,有固精壮阳的作用,主治腰脊痛。飞扬配太溪属于原络配穴法,除了可加强补肾益精主治脊柱疼痛的作用外,尚可治疗腰背痛,而腰背痛多隶属于足太阳经。悬钟是髓之会穴,有益髓养骨的作用,既可治疗腰脊痛、膝关节痛,又可治疗头晕耳鸣。阿是穴是治标之法,在于疏通经络而止痛。

2. 脾肾虚弱

主症:腰背酸痛,膝关节酸痛肿胀,四肢乏力,腹胀便溏,饮食无味。舌质胖淡,脉沉细。

治则:健脾益肾,濡养筋骨。

处方:气海、关元、足三里、三阴交、阿是穴。

操作法:气海、关元、足三里、三阴交针刺补法,并重灸关元穴。阿是穴针刺施以龙虎交战法。

方义:本证属于脾肾虚弱,是由于脾胃虚弱,不能运化水谷精微濡养先天,肾精乏源而虚弱,导致脾肾两虚证。治疗本证以气海、关元为主穴。《医经理解》曰气海为"肓之原,生气之海",《铜人》又说气海主治"脏气虚惫,真气不足,一切气疾久不差。"所以气海为强壮要穴,是主治脾肾虚证的重要穴位。关元是足三阴经与任脉的交会穴,是元阴元阳关藏之处,强壮要穴,可健脾益气培补元气。所以气海与关元相配是健脾补肾的重要穴位,为治疗本病的主穴。气海配关元也是治疗腰脊痛的重要穴位,正如《素问·阴阳应象大论》说"故善用针者,从阴引阳,从阳引阴,以左治右,以右治左"以达到阴平阳秘的目的。临床上用气海、关元治疗肾虚性腰痛确有很好的效果。方中配足三里、三阴交以增强健脾利湿通络止痛的效应。欧阳钢等人研究表明:针灸足三里、三阴交、关元等穴不但能改善临床症状,还能显著提高患者血钙水平及腰椎骨密度。

3. 肝气郁结

主症:腰背疼痛,背痛连及胁肋,肢体胀痛,胸闷气短,脘腹胀痛,月经不调。舌质黯,苔薄白,脉弦。

治则:疏肝理气,调理气机。

处方:肝俞、脾俞、肾俞、关元、阳陵泉、太冲。

操作法:肝俞用 1 寸毫针沿经斜刺 0.3 寸左右,阳陵泉、太冲直刺平补平泻法。脾俞、肾俞、关元针刺补法。

方义:肝主疏泄,调畅全身气机,使脏腑经络之气运行畅通无阻,使脾胃能正常运化精微。故治疗当以疏肝解郁为主旨。肝俞是肝的背俞穴,太冲是肝经的原穴,二穴同用属于俞原配穴法,功在调肝疏利气机,是治疗本证的主穴。配阳陵泉加强疏肝调理气机的作用,阳陵泉又是筋之会穴,是治疗筋骨疼痛的主要穴位。脾俞、关元、肾俞健脾益肾濡养筋骨。

4. 瘀血闭阻

主症:腰背膝疼痛,夜间痛重,有刺痛感,活动受限,按压腰背部有明显的疼痛点。舌质紫黯,舌下静脉曲张,牙龈黯红,脉弦细。

治则:疏通经脉,活血祛瘀。

处方:膈俞、肝俞、阿是穴、肾俞、委中、太冲。

操作法:膈俞、阿是穴刺络拔罐法,委中用三棱针点刺出血。肝俞、太冲用平补平泻法。肾俞针刺捻转补法。

方义:《素问·针解》"菀陈则除之者,出恶血也。"现瘀血阻滞经络,故取血之会穴膈俞、血之郄穴委中刺络拔罐,清除恶血疏通经络。阿是穴是恶血凝聚之处,三棱针点刺放出恶血,使经络通畅,疼痛可解。肝俞、太冲促进肝的疏泄功能,调节气机,使气血津液下输于肾,以养肾精。补肾俞加强肾精的产生,以濡养筋骨。

【验案举例】

弗兰卡,女,65 岁,2002 年 2 月 18 日初诊。

主诉:腰背痛 6 年有余,活动受限。

病史:6 年前开始出现腰部酸痛,以后又相继出现背痛和膝关节酸痛。到医院检查,脊柱侧弯,脱钙,第 5 腰椎有压缩性骨折,诊断为"原发性骨质疏松症"。经服用多种药物治疗,疼痛无明显好转,求治于针灸。目前腰部酸痛,痛及髋部,翻身困难,膝关节酸痛,走路时明显,腹部胀满,大便秘结,纳食不多,心悸乏力。查脊柱向左侧弯,第 5 腰椎棘突下和两侧有明显压痛,舌质胖淡,脉沉细。

辨证:脾肾两虚,筋骨失养。

治则:拟健脾益肾法。

处方:心俞、膈俞、肝俞、脾俞、肾俞、十七椎、关元俞、阳陵泉、太溪、足三里。

操作法:在十七椎和其两侧刺络拔罐,起罐后加用灸法。其余穴位均施以补法,并在肾俞重用灸法。采用上述方法经 7 次治疗后腰膝痛明显好转,但腹胀便秘尚存,改健脾为主兼以补肾,取中脘、天枢、气海、关元、足三里等穴,针刺补法,并灸关元。经 3 次治疗后腰痛较前好转,腹胀也明显好转,终止治疗。5 年后随访腰痛未再发作,有时偶有疼痛,活动后即可缓解。

【经验与体会】

1. 原发性骨质疏松症肾虚为本,瘀血为标 在治疗本病之初,首先用拇指详细的循推按压,查找压痛点(阿是穴),此点即瘀血汇聚之处。在压痛点刺络拔罐,除恶血通经络,并施灸法,疏通气血,散出瘀血。然后再用补肾健脾之法,能较快的获得疗效。

2. 健脾与补肾同步 原发性骨质疏松症虽以肾虚为本,但老年人多脏腑虚弱功能低下,肾为先天之本,脾为后天之本,先后天同补方能增强脏腑的功能。常用两组穴位,第一组以背俞穴为主,如:心俞、膈俞、肝俞、脾俞、肾俞、关元俞、命门、太溪、三阴交等。第二组以任脉穴为主,如:中脘、神阙、气海、关元、阳陵泉、足三里、三阴交等。

3. 重用灸法 灸法在治疗本病中,有重要作用,因为本病基本上属于虚证,而灸法基本上属于补虚的方法。灸法可增强脏腑的功能,可增强气血的流通,可加强瘀血的散发。灸法常用于疼痛的部位,如脾俞、肾俞、关元俞、命门等,灸法也可用于腹部穴位,常可获得意想不到的效果,如上背痛灸中脘,第 1～2 腰椎周围痛灸神阙,腰骶痛灸关元等。

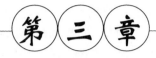

颈项部筋骨疼痛

颈项部在人体中具有重要地位,是承受头部重量和控制头部运动的重要组织,是各种感受系统信息传递的通道,是身体感受刺激后姿势调节的区域,其活动特别敏感,且活动幅度大。然而颈项部的组织又特别脆弱,因此颈项部是疾病的多发区,而且多为常见病。

颈椎有7块颈椎、6块椎间盘及有关韧带组成,有一个生理前凸。颈椎的椎弓根较短,颈椎孔前后径较小,因此颈脊髓容易受到前后挤压,引起脊髓性颈椎病。颈椎有两对关节,一是钩椎关节,位于椎体的两侧偏后方,可防止椎间盘向后突出;二是关节突关节,有上下椎骨的关节突组成,此关节增大,可使椎间孔变小,压迫脊神经。颈椎的韧带有前纵韧带,位于椎体前面,可防止脊柱过伸和椎间盘向前脱出;后纵韧带,位于椎体的后面,可防止脊柱过分前屈和椎间盘向后出脱的作用;黄韧带链接相邻的两椎弓板,有限制脊柱过分前屈的作用,并协助椎弓椎体围成椎管;项韧带,连接颈椎棘突,向上附着于枕外粗隆和枕外嵴,又防止颈椎过分前屈的作用;此外还有棘间韧带、棘上韧带、横突间韧带等。

颈项部的肌肉主要有胸锁乳突肌、斜角肌、斜方肌、肩胛提肌、菱形肌、头夹肌、颈夹肌等,保持头颈部的前后左右和旋转运动。

颈部神经,从颈椎发出的脊神经分为前后两支,后支较细小,主要有枕下神经(C_1)、枕大神经(C_2)等,主要分布在项部、枕部的肌肉和皮肤。前支较粗大,分别组成颈丛和臂丛。

颈丛主要由 $C_{1\sim4}$ 的前支组成,主要有枕小神经、耳大神经、锁骨上神经、膈神经等,主要分布在枕部、耳后、颈项部、肩背部的皮肤和肌肉,膈神经主要支配膈肌和胸腔。臂丛主要由 $C_{5\sim8}$ 和 T_1 组成,组成后分为锁骨上分支和锁骨下分支。锁骨上分支主要有肩胛背神经($C_{4,5}$)支配菱形肌及肩胛提肌,胸长神经($C_{5\sim7}$)支配前锯肌,肩胛上神经($C_{5,6}$)支配冈上、下肌,肩胛下神经($C_{5\sim7}$)支配肩胛下肌、大圆肌,胸前神经($C_7、T_1$)支配胸大肌、胸小肌,胸背神经($C_{6,7}$)支配背阔肌。锁骨下分支分为外侧束、内侧束和后束。外侧束有肌皮神经、正中神经($C_6\sim T_1$);内侧束有臂内皮神经、前臂内侧皮神经、尺神经($C_8\sim T_1$);后束有腋神经、桡神经($C_5\sim T_1$)。

颈交感神经干位于颈部脊柱的前方,有 3 个神经节,支配颈内动脉、颈内静脉、颈外动脉、颈总动脉以及心脏。

经络分布:有 9 条经脉会于颈项部。有手足阳明经:手阳明经"上出于柱骨之会",手阳明经筋"其支者,绕肩胛,挟脊,其直者,从肩髃上颈";足阳明络脉"上络头项,合诸经之气"。手足太阳经:手太阳经"出肩解,绕肩胛,交肩上",手太阳经筋"上绕肩胛,循颈,出走足太阳之前,结于耳后乳突";足太阳经循行于头项部,足太阳经筋"上挟脊上项"。手足少阳经:手少阳经"上项,系耳后,直上出耳上角",手少阳经经筋"上肩,走颈,合于太阳";足少阳经"上抵头角,下耳后,循颈",足少阳经筋"循耳后,上额角"。足少阴经:足少阴经别"直者,系舌本,复出于项,合于太阳";足少阴经筋"循脊内,挟膂上至项,结于枕骨,与足太阳之筋合"。另外还有督脉和任脉等。总之,有诸多经脉经过颈项部,任脉、阳明经及其经筋分布在颈项的前面,督脉、太阳经及其经筋、足少阴经筋分布在颈项的后面,少阳经及其经筋、分布在颈项部的侧面。

颈椎的检查

(一)功能检查

颈部作被动或主动前屈、后伸、侧屈、旋转活动时,有一定的范围,正常范围如下:

前屈:35°~45°

后伸:35°~45°

侧屈:左右各 45°

旋转:左右各 60°~80°

(二)压痛检查

临床常用检查试验有:

1. 颈椎间接叩击试验 病人正坐位,检查者左手掌轻轻按在病人头顶,右手握拳并叩击左手手背,若引起病人颈部疼痛或伴有上肢放射痛时,为阳性。表示病人可能患有颈椎间盘、颈椎后关节或颈椎骨性病变。

2. 颈椎间孔挤压试验 病人正坐位,头稍微向上仰并偏向患侧。检查者用手在颅顶做垂直按压,引起病人颈部及上肢放射性疼痛者,为阳性。表示可能患有颈椎病或颈椎间盘病变。

3. 臂丛神经牵拉试验 病人正坐位,头弯向健侧。检查者一手抵住病人的侧头部,另一只手握住患肢腕部,并向下牵拉患肢。若颈项部及患肢疼痛为阳性。表明臂丛神经根受压,可能患有颈椎病或颈椎间盘突出症。

4. 霍夫曼试验 病人前臂旋前,掌心向下。检查者一手握住患者手腕部,另一手示指与中指夹住患者中指,用拇指向掌侧弹拨病人中指指甲,若病人拇指及其他各指快速屈曲,即为阳性。表明锥体束在第 5、6 颈髓以上受损。

第一节　颈项部扭挫伤

颈部就挫伤是指颈椎周围的肌肉、韧带、关节囊等组织受到外力牵拉、扭撽或外力直接打击而损伤。

【诊断要点】

1. 头颈部有扭撽或外力打击病史。

2. 受伤后颈项、背部疼痛,有时可牵涉到肩部。

3. 检查

(1)颈项部活动受限,以侧屈、旋转位较明显。

(2)颈项部可扪及痉挛的肌肉,局部有明显压痛,但无上肢放射痛。

(3)臂丛神经牵拉试验阴性,无颈神经压迫体征。

(4)颈椎 X 线片未见异常。

【病因病机】

头部突然受到外力打击或头部受到撞击或坐车时的急刹车,超过颈部生理活动的范围,造成颈部经筋、脉络的损伤,经血溢于脉外,瘀血痹阻,经气不通,发为疼痛。

【辨证与治疗】

主症:项背部疼痛,连及肩部,颈部活动受限,有明显的压痛。舌质黯,脉弦。

治则:活血化瘀,通经止痛。

处方:天柱、完骨、阿是穴、后溪。

　　　侧屈疼痛加:中渚、三间;

　　　旋转疼痛加:风池、阳陵泉;

　　　压痛点位于督脉加:大椎;

　　　压痛点位于足太阳经加:养老、至阴;

　　　压痛点位于足少阳经加:外关、悬钟、关冲;

　　　压痛点位于阳明经加:合谷。

操作法:诸穴均采用捻转泻法,首先在井穴用三棱针点刺出血,在阿是穴用刺络拔罐法,再针刺四肢远端穴位,针刺时针感要强,并使针感传导,同时令患者活动头颈部,一般会有明显好转。如好转不明显在针刺局部穴位。

方义:本证是由于瘀血阻滞经脉所致,治疗以活血化瘀、破血化瘀为法。阿是穴是瘀血凝聚的部位,刺络拔罐可破瘀血的凝聚,疏通经脉的气血;井穴放血,可消除经脉中残留的瘀血,活血止痛。其他诸穴针刺泻法旨在进一步疏通经络活血止痛。

【验案举例】

Emillo,男,38 岁,因不慎强力扭转头部致颈项疼痛,5 天后来就诊。疼痛位于颈部右侧,头颈向左侧弯受限,向左转头困难,耳后乳突部位有明显的压痛、肌肉紧张,臂丛神经牵拉试验(－),椎间孔压迫试验(－),颈椎 X 线片未见骨质异常。诊断为瘀血阻滞(颈部扭挫伤)。治疗以活血化瘀通经止痛法,首先在右侧少泽、关冲用三棱针点刺出血,所挤出的血液至血色淡红为止。然后用0.30mm×25mm 的毫针,针刺健侧的后溪、外关,捻转手法,再行针的同时令患者活动头颈部,留针 20 分钟,期间每隔 5 分钟行针 1 次。起针后明显好转。第二天再针病告痊愈。

【经验与体会】

凡治疗扭挫伤、跌打损伤引起的疼痛症,应先在病变所属经络同侧的井穴用三棱针点刺出血,出血量应掌握在出血的颜色由深红变为淡红为止;然后选取健侧的穴位,施以巨刺法,行捻转泻法,同时令患者活动患肢或患处。一般能获立竿见影之效,上面所举的验案病例即说明了这一点,这也是作者数十年的临床经验,屡用屡效。

第二节　颈项部肌筋膜炎

颈项部肌筋膜炎又称颈项部肌纤维炎,或肌肉风湿病,是指筋膜、肌肉、肌腱和韧带等软组织的病变,引起项背部疼痛、僵硬、运动受限和软弱无力等症状。

【诊断要点】

1. 本病多发生于中年以上女性。

2. 颈项部疼痛、僵硬,常连及背部和肩部。

3. 晨起和气候变凉或受凉时疼痛加重,活动后或遇暖时疼痛减轻。

4. 颈项部可触及压痛点,颈后部可摸到皮下结节、条索肿块,颈项部活动受限。

5. 本病与颈项部扭挫伤症状相似,但颈项部扭挫伤有明显的外伤史,病程较短,颈项部检查无结节。

【病因病机】

本病常累及胸锁乳突肌、肩胛提肌等,一般认为颈项部筋膜炎的发生与轻微外伤、劳累、受凉等因素有关。其病理变化主要为肌筋膜组织纤维化、瘢痕及局限性小结节形成。

本病属于中医"痹症"范畴,引起本证的原因有以下两个方面:

1. 风寒湿邪阻滞:久卧湿地,贪凉受冷或劳累过度,卫外乏力,风寒湿邪入侵经筋,气血痹阻发为痹证。

2. 瘀血阻滞:慢性劳损积累,或轻伤络脉,瘀血停滞,久而成结,气血阻滞发为疼痛。

【辨证与治疗】

1. 风寒湿邪阻滞

主症:项背疼痛、僵硬,痛引肩臂,遇寒则痛重,得热则痛减。舌淡苔白,脉弦紧。

治则:散风祛湿,温经通脉。

处方:天柱、风池、肩井、肩外俞、阿是穴、三间、后溪。

操作法:诸穴均用捻转泻法,并在肩井、肩外俞、阿是穴拔火罐,起火罐后再加用灸法,每穴艾灸3分钟左右。

方义:天柱、风池、三间、后溪散风祛邪,三间、后溪为五输穴中的"输穴","俞主体重节痛",且配五行属于"木",木主风,所以二穴是治疗外邪引起肌肉、关节疼痛的重要穴位,正如《针灸甲乙经》所说"颈项强,身寒,头不可以顾,后溪主之",《席弘赋》"更有三间、肾俞妙,善除肩背浮风劳"。

2. 瘀血阻滞

主症:项背疼痛、僵硬,呈刺痛性质,晨起明显,痛有定处,活动后好转。舌质黯,苔薄,脉涩。

治则:活血祛瘀,舒筋止痛。

处方:风池、阿是穴、肩外俞、膈俞、合谷、后溪。

操作法:阿是穴、肩外俞、膈俞刺络拔罐,术后加用灸法。其余诸穴用捻转泻法。

方义:本病主要位于胸锁乳突肌和肩胛提肌,手阳明经循行于胸锁乳突肌,其经筋"绕肩胛,夹脊";手太阳经循行于肩胛提肌部位,其经筋"上绕肩胛,循颈出走太阳之前",所以治取合谷、后溪为主穴,且二穴对治疗颈项部疼痛有很好的效果,合谷又有行气活血化瘀的作用。阿是穴、肩外俞、膈俞刺络拔罐出血,乃破血祛瘀法,加用灸法,血得热则行,可加强祛瘀通经的效果。

【验案举例】

Lucia,女,58岁,意大利罗马人。

主诉:项背痛数年,经久治疗不愈,晨起项背僵硬、疼痛,活动略受限,疼痛连及肩臂和肩胛内侧,受寒后疼痛加重。

检查:项部肌肉僵硬,肩井穴处有僵硬的条索,压痛,肩胛骨内侧缘有压痛,曲垣穴处有结节及压痛。舌质淡,脉弦细。

辨证:体虚卫外不固,邪气痹阻。治疗拟温阳祛邪,通经止痛。

治法:选取天柱、大椎、肩外俞、曲垣、肩井、巨骨、天宗、肩髃、曲池、手三里、合谷、后溪、足三里等穴,浅刺手法,肩井用齐刺法,并在天柱、大椎、肩井、肩外俞施以艾条灸,每穴3分钟,留针30分钟。治疗1次后明显好转,3次后疼痛消失。

【经验与体会】

1. 针刺结节效果好,本病在项背部有结节、压痛点和条索,治疗时在结节、压痛点可针刺 1 针,在条索部位可针刺数针,针刺的深度为 0.2～0.5 寸,行捻转泻法。

2. 应用灸法可加快病变的痊愈,在结节部位、条索部位、阿是穴处以及完骨、天柱、大椎穴位处施以灸法,可获得显著效果。因于风寒者,艾灸可祛风温经散寒;因于瘀血者,艾灸可行气活血,正如《灵枢·刺节真邪》所说"脉中之血,凝而留止,弗之火调,弗能取之。"

第三节　落　枕

落枕又称失枕,多因睡眠后出现颈项部疼痛、活动受限等症状,是颈部软组织损伤的常见病,多见以青壮年,男性多于女性。

【诊断要点】

1. 多在睡眠后出现颈项部疼痛,疼痛可连及肩背。

2. 头常歪向患侧,活动受限,颈项不能自由旋转和后顾,旋转时与上身同时转动。

3. 颈项部肌肉僵硬、压痛。

【病因病机】

落枕多因睡眠时枕头过高、过低或过硬,或睡眠时头颈部过度偏转,使颈部肌肉长时间受到牵拉,处于过度紧张状态而发生静力性损伤。由于颈项部肌肉损伤,瘀血痹阻;或由于气血疏通发生障碍,卫外不固,风寒邪气趁虚而入,经筋受风寒而挛缩,发为落枕。

【辨证与治疗】

主症:睡醒后颈项部疼痛,头歪向一侧,转动困难,疼痛连及肩背,颈部肌肉僵硬,压痛明显,局部喜热恶寒。舌苔薄白,脉浮紧;或舌质黯,脉弦。

治则:温经散寒,舒筋活血。

处方:阿是穴、外劳宫、后溪、悬钟。

操作法:先针刺阿是穴、后溪、外劳宫、悬钟,用捻转泻法。在针刺的同时,令患者前后左右和旋转头颈部。局部喜热恶寒者,在阿是穴针刺后拔火罐,起罐后艾灸 5 分钟;颈项部因于瘀血者,在阿是穴刺络拔罐。

方义:外劳宫又名落枕穴,位于手背侧,第 2、3 掌骨之间,掌指关节后 0.5 寸处,是治疗落枕的经验效穴。手太阳经及其经筋分布在肩背部(所属的肌肉主要有:冈上下肌、肩胛提肌、头夹肌等),是动则病不可以顾,肩似拔,臑似折;足少阳经及其经筋循行于颈项部的侧面及耳乳突部位(所属的肌肉主要有:斜方肌、胸锁乳突肌等),其病则"颈维筋急",本病多发生在斜方肌、胸锁乳突肌及肩胛提肌。后溪、悬钟分属手太阳经和足少阳经,与局部阿是穴配合应用,远近结合,可达疏通颈项部经络气血,祛邪舒筋通络止痛的效应。

【经验与体会】

1. 针灸治疗本病有很好的效果,临证时应注意经络辨证的应用才可取得更好的效果。压痛点位于颈椎旁或肩胛骨内侧角,属于太阳经,后溪为主穴;压痛点或肌紧张位于胸锁乳突肌,属于阳明、少阳经,应以完骨、手三里、悬钟为主穴。

2. 后溪、悬钟、外劳宫是治疗落枕的特效穴。后溪是手太阳经五输穴中的"输穴","俞主体重节痛",主要用于肌肉关节疼痛的治疗,《针灸甲乙经》"头不可以顾,后溪主之",临床用之见效于顷刻。针刺时用 0.30mm×25mm 的毫针向三间方向直刺,捻转提插泻法,在施行手法的同时令患者活动头项部。

悬钟属于足少阳经,《针灸大成》悬钟主"颈项强",是治疗落枕的特效穴,针刺时用 0.30mm×40mm 的毫针,针尖略向上直刺,得气后提插捻转泻法,慢按紧提,持续 2 分钟左右,同时患者活动颈项,可当即好转。若患者有针感沿经向上传导,或有热感,效果更好。

外劳宫是经外奇穴,是治疗落枕的经验效穴,针刺时用 0.30mm×40mm 的毫针,在 2、3 掌指关节后缘向上斜刺,捻转提插泻法,同时令患者活动头项部,即可获效。

3. 拔火罐和艾灸可加速痊愈,在病变处或阿是穴部位拔火罐,之后再用灸法可加强治疗效果,加速痊愈。

第四节　项韧带劳损与钙化

项韧带劳损与钙化是临床常见病,也是项背部疼痛的常见原因之一。项韧带属于棘上韧带的一部分,因其特别粗大、肥厚,故称其为项韧带。起于枕外粗隆,向下延续至第 7 颈椎棘突。项韧带的主要功能是维持颈椎的稳定和牵拉头部由屈变伸。

【诊断要点】

1. 有长期低头工作史,或颈项部外伤史。

2. 颈项部疼痛、酸胀,颈部屈伸时疼痛加重,抬头或颈后伸时疼痛减轻。

3. 检查:颈椎棘突尖压痛,有时在病变的局部可触及硬结或条索状物。X线片检查可见病变部位项韧带钙化影。

【病因病机】

长期的长时间低头工作,因头颈部屈曲而使项韧带拉紧,久而久之则项韧带自其附着点牵拉,部分韧带纤维撕裂,或从项韧带附着点掀起,产生损伤与劳损。损伤后局部出血,组织液渗出,之后发生机化和钙盐沉积,使劳损的项韧带钙化。

中医认为劳伤气血,颈项筋骨失于气血濡养则筋肉挛缩,气血运行受阻,导致络脉瘀血阻滞,久之则瘀血凝结成块;或卫外不固,复感风邪,加重了病情的发展。

【辨证与治疗】

主症:颈项部疼痛、酸胀、僵硬,颈项活动时疼痛,可伴有响声,触摸有压痛。舌质黯,脉弦细。

治则:养血柔筋,活络止痛。

处方:天柱、阿是穴、风府、后溪、承浆、心俞。

操作法:阿是穴针刺捻转泻法,天柱、风府、承浆、后溪龙虎交战手法,心俞针刺补法,天柱针刺后加用灸法。

方义:本病隶属于督脉,故治疗以督脉经穴为主,风府是督脉与阳维脉的交会穴,既可疏通督脉,又可散风通络,主治颈项疼痛,正如《素问·骨空论》所说"颈项痛,刺风府"。承浆是任脉与手足阳明经的交会穴,又是任脉与督脉的连接穴,阳明经多气多血,任脉纳五脏之精血,故承浆可调任、督脉的气血,濡养督脉之经筋。承浆与风府配合,可加强颈项痛的治疗,《玉龙歌》"头项强痛难回顾,牙痛并作一般看,先向承浆明补泻,后针风府即时安。"即是这一组合的明证。后溪是八脉交会穴之一,通于督脉,又是治疗颈项痛的特效穴,是治疗本病的主穴,本穴与天柱相配,局部与远端结合,有利于舒筋通脉。补心俞可调血柔筋,疏解挛缩。

第五节　颈椎间盘突出症

【概述】

椎间盘由髓核、纤维环和软骨板构成,它的前部较后部高,使脊柱呈生理性前凸。颈椎间盘突出症多由于急性或反复和轻微的外伤而引起。

颈椎的下部负重较大,活动较多,又与相对固定的胸椎相连,故容易劳损而发生退行性改变。纤维环发生退变之后,纤维肿胀变粗,继而发生玻璃样变性。由于纤维环变性而弹性减退,难以承受椎间盘内的张力,产生断裂。当椎间盘受到头部屈伸活动时重力作用、肌肉的牵拉以及外伤等影响时,椎间盘则向外膨出破裂,髓核也可经破裂的纤维环裂隙向后突出。

由于椎间盘向椎管突出的位置不同,则产生不同的表现,常见的突出位置有以下三种类型:

1. 侧方突出型　突出的位置在后纵韧带外侧、钩椎关节内侧。该处是颈神经根通过的部位,突出的椎间盘压迫脊神经根而产生根性症状。

2. 旁中央突出型　突出的部位偏于一侧,介于脊神经和脊髓之间。突出的椎间盘可压迫脊神经根和脊髓,产生单侧脊髓和神经根压迫症。

3. 中央突出型:突出部位在椎管中央,脊髓的前方,突出的椎间盘压迫脊髓腹面的两侧,产生脊髓受压的双侧症状。

【诊断要点】

1. 多见于 30 岁以上的中壮年,无外伤使者,起病多缓慢;有外伤史者,起病较急。

2. 颈后疼痛,卧床休息症状好转,活动、或咳嗽后症状加重,疼痛向一侧或两侧肩、臂和手部放射。

3. 本病多发生于 C_6、C_7 或 C_5、C_6 椎间盘,颈椎 CT 和 MRI 检查可以帮助确诊。由于椎间盘突出的部位不同,压迫的组织不同,临床表现各不相同。

(1)椎间盘侧方突出:主要症状为①颈部受累神经根的上肢支配区疼痛与麻木。疼痛放射到一侧肩部和上肢。②颈部僵硬,颈后肌痉挛,活动受限。③在突出部位的棘突间有压痛。④颈神经根牵拉试验和椎间孔加压试验阳性。⑤受累神经节段支配区有感觉、运动及反射改变,以及肌力减退、肌肉萎缩等体征。

(2)椎间盘旁中央突出:①患者有椎间盘侧方突出的症状、体征。②患者有单侧脊髓受压症状和体征,患侧下肢软无力、肌肉张力增强、腱反射亢进、巴宾斯基征(Babinski)阳性。

(3)椎间盘中央突出:主要表现为脊髓受压症状和体征。①下肢无力,平衡障碍,严重时可见下肢瘫痪。②肌肉张力增高、腱反射亢进、踝阵挛、髌阵挛、巴宾斯基征阳性。

【病因病机】

本病主要位于督脉、手足太阳经、足少阴经。

1. 风寒阻滞　颈项劳损或年老体弱,卫外不固,风寒邪气趁虚入侵颈项,经络闭阻,气血运行不畅而发病。

2. 瘀血阻滞　外力损伤头颈部,血溢脉外,瘀血停滞,阻碍经络气血运行而发病。

3. 肝肾亏损　肾主骨藏精生髓,肾虚则精亏,精亏则骨失其养,发为骨痿。肝主筋而藏血,筋附于骨,肝虚则筋失血养而萎软拘紧。

【辨证与治疗】

1. 风寒阻滞

主症:颈项疼痛,连及肩背和上肢,手臂麻木,项背喜热恶寒,疼痛与气候变化有关。舌苔薄白,脉紧。

治则:散风祛寒,温经通络。

2. 瘀血阻滞

主症:有明显的损伤史,发病急,颈项部疼痛,痛连肩臂,强迫体位,头项活动受限。舌质暗,脉弦。

治则:活血化瘀,通经止痛。

3. 肝肾亏损

主症:发病缓慢,反复发作的颈项酸痛,上肢麻痛,劳累后加重,下肢无力、瘫痪、拘紧、腰部酸软,耳鸣,耳聋。舌质淡,脉沉细。

治则:调补肝肾,益精柔筋。

4. 治法

处方:天柱、阿是穴(颈夹脊穴)、后溪、列缺。

　　　风寒痹阻者加:大椎、外关;

　　　瘀血阻滞者加:膈俞、合谷、太冲;

　　　肝肾亏损者加:肝俞、肾俞、太溪;

　　　上肢疼痛者加:曲池、外关;

　　　上肢及手指麻木者加:外关、少商、商阳、关冲、少泽;

　　　下肢瘫痪、肢体拘禁者加:阳陵泉、悬钟、三阴交、照海。

操作法:天柱、阿是穴、后溪、大椎、外关、合谷、太冲、曲池针刺捻转泻法。列缺针刺得气后先用捻转泻法,之后用捻转补法。膈俞刺络拔罐法,用梅花针叩刺出血,再拔火罐。根据麻木的手指选取井穴,然后用三棱针点刺出血。肝俞、肾俞、太溪等穴针刺补法。

方义:本病除跌打损伤引起者之外,基本上属于本虚标实的病证,本虚或因于劳伤气血,卫气不固;或由于肝肾亏损,筋骨失养。表实多因于风寒痹阻或瘀血阻滞。本病治疗处方即基于此标本兼顾,颈夹脊穴是一组穴位,多选取压痛的部位(C_5、C_6、C_7),属于局部取穴,具有疏通经络、通经止痛的功效,对颈椎病变有良好效果。天柱属于足太阳经,又位于颈部,是疏通头项部经络、祛风散寒的主要穴位,正如《百症赋》所说:"项强多恶风,束骨相连与天柱"。后溪是手太阳经的输穴,"俞主体重节痛";后溪又通于督脉,可通阳祛邪,疏通项背经气,所以后溪是治疗颈项疼痛和项背疼痛的主穴;列缺是手太阴经络穴,通于手阳明经,针刺泻之,具有宣肺祛邪、疏通经络的作用,多用于头项疼痛的治疗,正如《四总穴歌》曰"头项寻列缺";列缺又通于任脉,任脉下入于肾,足少阴经筋"循脊内挟膂上至项,结于枕骨,与太阳之筋合",故补列缺可助金生水,濡养筋骨,缓解颈项部筋肉的僵硬、疼痛,为治本之法。列缺配后溪,一个调任脉益阴潜阳,濡养筋骨;一个调督脉,通阳祛邪,使任督脉经气畅达,阴阳调和,百病可治。

手指麻木者,病因虽多,但病机总归于气血不调,治疗宗通经接气法,取井穴点刺出血,可获得良好效果。井穴是阴阳经的交会穴,有调达阴阳的作用;阴经属于阴而主血,阳经属于阳而主气;故井穴有调理气血的作用;阴经井穴配五行属于木,应于肝,肝藏血,主疏泄;阳经井穴配五行属于金,应于肺,肺主气,主治节,故井穴可调节气机和气血的运行。井穴点刺出血能行气活血化瘀,是治疗肢体麻木的有效穴位。

阳陵泉是筋之会穴,悬钟是髓之会穴,三阴交是足三阴经交会穴,补之养血益精,濡养筋骨,治疗肢体的拘紧和僵硬。照海是阴跷脉的交会穴,主治肢体的运动,"阴跷为病,阳缓而阴急",善于治疗肢体的僵硬、拘挛。

【验案举例】

安娜玛丽娅,女,45 岁,意大利罗马人。

主诉:项背部及右侧上肢麻痛 2 周,加重 3 天。

现病史:2 周前从马背上摔下,之后出现项背部疼痛,并逐渐加重,连及肩臂和手指麻痛,经 MRI 检查显示颈椎间盘向侧后方突出。检查颈椎外观无畸形,$C_{5\sim6}$ 旁明显压痛,右颈神经根牵拉试验(+),椎间孔加压试验(+),项部肌肉僵硬,活动受限。舌质黯,脉弦。

诊断:颈椎间盘突出症(瘀血阻滞)。

治则:活血祛瘀,通经止痛。

治疗:先选取患侧少泽、关冲用三棱针点刺出血,出血由黯红变鲜红为止。出血后针刺健侧后溪穴,捻转泻法,同时令患者活动头项,疼痛逐渐减轻,2 分钟后在活动头项时,突然感到颈项部清脆的响声,颈部和肩臂麻痛显著减轻,留针15 分钟。第 2 天再针,病痛明显减轻,颈部有轻度压痛,宗上法加刺颈部阿是穴,并与同侧后溪穴用韩式电疗机通电 15 分钟(疏密波)。三诊主症和体征基本消失,又巩固治疗 2 次而愈。1 年后随访未再发作。

【经验与体会】

1. 本病在急性期用后溪治疗有非常好的效果,一般采用巨刺法,捻转泻法,在针刺的同时令患者活动头项,即可获效。

2. 慢性颈椎间突出或因风寒引起的颈椎间盘突出症重用灸法效果好,主要穴位有天柱、大椎、大杼,用艾条灸,每穴灸 5 分钟,每天 1 次效果更好。可温通督脉和太阳经,散风祛寒通脉,舒筋止痛。

3. 颈椎间盘突出症表现有手臂麻木,或因于瘀血,或因于邪气痹阻者,在其所属的井穴用三棱针点刺出血,3 ~ 5 次可获明显效果。

第六节　颈　椎　病

【概述】

颈椎病是因颈椎间盘退行性病变导致椎体失稳和压迫邻近组织而引起的一

系列症状和体征的总称。本病又称颈椎退行性关节炎、颈椎综合征等。颈椎病是颈部的常见病、多发病，因为颈椎是人体活动度与负重较大的部位，特别是 $C_{4\sim5}$ 和 $C_{5\sim6}$ 椎间盘是颈部的活动中心，又是承受头部压力最大和最集中的部位。随着年龄的增长和长期的劳损，椎间盘发生退行性病变，及其继发性椎间关节退行性改变，引起神经根、椎动脉、交感神经、脊髓等邻近组织受累的相应临床症状和体征。

　　本病散见于中医学中的"骨痹"、"阴痹"、"头痛"、"眩晕"、"项强"和"肩背痛"的记载中。

【诊断要点】

颈椎病按病变部位、范围以及受压组织的不同，而出现不同的临床表现和体征，临床上分为神经根型、脊髓型、椎动脉型和交感神经型等，其中以神经根型最常见。

1. 神经根型颈椎病

（1）颈肩部疼痛，向一侧或两侧放射。

（2）疼痛为酸痛、钝痛、刺痛或触电样串痛，劳累和受寒后疼痛加重。

（3）检查：颈部活动受限，肌肉僵硬；颈椎棘突旁、患侧肩胛骨内上角压痛；上肢牵拉试验（＋），椎间孔挤压试验（＋）。

（4）X 线检查：可见颈椎生理前凸减小或消失，椎间隙狭窄，椎体前、后缘骨质增生，钩椎关节、关节突关节增生，椎间孔狭窄。

CT 检查：可清楚地显示颈椎椎管和神经根部狭窄，椎间盘突出及脊神经受压的情况。

MRI 检查：可观察椎管内结构的改变，可清楚显示脊髓、椎间盘的情况。

2. 脊髓型颈椎病

（1）慢性进行性四肢瘫痪为主要特征。

（2）早期可见双侧或单侧下肢发紧、麻木、疼痛、僵硬、无力、烧灼感、步态不稳、步态笨拙等，继而四肢瘫痪，卧床不起，小便失禁或潴留。

（3）手部无力、发抖、活动不灵活，持物不稳，容易坠落。

（4）检查：颈部受限不明显，下肢肌张力增高，腱反射亢进，可引出病理反射（霍夫曼征阳性、巴宾斯基征阳性）、踝阵挛、髌阵挛。

X 线检查：可见脊椎退行性改变。

MRI 和 CT 检查可明确诊断。

3. 椎动脉型颈椎病　椎动脉从第 2 颈椎通过横突孔，在椎体旁上行。可因钩椎关节骨赘形成、椎间隙变窄、颈椎不稳等原因刺激或压迫椎动脉，引起大脑后动脉、小脑下动脉和内耳动脉供血不足而产生症状。

（1）眩晕是本病的主要症状，颈后伸或侧弯时眩晕加重，甚至猝倒，猝倒后颈部位置改变而立即清醒。

（2）有的表现为头部昏沉、头脑不清醒或头脑迷迷糊糊。

（3）常伴有耳鸣、耳聋、记忆力减退、智力下降、视力减退、复视、发音障碍等。也有的患者同时伴有颈神经根型及交感神经刺激征。

（4）检查：颈椎棘突部有压痛，头部后仰或旋转时眩晕加重。

X线检查：颈椎正位片及斜位片可见钩椎关节处有骨赘形成，并向侧方突出。

椎动脉造影可见椎动脉扭曲或狭窄。

4. 交感神经型颈椎病　一般认为各种结构颈椎病变的刺激可通过脊髓反射或脑-脊髓反射而产生一系列交感神经症状。

（1）主要表现为交感神经兴奋症状：如头痛或偏头痛，可伴有恶心、呕吐；眼部症状可表现为视物模糊、视力下降、眼窝胀痛、流泪、眼睑无力、瞳孔扩大或缩小；耳部可表现为耳鸣、耳聋、眼球震颤等；也可见三叉神经出口处疼痛或压痛、枕大神经痛、舌下神经功能障碍等。也可见心前区疼痛、心律不齐、心跳过速或血压升高以及四肢发凉、局部温度下降等。

（2）颈部酸痛：有颈部支持不住头部重量的感觉。

（3）也可表现为交感神经抑制的症状：如头晕、眼花、流泪、鼻塞、行动过缓、血压下降及胃肠胀气等。

（4）检查：头部转动时颈部或枕部疼痛加重，压迫患者不稳定的颈椎棘突可诱发或加重交感神经症状。

X线平片检查：显示颈椎退行性改变，颈椎屈伸检查可证实有颈椎节段不稳，其中以颈椎3～4椎间不稳最常见。

MRI等检查结果与神经根型颈椎病相似。

【病因病机】

本病的病位在骨和筋肉，属于督脉、手足太阳经和足少阴经循行范围，其病因病机内因体虚，复感外邪，或因跌打损伤，动作失度，而至气血运行不畅而发病。

1. 体质虚弱，风寒痹阻　体质虚弱，卫外不固，风寒邪气趁虚而入；或跌打损伤，活动失度，致经络气血痹阻而发病。

2. 劳伤气血，筋骨失养　长久伏案或操电脑而久坐，耗伤气血，筋骨失养而发病。

3. 肝肾亏损，筋骨失养　中年以后肝肾精血不足，督脉空虚，筋骨失养，筋肉挛急而发病。

【辨证与治疗】

1. 风寒痹阻

主症：颈项僵硬，项背、肩臂疼痛，遇寒加重，颈部活动受限，手臂麻冷。舌苔白,脉弦紧。

治则:温经散寒,通络止痛。

处方:天柱、大椎、颈椎夹脊穴、后溪、外关。

操作法:以上诸穴均用针刺捻转泻法,针天柱针尖斜向脊柱,使针感向肩背部传导。针大椎时患者微低头,针尖向患侧微斜,使针感向患侧肩臂传导。针颈椎夹脊时,用 0.30mm × 40mm 的毫针,进针时针尖微向脊柱斜刺,当触及椎体时,将针体稍提起,然后使针体垂直刺入 1 寸左右,并使针感向颈肩部传导。后溪、外关用强刺激手法,针刺的同时令患者活动颈项部。天柱、大椎、颈椎夹脊穴可加用灸法。

方义:本证是由于外受风寒邪气,滞留督脉和太阳经导致经气不通所致。取诸阳之会大椎、太阳经穴天柱及颈椎夹脊穴,针而灸之,温散风寒,疏通督脉及太阳经脉,通经止痛。后溪是手太阳经"输穴"并通于督脉,"俞主体重节痛",且配五行属于木,木主风,功善祛风通经止痛,是治疗颈项部疼痛的主要穴位。外关是手少阳三焦经的络穴,有络脉通于心包经,心包主血脉;外关又通于阳维脉,阳维脉主表,故外关既可疏解风寒又可疏通血脉,通经止痛。诸穴合用,共奏祛风散寒,温经止痛的功效。

2. 气血虚弱

主症:颈项、肩背部僵硬酸痛,上肢乏力麻木,头痛头晕,头脑不清,记忆力下降,视物不清,心悸。舌质淡,脉沉弱。

治则:补益气血,濡养筋骨。

处方:百劳、颈椎夹脊穴、大椎、曲池、养老、中脘、足三里。

　　　头痛头晕、记忆力下降加:百会、天柱;

　　　视物不清、心悸加:心俞、脾俞、内关。

操作法:针百劳针尖向脊柱方向斜刺 1 寸左右,捻转平补平泻法,并可加用灸法。针夹脊穴和大椎进针法同上,捻转平补平泻法。曲池、足三里、中脘、心俞、脾俞捻转补法。养老针尖向肘部,百会针尖沿督脉向后,内关直刺,捻转平补平泻法。

方义:本证属于劳伤气血,筋骨失养,故取颈椎夹脊、大椎及百劳穴温养督脉及太阳经筋,养筋壮骨,以治其标;取曲池、中脘、足三里、心俞、脾俞,针而补之,补益气血生化之源,濡养筋骨,以治其本。养老是手阳明经的"郄穴",功能舒筋通络,是治疗颈椎病的有效穴位,如《甲乙经》说养老主"肩痛欲折,臑如拔";同时养老也是治疗目视不明的重要穴位,正如《百症赋》云:"目觉䀮䀮,急取养老、天柱。"内关是心包经络穴,心主血脉,外通三焦经,三焦乃"元气之别使也",主持诸气,故内关可通达血脉,调理气血,濡养筋骨。如此治标与治本相结合,病变局部取穴与循经远端相结合,可获良好效果。

3. 肝肾亏损

主症:颈项肩臂疼痛,肢体麻木僵硬,步态不稳甚或瘫痪,耳鸣耳聋,腰膝酸软,小便失禁。舌质淡,脉沉细。

治则:补益肝肾,濡养筋骨。

处方:颈椎夹脊穴、大椎、养老、肝俞、肾俞、阳陵泉、太溪。

　　　耳鸣、耳聋加:翳风、中渚;

　　　尿失禁加:关元、三阴交;

　　　下肢瘫痪加:悬钟。

操作法:夹脊穴、大椎、养老针刺法同上,捻转平补平泻手法,并可加用灸法。其余诸穴用捻转补法。

方义:本证属于年迈、久病、房劳伤及肝肾,精血亏损,经脉空虚,筋骨失养,足少阴经筋"循脊内挟膂上至项,结于枕骨,与太阳之筋合。"故肾精亏损,可使颈部筋骨失养,发为颈椎病。取颈部夹脊穴、大椎及养老,温通督脉及太阳经,输运精血,濡养筋骨,以治其标;取肾俞、肝俞、太溪针而补之,补益肝肾,濡养筋骨,以治其本。阳陵泉是足少阳经之"合"穴,又是筋之会穴;悬钟是足少阳经穴,又是髓之会穴,二穴合用,可益精髓壮筋骨,而且是治疗颈椎病和下肢瘫痪的有效穴位。养老疏通经络,是治疗颈椎病的有效穴位。若见耳聋、耳鸣,乃肾精匮乏,耳窍失于濡养,加用翳风、中渚调理三焦,助元精上达,濡养耳窍。若遗精、遗尿或尿失禁,乃肾气失固,加关元、三阴交培本固摄。

4. 肝阳上亢

主症:颈部酸痛,按之僵硬、疼痛,头痛眩晕,眼痛目眩,恶心呕吐,胸痛心悸,急躁易怒。舌质黯红,脉弦数。

治则:平肝潜阳,调和气血。

处方:风池、颈椎夹脊穴、曲池、后溪、合谷、内关、太冲、三阴交、中脘。

操作法:针风池用0.30mm×40mm的毫针,针尖向对侧眼球方向平刺,捻转200次左右,平补平泻手法,头痛即刻缓解;颈夹脊穴刺法同上;合谷、曲池、后溪、太冲针刺泻法;中脘平补平泻手法;三阴交针刺捻转补法。

方义:本证是由于年迈体虚,肾精亏损,肝阳上亢,肾精亏损则颈部筋骨失养,肝阳上亢则头痛眩晕。风池是足少阳经和阳维脉的交会穴,有平肝息风的作用,是治疗头痛眩晕的重要穴位,又有缓解颈部经筋挛缩的作用。颈椎夹脊穴,属于局部取穴,可疏通局部经脉气,血,清亢上之阳热,通经气而止痛。太冲是足厥阴经原穴,平肝潜阳,是治疗本证的主穴,配内关,可加强泻肝的作用,因内关属于心包经,配五行属火,泻火即泻肝,同时内关又有和胃止呕吐的作用;配后溪是因为后溪是治疗颈椎病的经验效穴,后溪配五行属于风,风内应于肝,又后溪属于小肠经,属于火,故后溪又可清肝热泻肝风;配三阴交,补肝肾益阴潜阳;配中脘,因为中脘位居中焦,斡旋升降,升精血濡养筋骨,降肝火而止痛。

【验案举例】

Giovani,男,55岁,偏头痛兼右侧上肢麻痛2年,久治乏效。开始按偏头痛用药物治疗,以后又按颈椎病用物理疗法,均未取得效果。目前右侧偏头痛,时常发作,疼痛重时伴有恶心,偶尔有呕吐,右侧眼部胀痛,颈部酸痛,右上肢有轻度麻痛。检查:右侧玉枕穴处僵硬和压痛,颈项部肌肉僵硬,颈椎3~5压痛,椎间孔挤压试验(+);X线片显示第3、4、5颈椎前缘有唇样增生,3、4间隙变窄;CT检查$C_{3~4}$椎间孔狭窄;舌质黯红,脉弦细。诊断:颈椎病,交感神经型。治疗:取风池,颈椎阿是穴,玉枕,华佗夹脊穴5、7、9、11、14,三阴交,患者先取坐位,针风池捻转手法,得气后使针感向同侧头部传导,捻转200次后,随即起针;阿是穴针尖稍向脊柱,用灵枢经中的短刺法,深内至骨,得气后提插和捻转法,针感传导后起针;其余诸穴取卧位,玉枕穴针尖向下平刺,捻转泻法;华佗夹脊穴针尖向脊柱直刺,捻转平补平泻手法;三阴交直刺补法,留针30分钟。每周治疗2次,10次为1个疗程。经治疗2个疗程后,诸症消失,局部也无压痛。1年半后随访,未复发。

【经验与体会】

1. 针灸治疗颈椎病对于经神经根型效果较好,其他依次为椎动脉型、交感神经型,脊髓型效果较差。

2. 作者在临床上常采用下述方法治疗颈椎病。

主穴:百会、天柱、颈椎阿是穴、大椎、曲池、三间、后溪、中脘、足三里。

方法:针刺百会沿督脉刺向后顶,捻转平补平泻法。天柱、颈椎阿是穴直刺,有针感上下传导或传导上肢。针大椎时取坐位微低头,直刺针尖偏向患侧,使针感向患侧传导。术后灸天柱、阿是穴和大椎。后溪、三间直刺捻转泻法。中脘、曲池、足三里平补平泻法。百会与曲池链接脉冲电疗机(患侧),采用疏密波,中等强度,通电30分钟。

根据:中医经络理论、头针疗法、生物同息论和腹针疗法。颈椎病的病变部位在颈部,位于督脉、太阳经,天柱、大椎属于局部取穴,可疏通督脉和太阳经经气。百会既可疏通督脉和太阳经气血,镇静安神,治疗头痛头晕,针百会时刺向后顶应属于顶中后线,故又善于治疗后头痛和颈项痛。后溪功于止痛,是治疗颈椎病的经验效穴,后溪与三间均位于掌指关节后缘,相当于生物同息论的颈项部,主治颈项部病证。《灵枢·五乱》云:"气在于头者,取之天柱、大杼,不知,取太阳荥输;气在于臂足,取之先去血脉,后取其阳明少阳之荥俞。"可见在《黄帝内经》中以指出太阳经输穴后溪及阳明经输穴三间是治疗头颈部疼痛、肩臂疼痛的重要穴位。中脘位于中焦,斡旋气机之升降,升清降浊,主治气乱于上的头痛头晕,中脘又相当于腹针穴位中的颈项部,可治疗颈项部气血失调筋肉失养引起的病证。本病的内在原因是体虚,或因于气血虚,或因于肝肾虚,其病机是气血阻滞,治应补其虚通其滞;曲池、足三里同属于阳明经,多气多血,有较好的调理、疏通气血的作用;二穴又同属于五输穴中的合穴,配五行属于土,补之可健脾胃生气血;二穴配中脘,可升气血向上,濡养颈部筋骨,又可降气血向下,滋补肝肾濡养筋骨。

效果:治疗神经根型颈椎病5~6次可获得良好效果,颈动脉型加内关,交感神经型内关、太冲,脊髓型加阳陵泉、悬钟、太溪。

3. 颈动脉型颈椎病、交感神经型颈椎病用华佗夹脊穴有明显效果,主要穴位有:百会、颈夹脊穴、大椎、华佗夹脊穴5、7、9、11、14、三阴交。针刺方法同前。

4. 手指麻木者点刺井穴放血,如手拇指麻木者,点刺少商出血;示指麻木者,点刺商阳出血;中指麻木者,点刺中冲出血;无名指麻木者,点刺关冲出血;小指麻木者点刺少冲、少泽出血。

5. 拔火罐和灸法有助于本病的恢复。在大椎、大杼、肩外俞、天宗,拔火罐10分钟左右,然后在颈椎阿是穴、天柱、大椎用艾条灸,每穴灸3~5分钟。

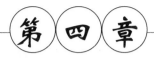

胸背部筋骨疼痛

　　胸部脊柱由 12 块椎骨及其韧带连接组成,有略突向背侧的弯曲。胸椎椎体似心形,由上向下逐渐增大,其两侧有与肋骨头连接的肋凹陷,上下各一。横突呈圆柱形,伸向后下方,其前面由横突肋骨凹与肋骨结节构成结节。胸椎关节突呈冠状位。胸椎棘突细长,斜向后下方,相互重叠。各棘突与邻近的椎板相互排列呈叠瓦状。椎间盘较薄,椎体与椎间盘的前后面有前纵韧带和后纵韧带。12个胸椎的椎孔连接构成胸段椎管,内有脊髓。

　　12 个胸椎分别与 12 对肋骨连接,胸椎、椎间盘、肋骨、胸骨及其相应的软组织成胸廓,保护胸廓内脏器。

　　胸背部的表层有浅、深筋膜,深筋膜上连项筋膜,下连腰筋膜。胸背部的肌肉分为三层,浅层的上部为斜方肌,下部为背阔肌;中层为大、小菱形肌及肩胛提肌,后锯肌位于菱形肌的深面;深层为竖脊肌。

　　胸背部经络分布:背部有督脉、足太阳经及其经筋、手太阳经筋、手足阳明经筋;侧面有足少阳经及其经筋、手厥阴经筋;胸部有任脉、手太阴经及其经筋、手少阴经及其经筋、手厥阴经及其经筋、足少阴经、足太阴经、足阳明经及其经筋、足少阳经筋;脊柱腹侧有足太阴经筋、足少阴经筋。

第一节　背肌筋膜炎

【概述】

　　项背肌筋膜炎是指项背部的肌肉、筋膜由于急慢性损伤或感受风寒湿邪等原因发生无菌性炎症,引起项、背、肩等处疼痛、麻木的疾病。本病又称纤维织炎、软组织劳损、肌肉风湿病等。

　　本病相当于中医学中的"背痛"、"肩背痛"的范畴,是针灸治疗的主要适应证之一。

【诊断要点】

1. 项背部疼痛、酸痛或伴有上肢或枕部、头顶部的放射痛,遇阴雨天、寒冷、潮湿等气候症状加重。

2. 背部有沉重感、紧束感,背如石压,或兼见头痛、头晕、视物模糊、胸闷、胸痛、心悸等。

3. 背部肌肉紧张、僵硬、压痛,并可触摸到结节或条索状阳性反应物,常见于肩胛骨内上角附分穴处(病位于肩胛提肌)、肩胛骨内侧缘附分、魄户、膏肓、神堂、譩譆等穴位处(病位于菱形肌)、肩井穴位处(病位于斜方肌上部)、肩中俞穴位处(病位于斜方肌中部)、膈关穴位处(病位于背阔肌)、脊旁夹脊穴(病位于竖脊肌)、棘突上(病位于棘上韧带)、两棘突间(病位于棘突间韧带)。

4. 颈背部有扭挫伤史　如慢性劳损史(如长期低头伏案、高枕睡眠等)。

5. 理化检查　排除风湿及类风湿脊柱炎。

【病因病机】

1. 风寒湿邪侵袭　本病位于肩背部,是诸阳经脉分布的区域,最易感受风寒湿邪。或汗出当风,或夜卧受寒,或久居寒湿之处,感受风寒湿邪,稽留于肌肤筋肉之间,致经络气血凝滞不通,发为经肩背痛。正如《灵枢·周痹》云:"风寒湿气,客于外分肉之间,迫切而为沫,沫得寒则聚,聚则排分肉而分裂也,分裂则痛。"

2. 瘀血阻滞　因劳力、扭挫或跌打损伤,久痛入络,致瘀血阻滞,脉络不通,不通则痛。

3. 气机逆乱,气血失调　《素问·阴阳别论》:"二阳一阴发病,主惊骇背痛,善噫善欠,名曰风厥。"久坐伏案或长久低头工作,劳伤气血,气血不足则筋肉失养,筋肉拘挛,发为疼痛。久坐伤肉损伤脾胃,阻碍气血生化之源。长久伏案,思虑过度,劳伤心脾,耗气伤血,致使气血虚弱,在外则筋肉失养,在内则脏腑功能失调,气机逆乱,肝阳趁机上逆,发为风厥。

【辨证与治疗】

1. 风寒湿邪痹阻

主症:肩背疼痛,遇寒加重,得热痛减,按之作痛和筋结。舌淡红,苔薄白,脉浮紧。

治则:疏风散寒,祛湿通络。

处方:天池、大椎、风门、天宗、阿是穴、后溪、三间。

操作法:针刺泻法,留针30分钟,间歇运针,同时艾灸大椎、风门、阿是穴,出针后再拔火罐。

方义:本证是由于风寒湿邪侵袭经络,气血凝滞,阻塞不通所致。太阳、阳维主表,故取足少阳、阳维之会穴风池、足太阳经穴风门及诸阳之会穴大椎,针而灸之,疏风散寒,通经祛邪。复取手太阳经穴天宗,再配以局部阿是穴,针灸同用,并拔火罐,以温通局部经气。后溪、三间是手太阳经和手阳明经的"输"穴,功善祛风止痛,因为二穴配五行属于风,"俞主体重节痛",且手阳明经筋"绕肩胛,夹脊",手太阳经筋"上绕肩胛,循颈",故二穴是可治疗项背疼痛。《标幽赋》"阳跷阳维并督脉,主肩背腰腿在表之病";《席弘赋》"更有三间、肾俞妙,善除肩背浮风劳",都表明后溪、三间是治疗肩背痛、项背痛的有效穴位。诸穴合用,可达疏风散寒,祛湿通络的功效。

2. 瘀血阻滞

主症:项背部或肩背部疼痛,痛如针刺,部位固定,痛连肩臂,甚或麻木不仁,活动受限,遇寒或劳累则加重。舌质黯有瘀点,苔薄白,脉弦细。

治则:行气活血,通络止痛。

处方:天柱、曲垣、秉风、阿是穴、膈俞、合谷、曲池。

操作法:针刺泻法,间歇行针,留针 30 分钟。并于阿是穴、膈俞刺络拔罐出血,再加用艾条灸,每穴灸 3 分钟。

方义:本证是由于外伤或久痛入络,瘀血阻滞所致,膈俞为血之会穴,阿是穴是瘀血凝聚的部位,刺血拔罐,可活血化瘀,加用灸法可增强活血化瘀的作用。曲池、合谷均属于手阳明经,阳明经多气多血,其经筋分布于肩胛部,曲池善于疏通经络气血,合谷善于行气活血化瘀,二穴同用可疏通肩胛部经络瘀血的痹阻。其余诸穴属于局部取穴,如此局部与远端相配合,可达活血化瘀,疏通经络气血的作用。

3. 气血逆乱,肝阳上亢

主症:肩背部酸痛、沉重,头痛头晕,视物模糊,胸闷胸痛,心悸不宁,脘腹胀痛。舌质胖大,脉弦细。

治则:调补气血,平肝潜阳。

处方:风池、心俞、阿是穴、中脘、手三里、足三里、三阴交、太冲。

操作法:风池平补平泻法,阿是穴针刺泻法,并灸法,中脘平补平泻法,手足三里、三阴交针刺补法,太冲针刺泻法。

方义:本证是由于升降失调,气血逆乱,肝阳上亢所致。针刺风池、太冲泻上亢的肝阳,治头痛头晕;心俞、手足三里、三阴交,补脾胃生心血,补益气血生化之源,荣心养目;中脘与足三里配合,既可调补脾胃,又可斡旋气机的升降,使气血调达,升降适度,诸症可解;阿是穴除局部经筋之痉挛,疏通局部经络的痹阻;手足阳明经筋均绕肩胛附属于脊背,故手足三里可补气血荣养肩背部的经筋,缓痉挛以止痛。如此,上下之配合,局部与远端相配合,气血调达,诸症可除。

【经验与体会】

肌筋膜炎属于中医经筋病的范畴,针灸对本病的治疗有较好的效果。针灸治疗经筋病的原则是"以痛为腧",所以治疗本病时要选准压痛点和筋结。本病的主要表现是疼痛和功能障碍,其病机是"筋急"和"筋挛",由于筋急和筋挛形成了痛点和筋结。

筋结和痛点的分布有一定的规律:肌肉的起始部,肌肉的终结部,肌肉的附着部,肌肉之间的交叉部。如肩胛提肌的痛点和结节多见于肩胛骨内上角(附分穴处)和颈椎 $C_{1~4}$ 棘突旁;菱形肌的痛点和结节多见于肩胛骨内侧缘和颈椎 $C_{6~7}$ 及胸椎 $T_{1~4}$ 棘突处;斜方肌的痛点和结节多见于肩井、肩中俞、肩外俞等穴位处。

检查痛点和筋结的方法:检查的顺序依次为颈椎棘突、棘突间,胸椎棘突、棘突间;颈椎棘突旁,胸椎棘突旁;肩胛骨内上角,肩胛骨内侧缘;肩胛冈、冈上窝、冈下窝。检查的具体方法是手指触诊法,左右手相互配合,左手着重于固定检查的部位,提供诊察的方便。右手根据筋肉的分布、走行方向、薄厚,用拇指指腹或指尖进行检查。检查的重力,分为浅、中、深三个层次,由浅而深,由轻而重,做推、循、触、按、切、弹拨等手法,并结合患者对检查手法的反应,确定痛点、筋结等阳性病灶。阳性病灶的痛点可为胀痛、酸痛、刺痛;阳性病灶的筋结大小不等,状如绿豆、黄豆、花生米、蚕豆等,并有深压痛。阳性病灶表现为筋肉僵硬,并有深压痛或弹拨痛,多见于颈项部;阳性病灶表现为条索状,有深压痛和弹拨痛,多见于胸椎夹脊穴。

针刺方法:在痛点、筋结点直刺或斜刺 1~3 针,根据病灶的大小而定,针尖直达病灶的中心,捻转泻法或捻转平补平泻法。术后加用艾条灸或艾炷灸。风寒湿邪引起的加用拔火罐法,瘀血引起的加用刺络拔罐法,起罐后再施以灸法。灸法在本病的治疗中有重要作用,每穴不少于 3 分钟,除了艾灸阳性病灶外,还可灸大椎、百劳,有利于本病的痊愈。

第二节　胸椎小关节错缝

【概述】

胸椎小关节错缝是临床上常见的病证,常急性发作,表现为胸背部疼痛和功能障碍,也称为胸椎后关节滑膜嵌顿,俗称"岔气"。本病多发生于胸 2~7 椎,青壮年多见。针灸治疗有良好效果。

胸椎小关节错缝包括胸椎关节突错缝和肋椎关节错缝。胸椎关节突关节有上位胸椎的下关节突与下位胸椎的上关节突构成,关节面近似额状位,有利于胸椎侧屈伸展运动。胸椎周围的软组织比较薄弱,当胸椎处在特定位置时,遇到强大的冲击力,则可发生胸椎小关节错移。如胸椎过度前屈位时或过度后伸位时,如突然遭受背部或胸部的外力打击,以及强大的旋转力,打喷嚏,跳跃,蹦极等可使关节面旋转错移。

肋椎关节包括肋小头关节和肋横突关节,分别由胸椎椎体侧面及横突上的肋凹与肋骨小头及肋结节上的关节面组成,并有韧带保护。肋骨可在这两个关节面上活动,帮助呼吸运动的完成。当肋骨上下旋转运动过于突然或急促连续时,可造成错缝,并伴有周围韧带损伤,如连续不断的笑、咳嗽、双手托举物品向高处放等。

【诊断要点】

1. 多有明显的外伤史,如笑、咳嗽、打喷嚏、跳跃、双手高举前伸突然用力等。

2. 受伤后立即出现或逐渐出现胸背部疼痛,疼痛位于棘突下或棘突旁,有时疼痛可放射到肋间。

3. 呼吸运动受限,深呼吸、咳嗽、打喷嚏、手臂高举等均可引起疼痛加剧。

4. 检查:胸椎棘突下或棘突旁可触及压痛点。如压痛点位于棘突下,常伴有棘突偏歪,多为椎间关节错缝;如压痛点为棘突旁,常无棘突偏歪,多为椎肋关节错缝,疼痛可向肋间隙或胸部放射。

X线片检查:部分患者有患椎棘突偏歪改变。

【病因病机】

在椎体不稳定的情况下,突然受到外力的冲击,或连续不停的笑、咳嗽、打喷嚏、跳跃,或手臂高举又突然用力等,使关节面错位,滑膜嵌顿,韧带损伤,瘀血阻滞,发为疼痛。

【辨证与治疗】

主症:受伤之后,胸背疼痛,可连及胁肋部,不能深呼吸,咳嗽、打喷嚏则疼痛加剧,胸椎棘突下或棘突旁压痛。舌苔薄白,脉弦。

治则:活血化瘀,通经止痛。

处方:阿是穴、后溪、手三里。

操作法:先刺后溪、手三里,直刺捻转泻法,再捻针的同时,令患者做深呼吸运动,或咳嗽。阿是穴直刺捻转泻法,但应严格掌握针刺的深度和角度,起针后刺络拔火罐,保留10分钟。

方义:阿是穴属于局部取穴,或针在棘突上,或针在棘突间,或针在夹脊穴的部位,依据压痛点而定。后溪属于手太阳经,对于脊柱病变有显著疗效;手三里属于手阳明经,功善治疗脊背部疼痛,手阳明经筋与手太阳经筋均附著于脊背,故可用于及背部病证的治疗。

【经验与体会】

针灸治疗本病,应先针刺后溪与手三里,在捻针的同时令患者深呼吸或咳嗽,常可听到"咔嗒"的响声,表明错缝已经复位,疼痛将很快解除。

针灸后疼痛不能解除,可采用推拿手法帮助复位。

第三节 胸椎小关节紊乱症

【概述】

胸椎小关节紊乱症是指胸椎后关节在劳损、退变或外伤等因素作用下,导致胸椎小关节发生急、慢性损伤或解剖移位以及椎旁软组织发生无菌性炎症反应,刺激、牵拉或压迫其周围的肋间神经、交感神经,引起神经支配区域疼痛、不舒适或胸腹腔脏器功能紊乱等一系列症状,称之为胸椎小关节紊乱症。由于胸腹腔脏腑功能紊乱的症状一般不是与胸椎小关节损伤同时出现,往往较晚一段时间出现,因此医生与患者均难于将胸腹腔脏腑功能紊乱症状与胸椎小关节损伤联系起来,导致临床上常常误诊,遗忘了疾病的根源是胸椎病变。

【诊断要点】

1. 患者有背部外伤或长期姿势不良史,如长期低头、伏案工作等。

2. 胸背部酸胀疼痛或沉重乏力,时轻时重,一般活动后减轻,劳累或受寒后加重。

3. 胸胁部疼痛,疼痛的具体部位因胸椎损伤的部位而异,如:胸椎 $T_{2\sim5}$ 损伤,可表现为乳房以上胸胁部位的疼痛、心前区痛;胸椎 $T_{5\sim12}$ 的损伤,可表现为乳房以下区域疼痛、胸痛、胁肋痛、胃区痛、肝区痛、腹部痛等。

4. 自主神经紊乱症状

(1)汗液排泄障碍:表现为多汗或无汗(局部或半身、全身)。

(2)胸腔脏器功能紊乱症:可见心烦胸闷、胸部压迫感、心律失常、血压异常、咳嗽哮喘等心血管和呼吸系统症状,多见于胸椎 $T_{1\sim4}$ 小关节损伤。

(3)腹腔脏器紊乱症状:可见胃脘胀痛、食滞纳呆、嗳气吞酸、腹胀便秘或腹泻等消化功能紊乱症。

5. 检查

(1)触诊:胸椎棘突、棘突间、椎旁有叩痛、压痛、棘突偏歪或有后凸,或有凹陷。棘突上、棘突间及椎旁的韧带有条索样改变或结节。

(2)X 线检查:可见胸椎有损伤性改变或退行改变、韧带钙化、胸椎侧弯或后凸畸形。可除外结核、肿瘤、类风湿、骨折等。

(3)理化检查:可除外脏腑肿瘤、结石以及损伤程度。

【病因病机】

1. 外邪侵袭　人体在疲劳、虚弱的情况下,复感风寒湿邪,导致筋脉痹阻,血行不畅,经脉不通,不通则痛,以致筋肉痉挛,进而引起胸椎小关节功能活动障碍,日久可致筋膜变性、增厚、粘连,从而影响脊神经和自主神经神经的功能,产生脊背疼痛和脏腑功能紊乱的症状。

2. 跌打损伤　外力打击背部,损伤筋肉、脉络,血溢脉外,瘀血阻滞,筋肉肿胀,挛缩作痛,搏击脊神经和交感神经而发病。

3. 劳伤气血　由于劳力过度或长久伏案用脑过度,劳伤气血,气血亏损。气血虚弱,筋骨失养,筋肉挛缩,胸椎及其小关节失稳,触及交感神经,而发病;气血虚弱,心脾两虚,则胸痛胸闷,心悸烦乱,胃脘疼痛,腹胀便溏等症。

【辨证与治疗】

1. 外邪侵袭

主症:背部疼痛,伴有沉重感、紧感、冷感,遇寒加重,得热痛减,疼痛可连及胸胁部。舌苔薄白,脉浮紧。

治则:散风祛寒,温经通络。

处方:胸椎夹脊阿是穴、大椎、后溪、合谷、外关。

操作法:夹脊阿是穴有两种,一是压痛点,二是结节、条索;针刺的方法是采用 0.30mm×40mm 的毫针,刺入 20mm 左右,得气后用捻转泻法;术后加用艾条灸法。针大椎时患者微低头,直刺捻转泻法,术后加用灸法。后溪、合谷、外关均直刺泻法。

方义:本证是由于感受风寒湿邪而引起,病变部位属于督脉、太阳经以及阳明经筋。针刺并温灸诸阳之会大椎,祛除邪气通经止痛。阿是穴处是邪气痹阻之处,针刺泻法祛邪,艾灸温通除邪。后溪、合谷属于手太阳经和手阳明经,其经筋分布背部,结聚于脊柱,又有良好的行气祛邪,通经止痛的功效。外关属于手少阳经,少阳经循行于胸胁部,是治疗胸胁痛的主要穴位之一;外关又通于阳维脉,阳维脉维系诸阳经而主表,故又有祛除邪气从表而解的功能。诸穴配合可达祛除邪气通经止痛的效果。

2. 瘀血阻滞

主症:背部疼痛,疼痛部位固定,呈刺痛性质,肩臂活动则疼痛加重,背部按之作痛。舌质紫黯,脉涩。

治则:活血化瘀,通经止痛。

处方:胸椎夹脊阿是穴、手三里、后溪、委中。

疼痛连及胸胁部加:内关。

操作法:胸椎夹脊穴的刺法见上,术后刺络拔火罐,委中用三棱针点刺出血,手三里、后溪直刺捻转泻法。内关直刺,捻转泻法。

方义:本证是由于瘀血阻滞所致,故取阿是穴刺络拔火罐,取委中放血,祛瘀活血,消肿止痛。手三里、后溪分别属于手阳明经和太阳经,其经筋分布在背部并附着于脊柱,是治疗脊背疼痛的重要穴位。内关属于手厥阴心包经,其经脉、经筋分布在胸胁部,心主血脉,所以内关既可治疗胸胁部的疼痛,又有活血祛瘀的作用。疼痛剧烈时可内关透外关,可有较强的活血化瘀、行气化瘀、通经止痛的功效。

3. 劳伤气血,心脾两虚

主症:背部酸痛,劳累后加重,胸闷胸痛,心悸不宁,胃脘疼痛,时发时止,纳呆腹胀,便溏乏力。舌质胖淡,脉沉细。

治则:健脾宁心,补益气血。

处方:胸椎夹脊阿是穴、膻中、神门、中脘、足三里、三阴交。

操作法:胸椎阿是穴的刺法同前,术后加用灸法。膻中针尖向下平刺补法。其余诸穴均用直刺捻转补法。

方义:本证是由于气血亏损筋骨失养所致,阿是穴是病变症结的反应点,或为压痛点,或为结节、条索状物,针刺阿是穴可缓解经筋、肌肉的挛缩,消除结节和条索,使经脉通畅,有利于气血对筋骨的濡养。膻中位于胸部正中,是心包的募穴;神门是心经的原穴,二穴配合,可宁心安神,养血通脉。中脘、足三里、三阴交调补脾胃,既可治疗胃脘部和腹部的病证,又可补益气血,乃治本之法。

【验案举例】

马里奥,男,32 岁。左胸闷痛 2~3 年,具体发病时间不详。疼痛多在劳累或感冒后发作,疼痛明显时伴有恶心,胃部不适感。病发后经休息后逐渐好转,有时会持续数天或十余天。心脏、胃肠、肝胆等检查,无异常发现。病前喜欢足球运动,目前已无心情,病痛持久不愈,心情忧郁。曾按心脏病、胃肠病和忧郁症治疗,效果不明显。检查:前胸部无明显压痛和异常发现,颈项部肌肉僵硬,但无压痛。胸椎左侧 $T_{3~5}$ 有条索状物和明显压痛,用力按压时,疼痛向胸部扩散。左肩胛骨内侧膀胱经分布区,肌肉隆起,触之僵硬。舌质黯,脉弦细。诊断:胸椎小关节紊乱,证属瘀血阻滞,兼气血亏损。治疗先在胸椎左侧施以弹拨手法,再用膝顶法使胸椎复位,然后取 $T_{3~5}$ 夹脊穴,每穴刺两针,1 针直刺直达病所,另 1 针斜刺达到条索处,术后加用艾条灸法;心俞、膈俞浅刺捻转补法并艾条灸法;膻中平刺补法;内关直刺捻转平补平泻法;手三里、足三里、三阴交直刺捻转补法。留针 30 分钟,隔日治疗 1 次。经用上述方法治疗 5 次而痊愈。

【经验与体会】

1. 胸椎小关节紊乱症在胸椎棘突有凸起、肿大、压痛,或椎体旁有明显压痛、结节时,在病变处用梅花针叩刺,或毫针点刺出血,之后拔火罐 8~10 分钟,起火罐后,再用艾条灸 5 分钟。然后令患者活动胸背部,病人往往感到胸背舒适,疼痛缓解。

2. 经检查胸椎偏离正中线明显,应先用推拿手法复位,然后再针灸辨证施治。

3. 临床上对于胸部闷痛、胃脘疼痛、腹胀腹痛、胁肋胀痛等脏腑功能紊乱症,久治不愈,而各种检查又基本正常,应仔细检查脊柱有无异常,脊柱的偏歪、棘突的异常凹凸、压痛、结节、条索等,若有异常发现,按胸椎小关节紊乱治疗,常获得意想不到的效果。

第四节　胸廓出口综合征

【概述】

胸廓出口综合征是指臂丛神经、锁骨下动静脉在胸廓出口区域内受压而引起的一组症候群。

胸廓出口亦称胸廓上口(相当于缺盆),其上界为锁骨,下界为第一肋骨,前方为锁骨韧带,后方为中斜角肌,其内侧为肋锁关节,外侧为中斜角肌。在此空隙中,前斜角肌将其分为前后两部分,在前斜角肌与锁骨下肌之间,有锁骨下静脉通过;在前斜角肌与中斜角肌之间,有臂丛神经、锁骨下动脉通过。在正常情况下,臂丛神经、锁骨下动静脉在此间隙中不会受到影响,但当颈肋过长、斜角肌痉挛、肥厚以及锁骨骨折畸形愈合等因素,导致此肋锁三角间隙变窄,引起病证。由于造成三角间隙的原因不同,又常用病因命名,如有颈肋综合征、肋锁综合征、前斜角肌综合征、过度外展综合征、胸小肌综合征等。

【诊断要点】

1. 本病多发生于青年和中年,一般女性较多,单侧发病较双侧者多。常表现为臂丛神经和锁骨下动静脉受压或牵拉症状。

2. 臂丛神经受压症状　肩臂手的麻木、疼痛、乏力、酸胀,并有放射感。疼痛性质多为刺痛或灼痛。临床上以尺神经受压较多见。病久不愈,可见神经支配区肌肉萎缩、感觉减退和激励下降。

3. 血管受压的症状　动脉受压,患肢有间歇性无力和缺血性弥漫性疼痛、麻木,桡动脉搏动减弱,并伴有皮肤苍白、发凉、怕冷,患肢高举时更加明显。静脉受压时,患肢浅静脉怒张、水肿、手指发绀、僵硬。

4. 检查

(1)锁骨上窝饱满、压痛;有颈肋者,可触及骨性隆起;有斜角肌病变者,可触及前斜角肌僵硬、肥厚及压痛。

(2)挺胸试验:患者直立,双手下垂,检查者双手分别触摸患者桡动脉。嘱患者挺胸,上肢伸直,并使肩胛骨尽量以向后下方,此时桡动脉搏动减弱或消失者为阳性。表示肋锁间隙狭窄,挤压臂丛神经及血管。

(3)过度外展试验:将患者上肢过度外展并后伸,桡动脉明显减弱或消失为阳性,表示动脉被胸小肌挤压。

(4)举臂外展运动试验:将患者双侧上肢外展并外旋,双手做连续快速伸屈手指运动,患肢迅速出现向心性疼痛、麻木、乏力,为阳性。健侧可持续1分钟以上。

(5)头后仰试验(Adson法):患者取坐位,检查者双手分别触摸患者桡动脉。嘱患者深吸气并憋住,头后仰并转向患侧,如桡动脉搏动减弱或消失者为阳性,表示斜角肌压迫臂丛神经及动脉。

(6)X线片检查:颈椎正侧位片,有助于确诊是否有颈肋、第7颈椎横突过长、锁骨及第1肋骨畸形等。

【病因病机】

1. 外感风寒邪气　风寒邪气侵袭项背肩臂的肌肉、关节、经筋,使斜角肌、胸小肌、锁骨下肌等挛缩、紧张,导致锁肋三角间隙狭窄,经络痹阻,气血运行不畅,不通而痛。

2. 瘀血阻滞　跌扑损伤,瘀血阻滞,肩臂肿胀、疼痛;或疼痛久延不愈,气血长期运行不畅,经气闭塞而成瘀血,导致斜角肌等肌肉痉挛、肿胀、僵硬,使锁肋三角间隙狭窄,经气不通而发病。

3. 气血虚弱　年老体弱,气血不足;或劳作过度,气血亏损,使肩胛部肌肉、经筋乏力而松弛,肩部下垂,锁肋间隙变小,经气不通而痛。

【辨证与治疗】

胸廓上口相当于缺盆的部位,有众多的经脉和经筋经过,如手太阴经及经筋,手阳明经、足阳明经及经筋,手少阴经及经筋,手太阳经、足太阳经筋,手少阳经、足少阳经及经筋等,故此处发生病变,会引起多条经脉的病证。在辨证与治疗时,既要治疗经络的病证,又要注意病因的治疗。

1. 循经辨证论治

主症:肩臂部桡侧疼痛、麻木,属于手阳明经与手太阴经;肩臂部尺侧疼痛、麻木,属于手太阳经与手少阴经;肩臂部内侧疼痛、麻木,属于手厥阴经。

治则:通经止痛。

处方:肩臂部桡侧疼痛、麻木:颈臂穴、扶突、肩髃、曲池、列缺、合谷、商阳、少商。

　　　肩臂部尺侧疼痛、麻木:颈臂穴、扶突、肩贞、极泉、少海、支正、后溪、少泽、少冲。

　　　肩臂部及上肢内侧疼痛、麻木:颈臂穴、扶突、曲泽、内关、大陵、中冲。

操作法:颈臂穴属于经外穴,位于锁骨内1/3与外2/3的交点处向上1寸,当胸锁乳头肌锁骨头后缘。沿水平方向向后刺入0.5寸左右,当出现触电感向上肢传导时,行捻转平补平泻手法后随即出针。扶突直刺0.5寸,提插手法,当出现麻感时,行捻转平补平泻法后随即出针。刺极泉时,上臂抬起,用切指法进针,提插手法,当出现触电感时,行捻转泻法,随即出针。井穴均采用三棱针点刺出血法,其余诸穴直刺捻转泻法。

方义:上述处方系根据"经络所通,主治所及"的原则,按照疼痛部位循经取穴的方法,可达疏通经络,调理气血的作用,经络气血通达,疼痛可止。其中疼痛而兼有寒冷、麻木者,可加用灸法,以温通经气,增强止痛效果。

2. 风寒痹阻

主症:肩臂疼痛麻木,或上下走穿;或疼痛拒按,筋脉拘紧,皮肤苍白发凉。舌苔薄白,脉弦紧。

治则:祛风散寒,通经止痛。

处方:扶突、颈臂(阿是穴)、肩髃、曲池、外关、合谷、后溪。

操作法:扶突、颈臂的刺法同上。其余诸穴均直刺捻转泻法,并可在肩髃穴或大椎穴或阿是穴加用灸法。

方义:本证是由于风寒邪气痹阻引起的病证,扶突属于手阳明经,有散风祛邪通经止痛的作用,是治疗臂丛神经痛的经验穴。颈臂穴或在锁骨上窝寻找阿是穴,均位于锁骨上窝,属于缺盆范畴。缺盆是诸多经脉、经筋通过的部位,尤其与上肢的手三阳经、手三阴经的关系更为密切,是治疗上肢病证的主要穴位,正如《甲乙经》云缺盆主"肩引项臂不举,缺盆肿痛。"肩髃、曲池、合谷,同属于手阳明经,多气多血,既能疏通经络调理气血,又有祛除外邪的作用,是治疗上肢病变的重要组合。外关属于手少阳经,并通于阳维脉,及可疏通经脉,又可祛邪外出,长于通经除邪。后溪是手太阳经五输穴中的输穴,"俞主体重节痛",有散风除湿止痛的作用,是治疗筋骨疼痛的重要穴位。

3. 瘀血阻滞

主症:锁骨上窝肿胀疼痛,上肢刺痛或麻木,手指发绀、僵硬。舌质紫黯,脉沉涩。

治则:活血化瘀,通络止痛。

处方:颈臂(阿是穴)、膈俞、极泉、曲泽、少海、曲池、合谷。

操作法:颈臂或阿是穴浅刺0.5寸左右,当出现触电感后,行捻转泻法,随即出针。针极泉时患者举肩,用切指法避开动脉进针,提插手法,当出现触电感时,行平补平泻法,随即持针。膈俞行刺络拔罐法,曲泽用三棱针点刺出血。其余诸穴直刺捻转泻法。

方义:本证是由于瘀血阻滞所致,故取血之会穴膈俞和曲泽点刺放血,以活血化瘀,通络止痛。颈臂或阿是穴乃是病变的部位,泻之可消肿祛瘀。极泉、少海均属于手少阴心经,心主血脉,故二穴可行血通脉,主治上肢疼痛,正如《针灸大成》云极泉"主臂肘厥寒,四肢不收",《医宗金鉴》少海主"漏肩与风吹肘臂疼痛"。曲池、合谷属于手阳明经,阳明经多气多血,二穴配合行气通脉、行气化瘀,是调理气血疏通经络的重要组合。

4. 气血虚弱

主症:颈项肩背酸痛,肌肉萎缩,手臂酸痛麻木,手臂乏力,举臂艰难,手指拘挛,甚或头晕心悸。舌淡苔薄,脉细弱。

处方:扶突、颈臂(或阿是穴)、脾俞、少海、手三里、合谷、足三里、三阴交。

操作法:扶突、颈臂(或阿是穴)的针刺法同前,得气后捻转平补平泻法。其余诸穴用捻转补法。

方义:本证是由于气血虚弱,筋肉失养、乏力,肩胛骨、锁骨下垂,导致肋锁间隙狭窄,挤压臂丛神经及锁骨下动静脉,引发病证,治当补气益血。补益气血总应培补生化之源为主,穴用脾俞、手足三里、三阴交调补脾胃,以助气血生化之源。补合谷助肺气,益宗气,"宗气积于胸中,出于喉咙,以贯心脉,而行呼吸。"

故可益气通脉。少海是手少阴心经五输穴中的合穴,补之可补血养筋;配手三里用于手臂麻木的治疗,《百症赋》"且如两臂顽麻,少海就傍于三里。"

【经验与体会】

1. 结合病理解剖进行治疗　引起胸廓出口综合征的病因病理较多,常与解剖变异有关,在辨证论治的基础上结合病理解剖的具体情况取穴治疗,可提高疗效,如:斜角肌病变引起者,取扶突穴和斜角肌上的结节;颈肋引起者,取颈部按之硬痛的阿是穴和颈臂;胸小肌引起者;取颈臂、云门等。

2. 扶突、颈臂是治疗本病的经验效穴　扶突穴治疗胸廓上口综合征有明显的效果,对颈椎病、肩周病、肩背痛、枕神经痛以及胸痛等也有很好的效果。针刺方法:用0.25mm×25mm的毫针,直刺12mm(0.5寸)左右,提插手法,当有针感传到手指时,即刻起针。一定要有针感传导方可取效。针刺时还应注意针刺的方向,治疗颈椎病、肩周病、胸廓上口综合征时直刺,使针感传到手指,治疗肩背痛、枕神经痛时,针尖略向后上方,使针感传向后上方。

颈臂属于经外奇穴,位于颈部锁骨内1/3与外2/3交界处直上1寸,胸锁乳突肌的后缘处,布有前斜角肌、锁骨上神经、臂丛神经、颈横动、静脉的分支。主治手臂麻木、瘫痪,对治疗胸廓上口综合征有良好效果。针刺方法:沿水平方向直刺12mm左右(0.5寸),提插手法,当有麻电感向上肢远端时起针。切勿向下直刺,恐伤肺尖。

3. 井穴放血活血化瘀　当手指出现麻木、青紫时,在病变经络的井穴用三棱针点刺出血,有很好的效果。因为井穴是阴阳经交会的部位,又是经络系统中"根"之所据和"本"之所在,有较强的疏通经络调理气血作用,对于麻木、疼痛、瘀血阻滞等病证有很好效果。

第五节　胸壁挫伤

胸壁是由骨性胸廓与软组织两部分组成。软组织主要包括胸部的肌肉、肋间神经、血管和淋巴组织等。由于外界暴力挤压、碰击胸部导致胸壁软组织损伤。本病是临床上常见的损伤性疾病,多见于青壮年。

【诊断要点】

1. 患者多由外力致伤病史。

2. 受伤后胸胁部疼痛,疼痛范围相对明确,深呼吸或咳嗽时疼痛加重。

3. 检查

(1)胸廓部有局限性瘀血肿,有明显压痛点。

(2)抬肩、活动肩胛、扭转躯体时疼痛加重。

(3)X线检查:无异常改变,但可除外骨折、气胸、血胸等。

【病因病机】

胸部挫伤,多因外力直接作用于胸部,如撞击、挤压、拳击、碰撞、跌打损伤等,使胸部皮肤、筋肉受挫,脉络损伤,血溢脉外,瘀血停滞,经脉不通而痛。

【辨证与治疗】

主症:受伤之后,胸胁部痛,深呼吸、咳嗽、举肩、躯体扭转则疼痛加重,局部有明显压痛。舌质紫黯,脉弦。

治则:活血祛瘀,通经止痛。

处方:阿是穴、华佗夹脊穴、内关、支沟、阳陵泉。

操作法:阿是穴用平刺法,术后刺络拔罐出血。华佗夹脊穴应根据病变的部位,选择相应的夹脊穴1～3个,直刺泻法,使针感沿肋间隙传导,最好达到病变处。内关直刺捻转泻法,最好少用提插手法,以免损伤正中神经,引起手指麻木、拘紧等后遗症。支沟、阳陵泉直刺捻转泻法。

方义:阿是穴刺络拔罐出血,祛除瘀血,疏通局部气血的瘀阻;华佗夹脊穴,对于胸胁部疼痛及肋间神经痛有很好效果;内关属于手心包厥阴经,其经脉、经筋布于胸胁部,心包主血脉,故内关可有理血通脉,活血祛瘀的作用;内关又是手厥阴经的络穴,外联手少阳三焦经,三焦"主持诸气",故内关又有调气活血、理气止痛的功效,所以内关是治疗胸胁部疼痛的主穴;支沟、阳陵泉属于手、足少阳经,其经脉、经筋均分布于胸胁部,是治疗胁肋疼痛的重要组合。

【经验与体会】

采用上述方法进行治疗一般均能很快好转,如治疗2～3次后,疼痛症没有明显好转,可加刺尺前穴。尺前穴属于经外奇穴,位于腕横纹上10寸,当太渊穴与尺泽穴的连线上。直刺捻转提插泻法,进针1.5寸左右,使针感向手指传导。对于胸部疼痛、胸壁挫伤等有即可止痛的效果。尺前穴是从一为经络敏感人身上发现的,早期多用于呼吸系统疾病的治疗,以后扩展到心脑血管疾病、胸、腹脏器疾病的治疗,尤其对疼痛症有明显的效果。

第六节 蒂策综合征(肋软骨炎)

蒂策综合征(Tietze's syndrome)是一种非特异性疾病,又称肋软骨炎、特发性痛性非化脓性肋软骨肿大。本病是胸背部病变的常见病、多发病,表现为肋软骨的痛性肿胀,尤其好发于第二肋骨。本病好发于女性,病程长短不一,常迁延数月或数年,治愈后容易复发。中医无此病名,应属于胸胁痛范畴。

【诊断要点】

1. 好发于女性,男性少见。

2. 胸痛急剧或缓慢发作,伴有胸部压迫感或勒紧感。

3. 疼痛呈持续性或间断性,当深呼吸或平卧时疼痛加重。有时疼痛可向肩及手部放射。

4. 检查:第二、三肋骨与软骨交界处肿胀、隆起,可触及结节状或条索状阳性反应物,质地柔软,按之有明显的局限性压痛。

X线检查可除外胸腔和肋骨等器质性病变,对本病无诊断价值。

【病因病机】

西医对本病的病因尚不明确,一般认为与劳损、外伤或病毒感染有关;疲劳及气候的变化可能是发病的诱因。中医根据本病的病变部位固定、局部肿胀、劳累后发作等证候特点,认为本病与瘀血、痰湿及气血虚弱有关。本病应属于筋骨病,位于胸部,与此有关的经络及经筋主要有:足阳明经及经筋,其经筋从下肢"上腹而布,至缺盆而结";足太阴经及经筋,其经筋"循腹里结于肋,散于胸中";手少阴经及经筋,其经筋"挟乳里,结于胸中";手厥阴经及经筋,其经筋"入腋散胸中";足少阳经及经筋,其经筋"系于膺乳,结于缺盆";足厥阴经布胁肋等,这些经脉或经筋均于本病的发生有关。

1. 瘀血阻滞　胸部受跌打损伤或撞击,损伤经脉,血溢脉外;或上肢过度活动,胸大肌过度收缩,引起胸肋部韧带和肋软骨膜损伤,血溢脉外,经脉瘀阻,引起局部肿痛。

2. 痰瘀互结　肝气郁结,失于疏泄,气机郁滞,气滞则不能载血运性,血滞而为瘀;气滞则津液失于运行,凝聚为痰。痰瘀互结,脉络不通,发为肿痛。

3. 气虚血瘀　体质虚弱,复加长期胸壁劳作,耗伤气血,气虚则血行乏力,滞而成瘀血,经脉不通,发为肿痛。

【辨证与治疗】

1. 瘀血阻滞

主症:局部肿痛,痛有定处,痛如针刺,夜间加重,疼痛向肋部或脊背放射。舌质紫黯或有瘀点,舌苔薄白,脉弦或沉涩。

治则:活血化瘀,疏经通络。

处方:阿是穴、心俞、膈俞、合谷、郄门、太冲。

操作法:阿是穴、心俞、膈俞刺络拔火罐,其余诸穴直刺捻转泻法。

方义:本证是由于瘀血痹阻经脉所致,取阿是穴、心的背俞穴心俞、血之会穴膈俞,刺络拔火罐,祛瘀通络止痛。郄门是心包经的郄穴,心主血脉,功善治疗瘀血阻滞胸部经脉引起的疼痛症。合谷是手阳明经的原穴,原穴是元气流注的部位,与手太阴肺经相表里,阳明经多气多血,故合谷穴可行气祛邪,行气活血,行气通络,通经止痛。太冲是足厥阴肝经的原穴,肝主疏泄,肝藏血,故太冲功在理气调血,理气活血,理气通脉,理气止痛。合谷与太冲配合,名曰"四关",是疏通经络、调理气血、活血祛瘀、通经止痛的主要穴位组合。

2. 痰瘀互结

主症:病程较长,疼痛呈持续性隐痛,局部隆起,肿胀明显,胸部沉闷。舌苔白腻,脉弦滑。

治则:理气化痰,活血化瘀。

处方:阿是穴、膻中、内关、中脘、丰隆。

操作法:阿是穴采用刺络拔火罐法;膻中针尖向下平刺,捻转手法,平补平泻;其余诸穴均直刺,平补平泻手法。

方义:本证是由于痰瘀互结阻滞经络所致,阿是穴刺络拔火罐意在祛瘀通络。膻中是气之会穴,针刺平补平泻法,意在调气,调气可活血化瘀,调气可通经除痰;本穴又位于胸部中央,是治疗痰瘀滞留胸部的主穴。内关是手厥阴心包经的络穴,外络三焦经,心主血脉,三焦主气,故内关既可活血化瘀,又可理气化痰,善于治疗胸胁部病证。内关与膻中配合,局部与远端相结合,是治疗胸部、胁肋部及其内部脏腑疾病的主要组合。中脘与丰隆相配合,和胃祛痰,健脾化痰,是治疗痰浊病证的主要组合。

3. 气虚血瘀

主症:局部隐痛,疼痛与天气有关,遇冷易于发作,伴有胸背隐痛,心慌气短,体倦乏力。舌质黯红或淡红,脉沉弱。

治则:益气养血,通络祛瘀。

处方:阿是穴、膻中、太渊、足三里、隐白。

操作法:阿是穴采用刺络拔罐法,术后加用灸法。膻中、太渊、足三里针刺补法,隐白用艾炷灸7~9壮。注意针刺太渊时应避开动脉,直刺7~9mm。

方义:本证是由于气虚行血乏力,血液瘀滞胸部,痹阻脉络所致。阿是穴的部位正是瘀血阻滞所在,宗《素问·针解》:"菀陈则除之者,出恶血也。"故在阿是穴处刺络出血,清除瘀血、死血,术后再加用灸法,血得热则行,可加强除瘀血通经络的作用。膻中是气之会穴,太渊是脉之会穴,又是手太阴经的原穴,二穴组合培补宗气,宗气积于胸中,以贯心脉,有益气通脉除瘀血的作用,并可消除胸部疼痛。足三里、隐白健脾补胃,培补气血生化之源,且隐白是治疗胸痛的经验效穴。

【验案举例】

Germina,女,45岁,意大利罗马人。因胸部疼痛2年而就诊。疼痛呈隐痛性质,时常发作,并伴有胸部压迫感,同时兼见嗳气、腹胀。经多次心电图、X线片检查未见异常。检查:左胸部第2~5肋软骨均有压痛,第2肋骨最明显。舌质胖淡,脉弦细。治疗:艾灸双刺隐白穴9壮。2天后再诊,自觉胸痛明显好转,按之有轻度疼痛,再灸隐白穴9壮,共治疗3次而愈。

【经验与体会】

1. 阿是穴是治疗本病主要穴位 阿是穴的部位是本病的病变部位,也是瘀血阻滞的部位,所以阿是穴是治疗本病的主穴,对阿是穴刺络出血是治疗本病的重要方法。

2. 对阿是穴艾灸是治疗本病的重要方法　阿是穴是病变的部位,或因于瘀血阻滞,或因于痰浊凝滞。对此施以灸法,血得热而行,可消除瘀血,痰浊得热而化,可除痰通络。所以对病变处施以灸法可帮助消除病因,是治疗本病不可缺少的方法。

3. 隐白是治疗本病的经验穴　本病胸前部疼痛,应属于心痛范畴,隐白常用于心痛的治疗,《针灸甲乙经》:"心痛腹胀,心尤痛甚,此胃心痛也,大都主之,并取隐白。"又《医宗金鉴》:"隐白主治心脾疼痛。"所以隐白治疗心胸疼痛由来已久。隐白是足太阴经井穴,配五行属于木。艾灸隐白可健脾益气,生化气血;木属肝,主疏泄,主藏血,艾灸隐白,可助肝的疏泄作用,可调气行血,又可调血濡养筋骨,且足太阴经筋"结于肋,散于胸中"。故可治疗心胸的疼痛。作者多年来在临床上凡遇此病久痛不愈,用艾炷灸隐白7~9壮,每获奇效。

第七节　肋胸骨痛

肋胸骨痛是指肋软骨与胸骨连接处发生的自发性疼痛。本病多由于外伤、病毒感染、受寒冷刺激等原因,引起胸大肌附着处的肌纤维组织炎。

【诊断要点】

1. 胸部自发性疼痛,可连及胁肋部。

2. 疼痛的性质为锐痛或切割样、撕裂样疼痛。

3. 疼痛好发于第2~5肋骨软骨与胸骨的接合处。

4. 检查　胸骨外侧缘有明显压痛;加压两侧胸壁时,病变处出现疼痛。

在临床上本病常与肋软骨炎相混淆,应注意鉴别。本病的压痛点在胸骨的外侧缘与肋软骨交界处。

【病因病机】

1. 瘀血阻滞　外伤筋骨,损及血脉,血溢脉外,阻滞脉络,经气不通,不通而痛。

2. 寒瘀凝滞　胸肩部及上肢过度活动,耗伤气血,卫外不固,风寒湿邪趁虚入侵,寒主凝而血瘀,经络气血痹阻,发为疼痛。

【辨证与治疗】

1. 瘀血阻滞

主症:胸部疼痛,痛如针刺,部位固定,胸骨外侧缘按之疼痛。舌质紫黯或有瘀点,脉弦或沉涩。

治则:活血化瘀,通络止痛。

处方:阿是穴、膻中、心俞、膈俞、内关、合谷、太冲。

操作法:阿是穴、心俞、膈俞刺络拔火罐,其余诸穴均直刺捻转泻法。

方义:本证是由于瘀血痹阻经脉所致,处方选穴与肋软骨炎相同,方解也无差异,详见肋软骨炎瘀血阻滞证。

2. 寒瘀凝滞

主症:胸部疼痛,痛则剧作,遇寒加重,得热痛减,触之作痛。舌质淡红,苔薄白,脉弦紧。

治则:温经祛邪,通经止痛。

处方:阿是穴、膻中、大椎、列缺、足三里、隐白。

操作法:刺阿是穴用 0.25mm×25mm 的毫针,沿着肋骨的上下缘向胸骨平刺,有酸痛感或胀痛感沿肋骨传导,捻转泻法,术后加用灸法。膻中针尖向下平刺,捻转补法。针大椎时患者坐位,微低头,针尖朝向胸骨柄,进针 25mm(1 寸左右)左右,得气后捻转平补平泻法,术后加用灸法。列缺针尖向上斜刺,得气后行捻转补法。足三里直刺,捻转补法。隐白艾炷灸 7～9 壮。

方义:本证是由于寒瘀凝滞,经络痹阻所致,治疗时重用灸法,温经散寒,疏通经络。阿是穴是寒邪瘀血凝结的部位,属于局部取穴,针刺泻法并灸,针刺泻法可通经祛邪,艾灸可温经散寒,行血通脉。大椎属于督脉,又为诸阳之会,针灸并用,助阳祛邪,行气血通脉。气会膻中与列缺、足三里配合,培补宗气,贯通心脉,温阳除邪。隐白是治疗本病的经验穴,临床用之有明显效果。

【验案举例】

Andonella,女,55 岁,意大利罗马人。

自称胸痛 5 个多月,经常发作,原因不明,成钝痛性质,偶有刺痛感,兼见咳嗽、胸闷、胃脘不适,阴部灼热瘙痒。心肺检查无异常发现,在胸骨体的右侧边缘 3～5 肋软骨与胸骨连接处有明显压痛。舌质淡红,脉弦细。治取膻中、天突、中脘、内关、关元、三阴交,针刺平补平泻法,留针 30 分钟。二诊胸痛如前,取穴同前加灸隐白 7 壮。三诊胸痛明显好转,只灸隐白 9 壮,又治疗 2 次而愈。

【经验与体会】

1. 阿是穴是治疗本病的重要穴位　阿是穴是本病的反应点,也是病变发生的部位,按照穴位所在主治所及的原则,故阿是穴是治疗本病的主要穴位。在阿是穴的部位沿肋骨上下缘向胸骨方向各刺一针,在肋骨与胸骨连接处再浅刺一针,然后施以艾条灸,有良好效果。但应严格掌握针刺的角度和深度,只能平刺不能直刺。

2. 隐白艾炷灸有特别效果,一般在 2～3 次可看到明显效果。

3. 治疗本病时应首先排除是否患有心脏病,因为这两种疾病的临床表现相似,很容易混淆,导致误诊。

第八节　剑状突起痛

剑状突起痛主要是剑状突起部疼痛,并伴有胸部、胃脘部、胁肋部及肩背部疼痛。剑状突起即胸骨剑突,相当于中医的蔽心骨。本病包括在中医结胸、心下痛、胃脘痛等病证的范畴。

【诊断要点】

1. 剑突部有深在的持续地疼痛。

2. 胃饱满时、扩胸时、弯腰时以及扭转身体时可引起疼痛发作。

3. 疼痛可连及胸部、胃脘部、胁肋部。

4. 检查:剑突部有明显压痛,并有向胸部、腹部、胁肋部以及肩背部放射痛。

【病因病机】

本病发生在心的下部,应属于心胃病证,循行的经脉有任脉、足阳明胃经、足太阴脾经、足厥阴肝经、手太阳小肠经、手少阳三焦经等,其发生的病因病机与痰热互结、寒与痰浊凝滞、肝郁气滞有关。

1. 痰热互结　痰热内结,滞留心下,不通而痛。本正与伤寒论中的小陷胸汤证相似,《伤寒论·辨太阳病脉症并治》:"小结胸病,正在心下,按之则痛,脉浮滑者,小陷胸汤主之。"

2. 寒痰凝滞　寒与痰涎凝滞,结于胸膈,发为本病。本证与伤寒论中的寒实结胸证相似。痰涎结于膈上或膈下,胸与心下满闷作痛。

3. 肝郁气滞　肝气郁结,失于疏泄,胃气凝滞不通发为疼痛。

【辨证与治疗】

1. 痰热互结

主症:心下部疼痛,连及胸胁,按之则痛,心中烦乱,胃脘不适,有呕恶感。舌质红,苔黄腻,脉滑数。

治则:化痰清热,理气止痛。

主方:膻中、鸠尾、中脘、曲池、丰隆。

操作法:针膻中针尖向下平刺 12～20mm,捻转泻法。针鸠尾穴时两手臂高举置于头部,针尖向下斜刺 12mm 左右,切勿直刺,捻转泻法。其余诸穴均直刺捻转泻法。

方义:膻中属于任脉,位于胸部正中,为气之会穴,可理气止痛,可理气化痰,是治疗胸痛、胃痛的主要穴位。鸠尾位于胸骨剑突的下缘,又是任脉的络穴,其脉络散于腹,主治心胸痛、胃脘痛;鸠尾又为膏之原,膏即膏脂,由五谷之津液化合而成,所以本穴有化合津液为膏脂的作用,津液不能化合称为膏脂,即变为痰,所以鸠尾又有清化痰浊的作用。中脘、丰隆调理脾胃、除痰浊化生之源。总之,膻中、鸠尾理局部之气机,化病位处的痰浊,中脘、丰隆除痰浊生成之源,曲池清除邪热,标本兼治,病证可愈。

2. 寒痰凝滞

主症:心与胸部疼痛,心下按之作痛,痛及胸背,四肢厥冷,胃脘冷痛,呕吐痰饮。舌苔白腻,脉滑而迟。

治则:温化痰浊,通经止痛。

处方:膻中、鸠尾、中脘、大椎、合谷、足三里。

操作法:膻中、鸠尾、中脘针刺手法同前,针刺后加灸。针大椎取坐位,病人微低头,针尖向下颌方向进针,捻转补法,有针感向胸部传导较好,并加用灸法。合谷直刺平补平泻法,足三里针刺补法。

方义:膻中、鸠尾、中脘的方解同前,加用灸法,可温阳通脉,可温阳化痰。足三里扶正祛邪,健脾化痰。合谷行气化痰,行气止痛。大椎属于督脉,又是诸阳之会,主治寒热,《素问·骨空论》"灸寒热之法,先灸项大椎",又是治疗结胸症的主穴,对本证的治疗有重要作用,《伤寒论》"太阳与少阳并病……时如结胸,心下痞鞕者,当刺大椎第一间"。

3. 肝郁气滞

主症:心下痛,胃脘痛,痛及胸胁,呈胀痛性质,心烦急躁,口苦咽干,局部触之作痛。舌质黯,脉弦。

治则:疏肝解郁,理气止痛。

处方:膻中、鸠尾、上脘、中脘、期门、内关、太冲。

操作法:膻中、鸠尾、中脘的针刺法同前;上脘直刺 7.5～10mm(0.3～0.5寸)左右,平补平泻手法;期门平刺,平补平泻手法;内关、太冲直刺平补平泻手法。

方解:膻中、鸠尾方解同前,中脘和胃降逆,主治心胃痛,配期门治疗痛及胸胁,《针灸甲乙经》"心下大坚,肓俞、期门及中脘主之";配上脘加强治疗心胃痛的效果,《玉龙歌》"九种心痛及脾痛,上脘穴内用神针,若还脾败中脘补,两针神效免灾侵……。"内关、太冲均属于厥阴经,上下配合,调气理气,是疏肝解郁、理气止痛的重要组合。

【经验与体会】

1. 剑状突起部疼痛若无明显热证,治疗时在鸠尾、巨阙施以艾条灸法,每穴艾灸 3～5 分钟,对本病的治疗有良好的效果。

2. 胸骨剑状突起痛在临床上并不少见,但往往误认为心胸痛、胃脘痛,或其他内脏疾病,延误治疗,久治乏效。临床上一定要细心检查,才不会误诊。

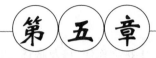

腰骶部筋骨疼痛

腰骶部疼痛是临床上常见的病证,可有诸多原因引起,诸如风、寒、湿邪、外伤、劳动姿势以及生活习惯等,此外内科疾病、妇科疾病也可引起腰骶痛。引起腰骶部疼痛的原因不同,导致腰骶痛的部位不同,诊断和治疗方法也各不相同,所以了解腰骶部的生理解剖是非常重要的。

腰椎的组成:腰椎有 5 个,一个典型的脊椎,有 1 个椎体,2 个椎弓根,2 个椎板,2 个横突,4 个关节突和 1 个棘突,椎体之间有椎间盘,各椎体和椎间盘的前面有纵贯脊柱的前纵韧带,后面有后纵韧带。椎弓间有坚韧而富有弹性的黄纵韧带,棘突间有棘突间韧带,棘突上有棘上韧带。椎体后上、下关节突形成的关节,称椎间后关节,第 5 腰椎与第 1 骶椎构成的关节,称腰骶关节,此关节负重较大,容易损伤。

腰部的肌肉可分为背侧组、前侧组和外侧组。背侧肌群的浅层有背阔肌,起于髂嵴后、腰椎棘突和下 6 个胸椎棘突,其作用是收缩时,使上肢后伸和引体向上;中层为骶棘肌,是纵长的肌群,起于骶骨背面、腰椎棘突、髂嵴等部位,向上止于颈椎横突和乳突等部位,其作用是伸直脊柱;深层为多裂肌和回旋肌,分布在脊柱的横突间,其单侧收缩可使脊柱回旋,双侧收缩,可伸直脊柱。脊柱的外侧肌群有腰大肌,起于第 12 胸椎、腰椎的椎体和横突,向下联合髂肌止于股骨小转子,其收缩时可屈大腿和旋外,大腿固定时可腰椎屈曲;腰方肌起于髂嵴后和腰椎的横突,止于第 12 肋骨和胸椎椎体,一侧收缩,使脊椎侧屈,两侧收缩使 12 肋骨下降。腰椎的前侧肌群为腹,有内外斜肌和腹直肌。

腰背筋膜,在腰部肌肉的外面有腰背筋膜,具有保护肌肉和加强腰部支持力的作用。分为浅深两层,浅层在骶棘肌的后面,起于胸、腰及骶椎的棘突,上与胸部的深筋膜相连,下方附于髂嵴。外侧在背部附于肋角,在腰部则沿骶棘肌的外侧缘与深层相结合,构成骶棘肌鞘。深层在骶棘肌前面,止于第 12 肋骨,即在腰椎横突与髂嵴之间。

腰骶部的神经:脊神经共有 31 对,其中颈神经 8 对,胸神经 12 对,腰神经 5 对,骶神经 5 对,尾神经 1 对。腰腿痛与腰神经、骶神经有密切关系。腰神经及骶神经处椎间孔后分为前后两支,前支粗大,组成腰丛和骶丛。

腰丛是由腰椎的1~4前支组成,并包括闭孔神经、髂腹下神经、髂腹股沟神经、股外侧皮神经及股神经。

骶丛是由腰4、5和骶1~5脊神经组成,并包括臀上神经、臀下神经和坐骨神经等。

腰骶部的经络分布:督脉、督脉的络脉(挟膂上项,散于头上)、足太阳经及其经筋、足少阳经及其经筋,在脊柱内的有足太阴经筋,"其内者,著于脊",足少阴经"贯脊属肾络膀胱",足少阴经筋"循脊内,挟膂上至项,结于枕骨"。

检查:

1. **姿态检查**　检查脊柱有无侧凸、两下肢是否等长、骨盆有否倾斜、两侧髂嵴是否等高、腰椎有无过分前凸等。

2. **功能检查**　腰部做被动或主动检查:前屈、后伸、侧屈、旋转,可因疼痛而使运动受限。正常的运动范围为:前屈90°,后伸30°,左右侧弯各20°~30°,左右旋转各30°。

3. **疼痛检查**　检查压痛点,对于诊断和治疗都非常重要,需要仔细反复检查,确定压痛点的位置和深浅。

检查方法:首先检查浅部疼痛,让病人站位,身前屈,或俯卧位。检查时用拇指自上而下顺序按压棘突、棘间韧带、两旁腰背筋膜、肌肉、腰骶关节、骶髂关节、髂腰韧带、骶部、臀部等疼痛好发部位。其次是检查深部疼痛,令病人俯卧床上,并使病人背部肌肉放松,然后做间接按压、叩打检查,使压力达到深层组织,使脊柱产生颤动。如病人有明显压痛,手掌最好避免直接按压在痛点上,而是在痛点的两旁或痛点的上下两端做间接按压,可使脊椎小关节和椎体间关节产生活动,如果这些部位有病变,则必然有深压痛。

在检查压痛点时,应特别注意有否下肢放射痛,对诊断有重要参考价值。

腰骶部疾病常见的压痛点:

棘突上压痛常见于棘上韧带损伤、棘突骨膜炎、腰椎小关节错缝等。

棘突间压痛常见于肌腱韧带损伤、腰骶关节韧带损伤。

脊椎旁压痛常见于腰椎间盘突出症。

横突上压痛常见于急性腰肌扭伤、第三腰椎横突周围炎、第三腰椎横突综合征。

足太阳经上压痛常见于骶棘肌扭伤、腰肌筋膜炎。

髂嵴压痛常见于腰方肌扭伤、臀上皮神经损伤等。

髂前上棘内方压痛常见于髂腹下神经损伤。

耻骨部压痛常见于髂腹下神经损伤、耻骨联合分离、股内收肌损伤。

髂后上棘压痛常见于骶髂关节半脱位。

髂腰肌角压痛常见于髂腰韧带损伤。

临床常用试验检查：

（1）拾物试验：正常拾地上物品时，可直接弯腰伸手拾起地面物品。而患有脊柱病变时，则不能弯腰，需要先用一手扶膝关节再蹲下拿物，称拾物试验阳性。常见于脊柱病、脊柱结核等。

（2）直腿抬高试验：患者仰卧，在膝关节伸直的情况下，将下肢被动抬高，不能达到90°即出现坐骨神经放射性疼痛者为阳性。常见于坐骨神经痛、腰椎间盘突出症。

（3）直腿抬高加强试验：在患肢直腿抬高出现疼痛时，将患肢放低5°～10°，再突然用力使足踝背屈，引起腰及大腿后侧疼痛者为阳性。表明腰骶神经根受损，常见于腰椎间盘突出症。

（4）屈颈试验：具体方法有2种。

1）仰卧屈颈试验：病人仰卧，检查者一手压住胸骨，使脊柱不能前屈，另一手从枕部托起病人的头，慢慢地前屈，至下颌部抵达胸部后，持续1分钟，如出现腰腿部疼痛即为阳性。常见于脊柱外伤、脊神经受损，如腰椎间盘突出症等。

2）站立屈颈试验：病人站立，检查者将其头颈被动前屈，如病人出现腰痛或下肢放射痛，即为阳性。表明坐骨神经根部受压，常见于腰椎间盘突出症。

（5）仰卧挺腹试验：患者仰卧，以头枕部和足根部为着力点，将腹部和骨盆向上挺起，若出现腰痛并向患肢放射者为阳性。常见于根性神经痛。在挺腹时，若深呼吸后屏住气或用力咳嗽，以增加腹压，其检查更准确。

（6）颈静脉压迫试验：病人自然仰卧，两下肢伸直，检查者用手指压迫两侧静脉1～2分钟，如出现患肢疼痛加重者为阳性。常见于根性坐骨神经痛。

（7）双髋双膝屈曲试验：病人仰卧，用力屈曲双髋双膝，使大腿紧贴腹壁。若活动受限并发生腰痛者，为阳性。表明病变在腰骶关节和椎间关节。若双髋屈曲90°以下，发生疼痛者，病变在髋部；屈曲90°以上，120°以下，发生疼痛者，病变在骶髂关节。

（8）骨盆旋转试验：本试验又称双腿屈曲扭腰试验，检查方法以上法为基础，检查者一手按住屈曲的膝关节，一手拿住两足踝部，两手同时用力，使患者腰部与骨盆向左或向右扭转，疼痛者为阳性。表明病变在骶髂关节、腰骶关节、椎间关节。

（9）踇趾背屈试验：病人仰卧，两下肢伸直，检查者以手指按压患者踇趾，并用力背屈，相互对抗，测其肌力大小，并进行两侧对比，踇趾背屈力减弱者为阳性。表明腰4～5椎间神经根受到压迫。

（10）踇趾跖屈试验：检查者用手指顶住患者踇趾掌侧，患者用力跖屈踇趾，相互对抗，测试患者肌力大小，并同时进行两侧对比，趾力减弱者为阳性。表明腰5和骶1之间的神经根受损。

(11)骨盆挤压试验:患者仰卧或侧卧,检查者用两手掌按压在髂前上棘处,自外向内或自前向后挤压两侧髂嵴,出现疼痛者为阳性。常见于骶髂关节病、骨盆骨折。

(12)4字试验:患者仰卧,患肢屈髋屈膝,并外展外旋,将患肢外踝放在伸直的另一下肢的膝上部,形成4字。检查者一手按在对侧髂前上棘处,以固定骨盆,另一手将屈曲的膝关节向下按压,若出现骶髂关节处疼痛为阳性,常见于骶髂关节病。若不能完成"4"字试验动作,而髋部疼痛者,为髋关节病。

(13)床边检查试验:患者仰卧,将患侧的臀部悬空于床外,下肢垂下,健侧下肢尽量屈髋屈膝,患者用双手抱住膝部,以固定脊柱。检查者一手按住患者屈曲的膝部,另一手按压悬于床边的大腿,骶髂关节出现疼痛者为阳性。表示骶髂关节病变。

(14)伸髋试验:患者俯卧,检查者将患肢屈曲90°,一手按住患侧骶髂关节,另一手握住患侧踝关节向上提拉小腿,若出现骶髂关节疼痛者为阳性。常见于骶髂关节病变。

(15)唧筒柄试验(又称斜扳试验):患者侧卧位,先右侧卧,右下肢伸直,左侧髋膝关节屈曲。检查者,一手扶住患者左肩部,另一手扶住髂嵴部,两手同时用力向相反的方向用力按压,发生疼痛者为阳性。常见于骶髂关节和腰部病变。左侧用同样方法试之。

(16)跟臀试验:患者俯卧,两下肢伸直,检查者握住一侧下肢踝部,使其屈曲膝关节,并使足跟接近臀部,正常时可见骨盆前倾,腰椎弧度增大。若腰骶部出现疼痛,骨盆和腰部也随之抬起,为阳性。常见于腰椎病变、骶髂关节病变。

第一节 急性腰扭伤

【概述】

急性腰扭伤又称腰部伤筋,俗称"闪腰"。腰部急性扭伤包括肌肉、韧带、筋膜、小关节、椎间盘等组织急性损伤,是临床上的常见病和多发病。

腰部是脊柱负重较大、活动较灵活的部位是支持人体上半部的主要支点,能做前屈、后伸、侧屈和旋转等活动。腰椎的稳定性主要靠韧带、肌肉和关节突等组织的支持,棘上韧带跨过各棘突点,连贯脊柱全长;棘间韧带在两棘突之间,两韧带有防止脊柱过度前屈的作用;黄韧带是毗邻椎板相互连接的黄色弹性组织,在下腰段椎管内整个后壁以及关节囊表层全为韧带所覆盖;前纵韧带位于椎体前方,上自枕骨向下延伸至骶骨,附于椎骨缘、椎间盘,此韧带宽大而坚韧,对支持脊柱起重要作用;后纵韧带位于椎体后缘,是椎管的前壁,它的两侧较薄,中央较厚,并与椎间盘紧密相连;另外,从第5腰椎横突向髂骨嵴有髂腰韧带连接,从横突向骶骨翼有腰骶韧带连接,有稳定骶关节的作用。

【诊断要点】

1. 有明确的腰部外伤史　腰部剧痛,活动不便,坐卧、翻身困难,甚至不能起床,强迫体位,咳嗽、深呼吸时疼痛加重。也有的患者外伤腰部后,腰部疼痛并不剧烈,还可继续工作,数小时后或 1～2 天后腰痛才逐渐加重。

2. 检查:

(1)压痛点:可触及明显的压痛点,并以此可判断出受损的肌肉、韧带。压痛点位于棘突上,并可触及韧带剥离感,多属于棘上韧带损伤;压痛点位于相邻的两棘突间,多见于棘间韧带损伤;压痛点位于第 2～4 腰椎横突,多见于腰大肌损伤;压痛点位于髂嵴,多见于腰方肌损伤;压痛点位于腰骶髂三角处,多见于竖脊肌损伤;压痛点为棘突旁,多见于腰椎小关节错位。

(2)功能活动受限:可出现明显的功能活动障碍,可表现为单一方向,也可以出现几个方向,主要与受损的肌肉、韧带有关。

(3)脊柱侧弯:疼痛可引起肌肉保护性痉挛,不对称的肌痉挛可导致脊柱生理曲度的改变,有的是前凸减小,有的是向左右侧弯,通常脊柱多向患侧倾斜。

【病因病机】

急性腰扭伤多发生在腰骶、骶髂关节和椎间关节等部位。腰骶关节是脊柱的枢纽,骶髂关节是躯干与下肢连接的桥梁,身体的重力以及外来的冲击力多集中在这些部位,故容易受伤。当脊柱屈曲时,两旁的竖脊肌(尤其是骶棘肌)收缩,以抵抗体重和维持躯干的位置,如负重过大,易造成肌纤维撕裂;当脊柱完全屈曲时,主要靠棘上韧带、棘间韧带、后纵韧带、髂腰韧带等来维持躯干的位置,易造成韧带损伤。急性腰扭伤轻者可致竖脊肌和腰背筋膜不同程度的撕裂,较重的可致棘上韧带、棘间韧带撕裂;椎间小关节突过度牵拉或扭转可致骨关节错缝或滑膜嵌顿。急性腰扭伤治疗不当可转为慢性劳损,时常发作。

《灵枢·百病始生》说:“用力过度,则络脉伤。阳络伤则血外溢……阴络伤则血内溢。”跌打损伤、猛然搬动过重物体、或姿势不当骤然用力,损伤筋肉、脉络,血脉破损血溢脉外,瘀血凝滞,脉络阻塞,则产生瘀血肿痛、活动受限等症。

【辨证与治疗】

主症:受伤之后随即感到腰部一侧或两侧剧烈疼痛,不能伸直,屈伸俯仰,转身起坐则疼痛加剧,整个腰部不能活动,呈强直状,严重者不能起床,深呼吸、咳嗽、打喷嚏时疼痛加剧。轻者受伤后尚能继续工作,数小时后或次日疼痛加重。舌质黯红,或有瘀斑,脉弦或涩。

治则:活血祛瘀,通络止痛。

处方:阿是穴、养老、委中。

操作法:通常情况下应先针刺养老穴,一侧腰痛者针健侧,两侧疼痛者针双侧。针刺时患者掌心向胸,采用0.30mm×40mm的毫针,针尖向肘部斜刺,得气后用捻转泻法,并有针感向肘部传导。阿是穴用刺络拔火罐法,委中用三棱针点刺出血,出血由黯红变鲜红为止。

方义:本病的病变部位主要位于足太阳经以及督脉,本证是由于瘀血凝滞、脉络阻塞、经络气血不通所致,治当活血祛瘀疏通经脉。养老属于手太阳经,手太阳经通于足太阳经,并交会于督脉;养老又是手太阳经的郄穴,郄穴功善于急性疼痛症和血分疾病的治疗,故养老可用于急性腰扭伤,并且有非常好的效果。阿是穴刺络拔火罐,清除局部瘀血的阻滞,疏通经络气血的闭阻。委中属于足太阳经,又为血之郄穴,善于治疗血分疾病,点刺出血,可产除太阳经的瘀血,通经止痛,正如《素问·刺腰痛》云"足太阳脉令人腰痛,引项脊尻背如重状,刺其郄中太阳正经出血,⋯⋯。"

【经验与体会】

1. 针刺养老穴治疗急性腰痛有非常好的效果,针刺后施以捻转泻法,然后令患者活动腰部,并逐渐加大活动范围,疼痛多能即可减轻,获立竿见影之效。

2. 患者若症见翻身困难,躯体转身艰难,病及髂腰韧带,深刺阳陵泉效果卓著。用0.30mm×75mm的毫针直刺透向阴陵泉,得气后捻转泻法,随即起针,令病人活动,多能立见功效。一般先针健侧,如效果不明显再针患侧。

第二节　棘上及棘间韧带损伤

棘上韧带和棘间韧带损伤是临床上常见病,通常归属于腰痛范畴,但在针灸治疗上有其特殊性,故单列一节以引起人们的注意和提高治疗效果。

棘上韧带是跨越各棘突点纵贯脊柱全长的索状纤维组织,自上而下,比较坚韧,但在腰部此韧带比较薄弱。棘间韧带处于相邻的棘突之间,其腹侧与黄韧带相连,其背侧与背长肌的筋膜和棘上韧带融合在一起,棘间韧带的纤维较短,较棘上韧带力弱。

【诊断要点】

1. 有明显的受伤史,受伤时患者常感觉到腰部有一突然响声,随即腰部似有折断样失去支撑感,并出现腰部疼痛。

2. 急性损伤者疼痛剧烈可为断裂样、针刺样或刀割样,慢性损伤者多表现为局部酸痛、不适,不耐久站久立,脊柱前屈时疼痛加重。

3. 检查:

(1)身体屈曲时腰部疼痛。

(2)棘突及棘突间有压痛,棘突上可触及韧带剥离感。棘间韧带损伤压痛点多位于第5腰椎和第1骶椎之间。

【病因病机】

多因脊椎突然猛烈前屈,使棘上韧带或棘间韧带过度牵拉而造成;或患者在负重时腰肌突然失力,骤然腰部前屈;或长期弯腰工作,使棘上及棘间韧带持续地处于紧张状态等原因,导致韧带撕裂、出血、肿胀,瘀血痹阻,经络气血不通,发为疼痛。

【辨证与治疗】

1. 急性损伤

主症:受伤之后,腰骶部剧烈疼痛,活动受限,弯腰时疼痛加重,棘突上、棘突间有明显压痛。舌质黯红,脉弦或涩。

治则:活血祛瘀,通络止痛。

处方:阿是穴、后溪、水沟、委中。

操作法:先刺后溪,用 0.30mm × 25mm 的毫针,直刺进针,得气后用捻转泻法,在行针的同时令病人活动腰部。针水沟用上述毫针向鼻中隔斜刺,得气后施以捻转泻法。阿是穴用梅花针叩刺出血,再拔火罐,委中用三棱针点刺出血,出血由黯红变鲜红为止。

方义:本病位于督脉,是由于瘀血阻滞所致。后溪是手太阳经中的"输穴","俞主体重节痛",功于通经止痛;后溪又通于督脉,善于治疗位于督脉的急性疼痛。水沟属于督脉,又是手、足阳明经的交会穴,阳明经多气多血,所以水沟有行气行血的作用,是治疗急性腰的经验效穴。阿是穴、委中刺络出血,活血祛瘀,通经止痛。

2. 慢性损伤

主症:有急性损伤史,但没有彻底治疗,或长期弯腰工作史,腰部或下腰部酸痛、不适,遇劳则加重,遇寒则发。舌质紫黯,脉沉涩。

治则:益气养血,活血祛瘀。

处方:肾俞、阿是穴、三阴交。

操作法:肾俞、三阴交针刺补法,阿是穴刺络拔火罐,术后加用灸法。

方义:《景岳全书》:"腰痛证,凡悠悠戚戚,屡发不已者,肾之虚也。"故取肾俞补肾气益精血,配三阴交培补肝脾肾,益气养血,濡养筋骨。阿是穴是瘀血闭阻的部位,刺络拔火罐,可祛除瘀血,加用艾灸法,促进血液运行,进一步消除瘀阻,加快病愈过程。

【验案举例】

Erminio,男,35 岁,患腰痛 5、6 年,经常感到腰部酸痛、乏力,不耐久劳。劳累或与寒冷常使腰痛发作,经过药物、理疗等方法治疗,均未能根治。两周前因弯腰工作较久,导致腰痛发作。腰部疼痛,腰背僵硬,走路时两手扶腰,缓慢而行。检查:腰椎功能活动障碍,尤以弯腰明显,腰部肌肉僵硬,第 5 腰椎与第 1 骶椎间有明显压痛;舌质黯红,脉弦。治取肾俞、命门、第十七椎下、委中。肾俞、命门针刺补法;第十七椎下刺络拔火罐法,起罐后加用艾条温和灸法,至腰的深部有热感时为止,大约 5 分钟左右;委中平补平泻手法。经用上述方法治疗,3 次后疼痛消失,又巩固治疗 2 次,结束治疗。2 年后因其他疾病来访,告诉自针灸治疗后,腰痛未复发。

【经验与体会】

1. 阿是穴刺络拔火罐是治疗本病的重要方法。阿是穴刺血时,应当用 0.30mm×25mm 的毫针点刺,或用梅花针叩刺,即刺络出血,不可用三棱针刺血,以避免进一步损伤韧带,因三棱针比较粗大。

2. 慢性损伤者,在刺络拔火罐后,重用灸法,可加快疾病的好转,也是治疗本病特别有效的方法。

3. 慢性棘上韧带或棘间韧带损伤,因仔细检查,不然往往会误诊为一般腰痛,抓不住病变的症结,影响治疗效果。

第三节　腰背部肌筋膜炎

腰背部肌筋膜炎是一种常见的腰背部慢性疼痛性疾病,主要是由于感受风寒湿邪或损伤引起的腰背部肌筋膜及肌组织发生水肿、渗出及纤维性变,而出现的一系列临床症状。本病又称腰背筋膜纤维变性。

【诊断要点】

1. 多见于中老年人,可有感受风寒湿或劳损病史。

2. 腰部疼痛,多为隐痛、酸痛或胀痛。疼痛时轻时重,一般晨起痛重,日间减轻,傍晚复重,即轻活动后减轻,劳累后加重。

3. 腰痛多位于脊柱两侧的腰肌及髂嵴的上方。

4. 在弥漫的疼痛区有特定的痛点,按压时可产生剧烈的疼痛,并可向周围、臀部及大腿后部传导,但不过膝部。

5. 检查:

(1)激痛点,仔细检查,可触及激痛点。

(2)可触摸到阳性反应物,筋结或索状物。

【病因病机】

根据本病的疼痛部位,主要涉及足太阳经及其经筋,足少阳经及其经筋,足少阴经及其经筋。

1. 外受风寒湿邪　劳力汗出之后,衣着寒湿;或冒雨涉水;或久居寒冷湿地,风寒湿邪侵袭经脉,经络受阻,气血运行不畅,发为腰痛。

2. 瘀血阻滞　闪挫跌仆,损伤经脉;或劳力过度,伤及脉络;或长期姿势不当,气血阻滞等,导致瘀血停滞,经络闭阻,发为腰痛。

3. 肾精亏损　《素问·脉要精微论》"腰者,肾之府,转摇不能,肾将惫矣",是说肾虚是造成腰痛的重要原因,素体禀赋不足,或年老精血亏衰;或房劳不节;或大病久病之后,导致肾脏精血亏损,经脉经筋失于濡养,发为腰痛。

【辨证与治疗】

1. 寒湿腰痛

主症:腰部冷痛重着,腰部僵硬,活动转侧不利,得热痛缓,遇阴雨天疼痛加重。舌苔白腻,脉迟缓。

治则:散寒祛湿,温经通络。

处方:肾俞、关元俞、阿是穴、阳陵泉、委中。

操作法:肾俞平补平泻法,术后加用灸法;关元俞平补平泻法;阿是穴处有结节或条索时,用齐刺法,针刺泻法,术后加用灸法;委中、阳陵泉针刺泻法。

方义:《诸病源候论·腰背痛诸候》认为腰痛多是在肾虚的基础上,复感外邪所得,故云:"劳损于肾,动伤经络,又为风冷所侵,血气搏击,故腰痛也。"故取肾俞针刺并灸,扶正祛邪,温经散寒;阿是穴是寒湿邪气凝聚之处,针刺泻法可祛邪通经,艾灸可散寒化湿;本病位于足太阳经、足少阳经,故取足太阳经的关元俞、委中以及足少阳经的阳陵泉,属于循经取穴的方法,正如《灵枢·始终》说"病在腰者取之腘",此局部与远端相配合,祛邪通经,且阳陵泉为筋之会穴,腰部筋肉拘禁者用之尤为合适。

2. 瘀血腰痛

主症:腰痛如刺,痛有定处,昼轻夜重,轻则俯仰不便,重则剧痛不能转侧,痛处拒按。舌质紫黯或有瘀斑,脉涩。

治则:活血化瘀,通经和络。

处方:膈俞、大肠俞、阿是穴、委中、阳陵泉。

操作法:膈俞、阿是穴用刺络拔火罐法,委中是在腘窝部位寻找暴怒的静脉或显露明显的瘀点用三棱针点刺出血,出血量掌握在血的颜色由黯红变鲜红而止。大肠俞、阳陵泉捻转泻法。

方义:本证是由于瘀血痹阻经脉,以致气血运行不畅发生的腰痛。膈俞是血之会穴,委中是血之郄穴,二穴又同属于足太阳经,阿是穴是瘀血凝聚的部位,宗《素问·针解》"菀陈则除之者,出恶血也",用放血的方法,以祛除恶血;《素问·刺腰痛论》"解脉会令人腰痛如引带,常如折腰状,善恐。刺解脉在郄中结络如黍米,刺之血射,以黑见赤血而已",解脉即委中穴处的络脉,可见在委中穴处络脉放血是治疗瘀血性腰痛重要的有效的方法,同时也指出放血量应掌握在血色由黑变赤为止。大肠俞属于局部取穴,可疏通腰部经络气血。阳陵泉疏解少阳经气,并对腰部转侧不利有良好效果。

3. 肾虚腰痛

主症:腰痛酸软,隐隐作痛,膝软无力,反复发作,遇劳则甚,卧息则减。阳虚者伴有腰部发冷,手足不温,少腹拘紧,舌质淡,脉沉迟;阴虚者伴有五心烦热,咽干口燥,舌质红,脉细数。

治则:补肾益精,濡养筋骨。

处方:肾俞、关元俞、阿是穴、关元、飞扬、太溪。

操作法:阿是穴用齐刺法和灸法,其余诸穴用捻转补法,阳虚者在肾俞、关元俞、关元加用灸法。

方义:本证是肾精亏损,腰府失养,引起的腰痛,故补肾俞、关元以补肾益精,濡养肾府。本病位于足太阳经及其经筋,故补足少阴经穴原穴太溪和足太阳络穴飞扬,原络配合,补肾益精,濡养经筋,再配以阿是穴,可加强解痉止痛的效应。关元俞内应关元穴,是人体元气输注的部位,与关元穴配合培补元气,主治肾虚腰痛,正如《针灸大成》所说:关元俞"主风劳腰痛。"

【经验与体会】

1. 腰背部肌筋膜炎是中老年的常见病,尤其多见于妇女,针灸治疗有很好的效果。

2. 治疗时找准阿是穴(激痛点)非常重要　检查阿是穴应仔细寻找,可先让病人指出疼痛的范围及最痛的部位,在此范围内用拇指指腹按压寻找。按压的力量应适度,逐步对比,以便对阿是穴作出精确的定位。

3. 阿是穴(激痛点)的刺灸法　阿是穴若为结节或索状物,可先用齐刺法,留针15分钟。起针后刺络拔火罐8～10分钟,起火罐后再用艾条灸3～5分钟。用这种方法治疗本病有非常好的效果,因为阿是穴是病变的反应点,若为结节或索状物,则是病邪凝集的部位,是阻滞经络气血不通的症结,《灵枢·官针》曰:"经刺者,刺大经之结络经分也。"此即解结之法也。

第四节　第三腰椎横突综合征

第三腰椎横突综合征是指因附着于第3腰椎横突的软组织损伤并发生一系列病理变化而导致的腰痛或腰臀痛,是腰腿痛常见的病证之一。

腰椎横突位于腰椎两侧,是腰背筋膜附着部,是腰大肌、腰方肌的起点,并附有腹内斜肌筋膜,横突间有横突间肌及横突韧带相连。第3腰椎位于腰部中心,是腰生理前凸的顶点,是躯干活动的枢纽,是腰椎侧屈、旋转的核心(第3、4椎间盘髓核)。第3腰椎横突在各腰椎横突中最长、最宽、末端最厚、附着软组织的范围最广,在维持腰部各种姿势及脊柱平衡时,当腰腹部肌肉强力收缩时,所承受的拉应力最大,因此,第3腰椎横突上附着的软组织容易发生牵拉损伤。

【诊断要点】

1. 有腰部过度用力拉伤或长期不良姿势工作时。

2. 腰背部或腰臀部弥漫性疼痛,以一侧为主,可向大腿后侧腘窝平面以上扩散,晨起时疼痛明显,或长久固定某一体位后直腰困难,稍加活动后疼痛缓解,剧烈活动后疼痛加重。

3. 检查

(1)第3腰椎横突尖处有明显压痛。

(2)腰肌痉挛,第3腰椎处可触及纤维性软组织结节。按压时可有同侧下肢放射痛,但放射性疼痛范围不超过膝关节。

(3)直腿抬高试验可为阳性,但加强试验为阴性。

(4)X线检查:腰椎生理曲度变直,第3腰椎横突明显过长、过大、左右不对称,或向后倾斜。

【病因病机】

当腰部肌肉强力收缩或长期不良姿势工作时,易导致骶腰椎附着部的软组织发生过度紧张、牵拉、撕裂等急、慢性损伤,引起肌肉、筋膜、肌腱等组织渗出、出血等病理变化,继而在横突周围形成水肿、瘢痕粘连、筋膜增厚、肌腱挛缩等改变,使其周围神经、血管受到刺激,从而引起腰痛、臀部痛。

根据本病的疼痛部位应属于足太阳经、经筋病证。

1. 瘀血阻滞　闪挫扭伤,损伤腰部经脉,血溢脉外,阻滞经络,气血不通,发为疼痛。

2. 外邪侵袭　风寒湿邪侵袭腰部经络,气血痹阻,导致腰背部肌紧张或痉挛,引起两侧腰背肌肌力不平衡,久之必造成肌肉、筋膜损伤,引起疼痛的发作。

3. 肝肾亏损　肾精匮乏,腰府失养;肝血亏损,则筋肉失养,《素问·举痛论》:"脉涩则血虚,血虚则痛",《临证指南医案》"脉络空乏而痛"等,都指出了"不荣则痛"的理论,肝肾精血不足,筋脉失于温煦、濡养,而引起疼痛。

【辨证与治疗】

1. 瘀血阻滞

主症:腰痛如刺,痛处固定,疼痛拒按,腰肌僵硬,活动受限,动则痛甚。舌质黯红,脉弦。

治则:活血化瘀,通经止痛。

处方:气海俞、阿是穴、关元俞、秩边、委中。

操作法:气海俞、关元俞、秩边直刺捻转泻法;阿是穴先用齐刺法,留针15分钟,起针后刺络拔火罐法,留罐8~10分钟。委中用三棱针点刺出血,出血量如前面所述。

方义:本病证属于足太阳经及其经筋病变,根据:"经脉所过,主治所及"的原则,故取气海俞、关元俞、秩边、委中等足太阳经穴,局部、邻近和远端循经配穴,通经止痛,且气海俞、关元俞都位于骶棘肌,对缓解本肌的痉挛有良好作用。本病的病因病机是瘀血阻滞,经络不通,宗"菀陈则除之者,出恶血也"的治疗原则,故在阿是穴刺络拔罐,在委中点刺出血,《素问·刺腰痛论》:"解脉会令人腰痛如引带,常如腰折状,善恐。刺解脉在郄中结络如黍米,刺之血射,以黑见赤血而已。"

2. 风寒湿邪阻滞

主症:腰部冷痛,转侧俯仰不利,遇寒冷痛增,遇热痛缓,腰肌板硬。舌质淡,太白滑。

治则:祛风散寒,除湿止痛。

处方:天柱、肾俞、阿是穴、次髎、委中、阴陵泉。

操作法:诸穴均用捻转泻法,肾俞加用灸法,阿是穴采用齐刺法并艾条灸5～8分钟。

方义:本证的病变部位在足太阳经及其经筋,遵照循经取穴的治疗原则,故治疗取穴以足太阳经穴为主,穴如:天柱、肾俞、次髎、委中等,通经止痛。天柱祛风散寒;肾俞益肾助阳,扶正祛邪;《灵枢·终始》说"病在腰者取之腘",所以委中是治疗腰痛的主穴;次髎通经利湿,主治"腰痛怏怏不可俛仰……腰背寒。"(《针灸甲乙经》),再配合阿是穴,疏通局部病邪的痹阻,可加强疏通经络的作用。阴陵泉除湿利小便,通经止痛,《针灸甲乙经》:"肾腰痛不可俯仰,阴陵泉主之。"

3. 肝肾亏损

主症:腰痛日久,酸软无力,遇劳则甚,卧则痛减,腰肌痿软,喜按喜揉。偏阳虚者,腰痛喜热喜暖,手足不温,舌质淡,脉沉迟;偏阴虚者,手足心热,面色潮红,舌质红,脉弦细。

治则:补益肝肾,濡养筋骨。

处方:肾俞、关元俞、阿是穴、飞扬、太溪。

操作法:阿是穴用齐刺法,针刺后加用灸法;肾俞、关元俞直刺捻转补法,并用灸法;飞扬、太溪直刺捻转补法。

方义:本证是肾精亏损,腰府失养,引起的腰痛,故补肾俞、关元以补肾益精,濡养肾府。本病位于足太阳经及其经筋,故补足少阴经穴原穴太溪和足太阳经络穴飞扬,原络配合,补肾益精,濡养经筋,再配以阿是穴,可加强解痉止痛的效应。关元俞内应关元穴,是人体元气输注的部位,与关元穴配合培补元气,主治肾虚腰痛,正如《针灸大成》所说:关元俞"主风劳腰痛。"

【经验与体会】

齐刺法对本病的治疗有重要作用,《灵枢·官针》说:"齐刺者,直入一,傍入二,以治寒气小深者也。或曰三刺,三刺者治痹气小深者也。"可见齐刺法是用于治疗病变范围局限而病位较深的痹痛症。本病的病变部位在第三腰椎横突尖,且局部有明显压痛、结节或条索,适合用齐刺法。治疗时先在阿是穴的中心(即病变的中心)直刺一针,得气后用捻转泻法;然后再在其左右约 1 寸处各斜刺 1 针,针尖朝向阿是穴中心,得气后捻转泻法,并使针感向四周传导。留针 20 分钟,在留针期间,加用艾条灸 5 ~ 8 分钟。注意在本处针刺时应严格掌握进针的深度,一般不超过 20mm。因为本病的患者体格偏瘦的较多,且邻近肾区。

第五节　腰椎间盘突出症

腰椎间盘突出症又称腰椎间盘纤维环破裂髓核突出症。它是腰椎间盘退行性变之后,在外力的作用下,纤维环破裂髓核突出刺激或压迫神经根造成腰痛,并伴有坐骨神经放射性疼痛等症状为特征的一种病变。腰椎间盘突出症是临床常见的腰腿痛疾病之一,好发于 20 ~ 45 岁的青壮年,男性比女性多见,其好发部位多见于腰椎 4 ~ 5 和腰 5 骶 1 之间。

根据本病的疼痛性质应属于中医痛痹范畴,根据本病的疼痛部位应归属于督脉、足太阳经及经筋和足少阳经及经筋的病变。

【诊断要点】

1. 有急、慢性腰部疼痛史。

2. 下腰部疼痛,疼痛沿着坐骨神经向下肢放射,当行走、站立、咳嗽、打喷嚏、用力大便、负重或劳累时疼痛加重,屈髋、屈膝卧床休息后疼痛缓解。

3. 坐骨神经痛常为单侧,也有双侧者,常交替出现,疼痛沿患肢大腿后面向下放射至小腿外侧、足跟部或足背外侧。

4. 检查

(1)腰部僵硬,脊柱侧弯,腰椎前凸减小或消失。

(2)压痛点:腰椎间隙旁有深度压痛,并引起或加剧下肢放射痛(即腰椎间盘突出的部位);环跳、委中、承山、昆仑等部位压痛。

(3)皮肤感觉异常:小腿外侧及足背部感觉减退或麻木表明第 5 神经根受压;外踝后侧、足底外侧和小趾皮肤感觉减退或麻木,表明骶 1 神经根受压。

(4)直腿抬高试验阳性、屈颈试验阳性、颈静脉压迫试验阳性、姆趾背屈力减弱(腰 5 神经根受压)或姆趾跖屈试验性(骶 1 神经根受压)、腱反射减弱或消失(膝腱反射减弱或消失表示腰 4 神经根受压,跟腱反射或消失表示骶神经根受压)。

(5)X 线摄片检查:X 线平片可见脊柱侧弯或生理前屈消失,椎间隙前后等宽,或前宽后窄,或椎间隙左右不等宽等。

（6）CT、MRI 检查：可见腰椎间盘突的部位、大小及与椎管的关系。

【病因病机】

椎间盘是一种富有弹性的软骨组织，位于两个椎体之间。每个椎间盘有髓核、纤维环和软骨板组成。

椎间盘的主要功能是承担与传达压力；吸收脊髓的震荡；维持脊柱的稳定性和弹性。其中髓核是椎间盘的功能基础，纤维环和软骨板均有保护髓核的作用，而软骨板的膜具有渗透作用，可与椎体进行水分交换，以维持随和正常的含水量，保持髓核的半液体状态。

腰椎间盘容易突出有其生理和解剖的原因，后纵韧带具有保护椎间盘的作用，但下达腰部时逐渐变窄，而腰段椎管比颈段胸段粗大，所以腰部椎间盘的纤维环缺乏有力的保护；椎间盘中的髓核位置偏后外侧，而且纤维环前厚后薄，后面缺乏有力的保护；脊柱腰段是承受压力最大的部位，又是活动量最大的部分，所以椎间盘受到牵拉、挤压的力量较大，而保护的力量较小，所以容易突出。

1. 椎间盘退化变性是产生本病的病理基础　随着年龄的增长，以及不断的遭受挤压、牵拉和扭转等外力作用，使椎间盘发生退化变性，髓核含水量逐渐减少而失去弹性，继而使椎间隙变窄、周围韧带松弛或产生纤维环裂隙，形成腰椎间盘突出症的内因。在外力的作用下，髓核可向裂隙出移动或自裂隙处向外突出，刺激或压迫邻近的软组织（脊神经）而引起症状。中医认为"五八肾气衰"，或由于劳伤过度，肝肾亏损，筋骨失养，不在隆盛，易被外力所伤，易受外邪侵袭而发病。

2. 外力是引起本病的主要原因　腰在负重的情况下突然旋转，或向前外方的弯腰用力，使腰椎前屈，腹部压力增大，合力向后，推动髓核后移，靠近纤维环后缘。此时，如果向后的合力超过了脊柱后方韧带、肌肉的抵抗力，髓核可突破纤维环的薄弱处而凸出。此种情况多见于从事体力劳动的年轻人。中医认为扭挫闪伤筋脉，血溢脉外，瘀血闭阻，压迫阻滞经络气血的运行，不通而痛，发为本病。

3. 腰背肌劳损是引起本病的辅助条件　脊椎的后方主要有后纵韧带、棘上韧带和棘间韧带以及骶棘肌的保护，限制脊柱过度前屈，防止椎间盘后移。长期持续的弯腰工作，容易造成脊柱后侧肌肉韧带劳损和静力拉伤，使肌肉、韧带乏力，保护作用下降。再加上弯腰时髓核后移，长期挤压纤维环后壁而出现裂隙。在某种不大力的作用下，也可导致髓核从纤维环的裂隙处凸出。这种情况多见于 40 岁后的非体力劳动者，中医认为"五八肾气衰"，腰府失养，易受外力所伤，或劳累过度，耗伤气血，腠理空疏，易受外邪而发病。

4. 受寒是本病的主要诱因　寒冷刺激导致局部血液循环变慢，容易引起肌肉的不协调收缩，使椎间盘压力增大，为本整的发生提供了条件。中医认为感受风寒湿邪,痹阻经脉,气血不通而发病,如《素问·举痛论》曰:"寒气入经而稽迟泣而不行,……客于脉中则气不通,故卒然而痛"。

【辨证与治疗】

1. 辨经络治疗

主症:疼痛沿足太阳经放射或足少阳经放射。

治则:疏通经络,行气止痛。

处方:

足太阳经证:腰 2~5 夹脊穴、阿是穴、秩边、环跳、殷门、阳陵泉、委中、承山、昆仑。

足少阳经证:腰 2~5 夹脊穴、阿是穴、环跳、风市、阳陵泉、悬钟、丘墟。

操作法:针刺夹脊穴时,针尖略向脊柱斜刺,深度在 40mm 左右,捻转手法,有针感向下肢传导效果较好。针秩边、环跳进针 60mm 左右,行提插捻转手法,得气时,有针感沿足太阳经或足少阳经传导为佳。其余诸穴均直刺捻转平补平泻手法或泻法。

方义:本方是根据疼痛的部位辨经论治,循经取穴,旨在疏通经气,达到通则不痛的目的。夹脊穴邻近病变部位,阿是穴是病变的部位,二穴是治疗本病的主穴。秩边、环跳是治疗腰腿痛的主要穴位,《针灸甲乙经》"腰痛骶寒,俯仰急难……秩边主之"。环跳是足少阳、太阳二脉之会,更是治疗腰腿疼痛、麻木、瘫痪的主要穴位,正如《肘后歌》云:"腰腿疼痛十年春,应针环跳便惺惺"。阳陵泉也是治疗本病不可缺少的穴位,因为本穴属足少阳经,为筋之会穴,主治腰腿痛,如《针灸甲乙经》说"髀痹引膝,股外廉痛,不仁,筋急,阳陵泉主之。"且阳陵泉处又有坐骨神经的重要分支腓总神经,本病在此处多有压痛,故阳陵泉是治疗本病的重要穴。其余诸穴均属于循经取穴,疏导经气,通经止痛。

2. 病因辨证治疗

(1)瘀血阻滞

主症:多有腰部外伤史,或腰腿痛经久不愈,疼痛如针刺、刀割,连及腰髋和下肢,难以俯仰,转侧不利,入夜疼痛加剧。舌质紫黯或有瘀点,脉涩。

治则:活血化瘀,通络止痛。

处方:腰椎阿是穴、环跳、阳陵泉、膈俞、委中。

操作法:针阿是穴时,先在其正中刺 1 针,针尖略斜向脊柱,得气后行捻转泻法,然后在其上下各刺 1 针,针尖朝向第 1 针,得气后两针同时捻转,使针感向下肢传导。膈俞用刺络拔火罐法,委中用三棱针点刺出血,所出之血,由黯红变鲜红为止。环跳、阳陵泉直刺捻转泻法。阿是穴与阳陵泉连接电疗机,选择疏密波,强度以病人能忍受为度,持续 30 分钟。

方义:阿是穴位于病变部位,属于局部取穴。膈俞是血之会穴,委中又称

"穴郄",对于瘀血阻滞者有活血祛瘀,通络止痛的作用,正如《素问·刺腰痛论》:"解脉会令人腰痛如引带,常如折腰状,善恐。刺解脉在郄中结络如黍米,刺之血射,以黑见赤血而已。"

（2）寒湿痹阻

主症:腰腿疼痛剧烈,屈伸不利,喜暖畏寒,遇阴雨寒冷天气疼痛加重,腰腿沉重、麻木、僵硬。舌苔白腻,脉沉迟。

治则:温经散寒,祛湿通络。

处方:腰部阿是穴　肾俞　环跳　次髎　阳陵泉　阴陵泉　跗阳

操作法:阿是穴的刺法同上,加用灸法或温针灸法。肾俞直刺平补平泻手法,加用灸法。其他诸穴均用捻转泻法。

方义:本证是由于寒湿邪气痹阻经脉所致,治当温经散寒,阿是穴的部位是病变的部位,也是寒湿凝结的部位,故温针阿是穴除寒湿之凝结。灸肾俞温肾阳祛寒湿。次髎通经利湿,并治腰腿疼,《针灸甲乙经》曰"腰痛怏怏不可以俛仰,腰以下至足不仁,入脊腰背寒,次髎主之。"阴陵泉除湿利尿,疏通腰腿部经脉,足太阴经筋结于髀,著于脊,多用于治疗湿性腰腿痛的治疗,《针灸甲乙经》"肾腰痛不可俯仰,阴陵泉主之"。跗阳位于昆仑直上 3 寸,主治腰腿疼痛,《针灸甲乙经》跗阳主"腰痛不能久立,坐不能起,痹枢骨衍痛",本病在跗阳穴处常有压痛、硬结或条索,针灸此穴对缓解腰腿痛有较好的效果。用此穴治疗腰腿痛在《黄帝内经》中即有记载,称之为"肉里脉",《素问·刺腰痛论》"肉里之脉令人腰痛,不可以咳,咳则筋缩急。刺肉里之脉,为二痏,在太阳之外少阳绝骨之后。"

（3）肝肾亏损

主症:腰腿疼痛,酸重乏力,缠绵日久,时轻时重,劳累后加重,卧床休息后减轻。偏阳虚者手足不温,腰腿发凉,或有阳痿早泄,妇女有带下清稀,舌质淡,脉沉迟;偏阴虚者面色潮红,心烦失眠,下肢灼热,或有遗精,妇女可有带下色黄,舌红少苔,脉弦细。

治则:补益肝肾,柔筋止痛。

处方:腰部阿是穴、肾俞、肝俞、关元俞、环跳、阳陵泉、悬钟、飞扬、太溪。

操作法:阿是穴针刺平补平泻法,并用灸法;肾俞、关元俞针刺补法并用灸法;环跳平补平泻法;其余诸穴均用捻转补法。偏阴虚者不用灸法。

方义:腰为肾之府,肾精亏损,腰府失养而作痛;肝藏血而主筋,肝血不足,筋失血养而作痛。治取肾俞、肝俞、关元俞补益肝肾濡养筋骨而止痛。太溪配飞扬属于原络配穴,旨在补益肾精调理太阳、少阳经脉以止痛。在飞扬穴处又有小络脉分出,名曰飞扬脉,主治腰痛,《素问·刺腰痛论》"飞扬之脉,令人腰痛,痛上怫怫然,甚则悲以恐,刺飞阳之脉,……少阴之前与阴维之会。"所以说飞扬是治

141

疗肾虚以及肝虚引起腰痛的重要穴位。环跳是足少阳、太阳经的交会穴,位于下肢的枢纽,悬钟乃髓之会穴,阳陵泉乃筋之会穴,三穴同经配合,协同相助,补益精髓濡养筋骨以止痛。

【验案举例】

Alssandro,男,56 岁,职员,意大利罗马人。

3 年前不明原因患右侧腰腿痛,经 MRI 检查,诊断为"右侧腰 5 骶 1 椎间盘突出",经药物治疗和理疗,疼痛缓解。以后经常发作,遇冷遇劳,即可引起腰腿痛发作。自觉腰部酸痛,下肢麻痛,不耐站立,行走乏力。腰背部肌肉僵硬,脊柱向患侧侧弯,腰 5 骶 1 右侧有深压痛,并向下肢放射,直腿抬高左 70°,右 50°,加强试验为阳性,在右侧环跳、委中、跗阳有压痛。舌质胖大,脉沉细。证属气血虚弱,肝肾亏损,治疗拟补益气血培补肝肾之法。取穴:心俞、膈俞、肝俞、脾俞、肾俞、关元俞、阿是穴、阳陵泉、悬钟、跗阳、三阴交。刺灸法:阿是穴用齐刺法,并温针灸法,每次艾灸 3 壮,其余诸穴均用浅刺补法,在肾俞、关元俞加用灸法。每周治疗 2 次,经 6 次治疗后病情明显好转,12 次后临床症状消失,活动自如,结束治疗,嘱其以后加强腰背肌锻炼,经常进行游泳,谨慎搬运重物。2 年后随访未复发。

【经验与体会】

1. 针灸对本病的治疗有一定的疗效,对各种原因起的腰椎间盘突出症都有解除肌肉痉挛,缓解疼痛的作用。临床实践表明,针灸对寒湿型疗效较好,对扭伤引起的疼痛严重者,应配合推拿治疗效果较好。治疗时辨经取穴和辨证取穴结合应用,才可获得好的效果。针刺手法应结合患者病证、病性、体质、病程灵活施行,针刺环跳、秩边、腰夹脊穴应使针感向患肢远端传导,若针感不明显,往往影响疗效。但也应注意一旦出现放射性针感时,应立即停止行针,并将针稍稍向上提起,以免损伤神经。随着病情逐渐好转,疼痛逐渐缓解,针刺手法应逐渐缓和,以免损伤气血,导致筋骨失养的虚证。

2. 放血疗法应用于扭伤引起的腰椎间盘突出症的初期有较好的疗效,能较快的缓解疼痛和肌肉痉挛。主要穴位有膈俞、腰部阿是穴、委中,前两个穴位用刺络拔罐法,委中用三棱针点刺出血法,出血量以出血颜色由黯红变鲜红为止。刺委中出血是在腘窝寻找明显的静脉点刺出血,不一定在腘窝正中。另外在腘窝和臀横纹之间寻找横行的显著的络脉出血,也有一定的效果,《素问·刺腰痛论》:"衡络之脉,令人腰痛,不可以俯仰,仰即恐仆,得之举重伤腰,衡脉绝,恶血归之。刺之在郄阳筋之间,上郄数寸衡居,为二痏出血。"

3. 电针可加强治疗效果。电针有良好的镇静、镇痛效应,还有显著的抗炎、抗休克作用,能纠正多种生理功能紊乱提高机体的抗病能力。对于本病的治疗一般多采用疏密波,强度以病人能忍受为度。疏密波能促进新陈代谢和血液循环,改善组织营养,消除炎症与水肿,在本病的初期有良好的效果。

4. 背俞穴用于治疗腰椎间盘突出的虚证有良好效果。腰椎间盘突出症长久不愈,遇劳则发,休息后好转,腰腿酸痛乏力,属于气血虚弱、肝肾亏损者选取背俞穴为主进行治疗,有较好的效果。常用穴如:心俞、膈俞、肝俞、脾俞、肾俞、关元俞、腰部阿是穴、阳陵泉、悬钟、三阴交。刺灸法:阿是穴用齐刺法,得气后行平补平泻手法,之后做温针灸法,其余诸穴均用浅刺补法,并在肾俞、关元俞用艾条灸 5 分钟。

5. 灸法有利于本病的恢复,适用于寒湿证、虚证。

(1)温针灸法:常用穴为见腰部阿是穴、肾俞、足三里。方法:将艾条剪成小段,每段 10cm 长,在其中心打洞,插在针柄上,然后从艾条的下端点燃,燃尽为止,再行更换,每次灸 2~3 壮。若病人有灼热感时,应在穴位上覆盖纸片 1~3 片,直至病人有热感但无灼热感为止,以防烧伤。

(2)艾条灸法:常用穴位:肾俞、阿是穴、关元俞、次髎。方法:用艾条对准穴位行温和灸法,每个穴位灸 3~5 分钟。

做灸法时,患者自觉有热流传向下肢股外部、股内部、膝部以致足踝部,效果较好。

第六节　腰椎骨质增生症

腰椎骨质增生症,又称腰椎退行性脊椎炎、腰椎老年性脊椎炎和腰椎骨关节病等。其特征是关节软骨的退行性变,并在椎体边缘有骨赘形成,退行性变多发生在椎体、椎间盘和椎间关节。本症多见于中年以上的腰痛患者。本症属于中医腰痛范畴。

【诊断要点】

1. 患者多在 40 岁以上,男性多于女性。

2. 腰部酸痛、僵硬。

3. 久坐或晨起疼痛加重,稍微活动后疼痛减轻,但活动过多或劳累后疼痛加重;天气寒冷或潮湿时症状加重。

4. 检查

(1)腰椎生理前凸减小或消失,弯腰活动受限;腰部肌肉僵硬,有压痛;臀上神经和坐骨神经的径路可有轻度压痛。

(2)X 线检查是诊断本病的主要依据,可见脊柱正常生理弧度减小或消失;腰椎体边缘有唇状骨质增生,边缘角形成骨赘,严重者形成骨桥。

【病因病机】

本病多见于中老人,腰骨质增生是一种生理性保护性改变,可以增加脊椎的稳定性,代替软组织限制椎间盘的突出,一般情况下无临床症状。但当脊椎的退行性改变使各椎骨之间的稳定性平衡受到破坏,韧带、关节囊和神经纤维组织受到过度牵拉或挤压时,就会引起腰部疼痛。导致椎骨稳定性失衡的原因主要有以下几个方面。

1. 肝肾亏损 人体随着年龄的增长,尤其是 40 岁以后,机体各组织细胞的含水分和胶体物质逐渐减少,而含钙的物质逐渐增多,组织细胞的生理功能而随之衰退、老化,其中以软骨的退行性变最显著,使脊椎失去稳定性。随着年龄的增长,人体五八,肾气衰,七八肝气衰,或由于禀赋虚弱,或由于房劳过度,精血亏虚,筋骨失养而作痛。腰为肾之府,所以肝肾亏损多见于腰痛。

2. 寒湿痹阻 在肾虚的基础上,复感寒湿邪气,经脉痹阻发为腰痛,《诸病源候论·腰背痛诸候》云"劳损于肾,动伤经络,又为风冷所侵,血气搏击,故腰痛也",或在劳力汗出之后,衣着冷湿,寒湿邪气常趁虚入侵,或久居寒湿之地,或冒雨涉水,寒湿邪气内侵,气血运行不畅,发为腰痛。

3. 瘀血阻滞 随着年龄的增长,肾气逐渐虚弱,腰椎的稳定性减低,在腰部受到牵拉、摩擦、挤压的情况下,极易受到损伤,导致瘀血阻滞,经气不通,发为腰痛。

【辨证与治疗】

1. 肝肾亏损

主症:腰痛绵绵,反复发作,喜按喜揉,遇劳则痛甚,卧床休息则痛减,有时伴有耳鸣、阳痿、小便频数等症。舌质淡,脉沉弱。

治则:补益肝肾,濡养筋骨。

处方:肾俞、关元俞、腰阳关、阳陵泉、飞扬、太溪。

操作法:诸穴均采用捻转补法,肾俞、关元俞、腰阳关加用灸法。

方义:腰为肾之府,肾精亏损,腰府失养而作痛;肝藏血而主筋,肾虚则精血不足,筋失精血濡养而作痛。治取肾的背俞穴肾俞补肾气益精血,濡养筋骨而止痛;关元俞内应关元,是人体元气输注之处,补之可补元气,益精血濡筋骨,善于治疗肾虚腰痛,如《针灸大成》曰关元俞"主风劳腰痛"。太溪配飞扬属于原络配穴,旨在培补肾精调理太阳、少阳经脉以止痛。用飞扬治疗肾虚性腰痛由来已久,在飞扬穴处又有小络脉分出,名曰飞扬脉,主治腰痛,《素问·刺腰痛论》:"飞扬之脉,令人腰痛,痛上怫怫然,甚则悲以恐,刺飞阳之脉,……少阴之前与阴维之会。"用飞扬配太溪治疗肝肾亏损性腰痛确有良好效果。阳陵泉乃筋之会穴,可缓筋急以止痛。诸穴协同相助,补益精血濡养筋骨以止痛。

2. 寒湿腰痛

主症:腰部冷痛,遇寒湿则疼痛加重,得温则痛减,可伴有下肢麻木、沉重感。舌质淡,苔白腻,脉迟缓。

治则:散寒利湿,兼补肾气。

处方:肾俞、大肠俞、腰阳关、委中、阴陵泉。

操作法:肾俞用龙虎交战手法,腰阳关平补平泻法,并用灸法,委中、阴陵泉针刺泻法。

方义:本证的病变部位在督脉、足太阳经及其经筋,遵照循经取穴的治疗原则,故治疗取穴以足太阳经穴肾俞、大肠俞、委中为主,通经止痛。肾俞益肾助阳,扶正祛邪;《灵枢·终始》说"病在腰者取之腘",所以委中是治疗腰痛的主穴;大肠俞位于腰部,善于治疗腰痛,正如《针灸大成》所说大肠俞"主脊强不得俯仰,腰痛"。腰阳关属于督脉,通阳祛寒,利湿止痛。阴陵泉除湿利小便,通经止痛,《针灸甲乙经》:"肾腰痛不可俯仰,阴陵泉主之。"诸穴相配,可达扶正祛邪,通经止痛的功效。

3. 瘀血阻滞

主症:腰部疼痛,痛有定处,转侧不利,行动不便。舌质黯,或有瘀斑。

治则:活血化瘀,通经止痛。

处方:肾俞、阿是穴、膈俞、委中、阳陵泉。

操作法:肾俞用龙虎交战手法,阿是穴、膈俞用刺络拔火罐法,委中用三棱针点刺放血,阳陵泉针刺平补平泻法。

方义:肾俞用龙虎交战手法,补泻兼施,扶正祛瘀。阿是穴、膈俞、委中点刺出血,祛瘀生新,通络止痛。阳陵泉是筋之会穴,舒筋止痛,又病人转侧困难,病在少阳转输不利,故阳陵泉可解转输之筋结,腰痛可除。

【经验与体会】

1. 龙虎交战手法是治疗本症的重要手法　在本证发作的初期属于虚实夹杂证,本虚而标实,病之本是肾虚,病之标是寒湿或瘀血,在临床上作者常用龙虎交战手法。龙虎交战手法是捻转补法与捻转泻法相结合,补泻兼施的针刺方法。龙是左转针,拇指向前捻转9次,为补法;虎是指右转针,拇指向后捻转6次,为泻法;左转与右转反复交替进行,称为"交战",用于各种疼痛症的治疗,正如《金针赋》说:"龙虎交战,左撚九而右撚六,是亦住痛之法。"本法在治疗本症时,多用于肾俞、关元俞等穴。

2. 灸法是指疗本症的重要方法　本证的病机基础是肾虚,或肾虚兼寒湿,或肾虚见瘀血阻滞。灸法可温补肾气,温经散寒祛除邪气,行血逐瘀,故灸法是治疗本病的重要方法。艾灸的主要穴位是肾俞、关元俞、腰阳关等。

3. 适当选用夹脊穴　根据腰椎骨质增生的部位,适当选取夹脊穴,可提高治疗效果。腰椎骨质增生一般多发生在第4、5腰椎,所以临床上常兼取腰4、5夹脊穴。

4. 针刺手法的强度应逐渐减弱　本病基本上属于虚证,夹杂寒湿或瘀血,在病的初期可补泻兼施,或泻多于补,或补多于泻,但随着病情的逐渐好转,手法的刺激量应逐渐减弱,泻法逐渐减少,补法逐渐增多。

第七节　腰椎管狭窄症

任何原因引起的椎管、神经根管、椎间孔的变形或狭窄,使神经根或马尾神经受压迫,引起的一系列临床表现者,统称为腰椎管狭窄症。本病是一个综合征,所以又称腰椎管综合征。神经受压迫可能是局限性的,也可能是节段性的或广泛性的;压迫物可能是骨性的,也可能是软组织。腰椎间盘突出引起的椎管狭窄,因有其独特性,不列入腰椎管狭窄症内,但腰椎管狭窄症可合并有椎间盘突出。

腰椎管狭窄症的主要症状是腰腿痛,所以属于中医腰腿痛的范畴。

【诊断要点】

本病发展缓慢,病程较长,病情为进行性加重。

1. 主症　腰痛、腿痛和间歇性跛行。

2. 腰腿痛的特征　腰痛位于下腰部和骶部,疼痛在站立或走路过久时发作,躺下或下蹲位或骑自行车时,疼痛多能缓解或自行消失。腰腿痛多在腰后伸、站立或行走而加重,卧床休息后减轻或缓解。

3. 间歇性跛行是本病的重要特征　在站立或行走时,出现腰痛腿痛、下肢麻木无力,若继续行走可有下肢发软或迈步不稳。当停止行走或蹲下休息后,疼痛则随之减轻或缓解,若再行走时症状又会重新出现。

4. 病情严重者,可引起尿急或排尿困难,下肢不全瘫痪,马鞍区麻木,下肢感觉减退。

5. 检查　主诉症状多,阳性体征少是本病的特点。

(1)腰部后伸受限,脊柱可有侧弯、生理前凸减小。

(2)X线检查:常在腰4~5、腰5和骶1之间见椎间隙狭窄、椎体骨质增生、椎体滑脱、腰骶角增大、小关节突肥大等改变,及椎间孔狭小等。

CT及MRI扫描具有诊断价值。

【病因病机】

腰椎管狭窄症可分为先天性狭窄和继发性狭窄,导致椎管前后、左右内径缩小或断面形态异常。先天型椎管狭窄多由于椎管发育狭窄、软骨发育不良或骶椎裂等所致;后天性椎管狭窄主要是腰椎骨质增生、黄韧带及椎板肥厚、小关节肥大、陈旧性腰椎间盘突出、脊柱滑脱、腰椎骨折恢复不良和脊椎手术后等。先天性椎管狭窄症多见于青年病人,后天性椎管狭窄症多见于中年以上的病人。

中医认为本病发生的主要原因是:先天肾气不足,肾气衰退,以及劳伤肾气,耗伤气血为其发病的内在因素;反复遭受外伤、慢性劳损以及风寒湿邪的侵袭为其外因。其主要病机是肾气不足,气血虚弱,以及风寒湿邪痹阻,瘀血阻滞,经络气血不通,筋骨失养,发为腰腿疼痛。

【辨证与治疗】

1. 肾气虚弱

主症:腰部酸痛,腿细无力,遇劳加重,卧床休息后减轻,形羸气短,面色无华。舌质淡,苔薄白,脉沉细。

治则:调补肾气,壮骨益筋。

处方:肾俞、腰阳关、腰4、5夹脊穴、关元俞、阳陵泉、飞扬、太溪、三阴交。

操作法:腰4、5夹脊穴用龙虎交战手法,其余诸穴均采用捻转补法,并于肾俞、关元俞、腰阳关加用灸法。

方义:本证是由于肾气虚弱而引起,主症是腰腿痛,病位于督脉、足太阳、足少阴经。腰为肾之府,肾虚则腰府失养,故治取肾的背俞穴补益肾气,濡养腰府及经脉而止痛;关元俞内应关元,是人体元气输注之处,补之可益元气,益精血濡筋骨,善于治疗肾虚腰痛,如《针灸大成》曰关元俞"主风劳腰痛"。太溪配飞扬属于原络配穴,旨在补益肾气调理太阳、少阴经脉以止痛。在飞扬穴处又有小络脉分出,名曰飞扬脉,主治腰痛,《素问·刺腰痛论》:"飞扬之脉,令人腰痛,痛上怫怫然,甚则悲以恐,刺飞阳之脉,……少阴之前与阴维之会。"故飞扬是治疗肾虚以及肝虚引起的腰痛。三阴交补益气血,濡养筋骨。阳陵泉乃筋之会穴,可缓筋急以止痛。诸穴协同相助,补益肾气,养筋壮骨以止痛。

2. 寒湿痹阻

主症:腰腿疼痛重着,自觉拘紧,时轻时重,遇冷加重,得热症减。舌质淡,太白滑,脉沉紧。

治则:祛寒利湿,温通经络。

处方:肾俞、关元俞、腰4、5夹脊穴、腰阳关、委中、阴陵泉、三阴交。

操作法:肾俞、关元俞、腰阳关均采用龙虎交战手法,并加用灸法。腰部夹脊穴、委中、阴陵泉针刺泻法。三阴交平补平泻法。

方义:本证属于寒湿痹阻,但病之本是肾虚,治疗当用补泻兼施的方法。肾俞、关元俞,补肾气助元气;腰阳关温督脉,通脊骨;采用龙虎交战手法,补泻兼施,扶正祛邪,加用灸法可加强其温补肾气,散寒化湿的作用。腰夹脊穴是病变的症结处,针刺泻法祛除邪气之痹阻,可达痛经止痛的作用。委中通经祛邪,是治疗腰腿痛重要的有效的穴位。阴陵泉除湿利小便,通经止痛,是治疗湿邪痹阻性腰痛的有效穴位,正如《针灸甲乙经》所说:"肾腰痛不可俯仰,阴陵泉主之。"三阴交是足三阴经的交会穴,可健脾利湿,可补肝肾壮筋骨,与肾俞、关元俞配合,既可加强补肝肾的作用,又可利肾腰部的湿邪,加快腰腿痛的缓解。

3. 气虚血瘀

主症:腰痛绵绵,部位固定,不耐久坐、久立、久行,下肢麻木,面色少华,神疲乏力。舌质黯或有瘀斑,脉细涩。

治则:益气养血,活血化瘀。

处方:膈俞、肝俞、脾俞、肾俞、关元俞、腰阳关、腰夹脊穴、足三里、三阴交。

操作法:膈俞、腰夹脊穴针刺泻法,并刺络拔火罐法。其余诸穴用捻转补法,病在肾俞、关元俞、腰阳关加用灸法。

方义:本证是在肾虚的基础上,复加劳损经脉,瘀血阻滞以及劳作日久耗伤气血,筋脉失养所致。选取血之会穴膈俞及病变之症结夹脊穴,刺络拔火罐,产除瘀血之阻滞,以利气血的通行及筋脉濡养。取肾俞、关元俞、肝俞补肝肾益筋骨。腰阳关温通督脉,通畅脊骨。脾俞、足三里、三阴交温补脾胃,益气血生化之源。诸穴相配,补后天益先天,除瘀血阻滞,可达益气养血,活血化瘀的功效。

【经验与体会】

1. 补肾是治疗腰椎管狭窄症的治本之法　本病属于脊柱的病变,与肾有密切的关系,因为足少阴肾经贯脊内,足少阴经筋循脊内挟膂上至项,所以肾虚可导致脊柱发病。补肾的主要穴位:肾俞、关元俞、太溪。

2. 督脉经穴和夹脊穴是治疗本病的主要穴位　本病属于脊柱的病变,隶属于督脉,督脉"并于脊里",督脉络"挟膂上项",故督脉的穴位和夹脊穴是治疗本病的主穴。主要穴位:命门、腰阳关、十七椎、腰部夹脊穴。临床上常用腰4、5夹脊穴,因为椎管狭窄常发生在这个部位。针刺手法均采用龙虎交战法,补泻兼施。针夹脊穴的深度在 25~40mm 之间,得气后有胀感、电麻感向臀部和下肢扩散,然后行龙虎交战手法,手法不宜过强。针刺后加用灸法有利于本病的恢复。

第八节　腰椎椎弓峡部裂并腰椎滑脱

腰椎椎弓上下关节突之间称为峡部。椎弓峡部裂是指椎弓峡部骨质连续性中断,第 5 腰椎受累最多。腰椎滑脱是指腰椎逐渐向前或后方滑动移位,椎弓峡部裂的存在,可在一定的条件下是导致腰椎滑脱。本病多见于 40 岁以上的男性,年龄越大发病率越高,发病部位以第 5 腰椎最多,第 4 腰椎次之,是引起腰腿痛的常见疾病。

【诊断要点】

1. 患者可能有腰部外伤或劳损史。

2. 慢性腰痛,站立或弯腰时疼痛加重,卧床休息后减轻;有时疼痛可放射到骶髂部甚至下肢。

3. 滑脱影响到马尾神经时可见下肢乏力,感觉异常,大小便障碍等。

4. 检查

（1）下腰段前突增加，腰骶交界处可出现凹陷或横纹，或腰部呈现保护性强直。

（2）滑脱棘突有压痛，重压、叩击腰骶部可引起腰腿痛；部分患者可见直腿抬高试验和加强试验阳性。

（3）X 线检查应包括腰椎的正侧位片、左右双斜位片、过伸过屈位片；斜位片能显示"狗颈"及峡部的缺损；CT 可帮助确定峡部裂的性质；MRI 可帮助判断椎间盘的情况。

【病因病机】

腰椎的骨质结构由两部分组成，即前面的椎体和后面的椎弓。椎弓包括椎弓根、椎板、上下关节突、棘突和横突。腰椎峡部位于上下关节突之间，有一条狭窄的皮质骨桥构成将椎板和下关节突与椎弓根和上关节突连接在一起。所以腰椎峡部是椎弓最薄弱的部分，腰部外伤后容易造成损伤；或由于积累性劳损，导致腰椎峡部静力性骨折。一旦双侧腰椎峡部发生骨折，由于剪切力的作用腰椎就可能产生移位。

1. 瘀血阻滞　中医认为本病由于跌仆闪挫，损伤腰部筋骨，瘀血阻滞，筋骨失养，长久不能愈合，酿成本病。

2. 寒湿阻滞　由于劳伤气血，卫外不固，风寒湿邪趁虚而入，痹阻腰部经脉，气血不通，筋骨长久失养，酿成本病。

3. 肾精亏损　由于先天不足，或由于房劳过度，肾气虚弱，精血亏损，筋骨失养，是引起本病的内在因素。

【辨证与治疗】

1. 瘀血阻滞

主症：有明显的外伤史，腰骶痛骤作，疼痛剧烈，呈刺痛性，痛有定处，日轻夜重，俯仰受限，步履艰难。舌质紫黯，脉弦。

治则：活血化瘀，通经止痛。

处方：腰阳关、阿是穴、肾俞、后溪、委中。

操作法：先针刺后溪穴，直刺捻转泻法，在行针的同时，令患者轻轻活动腰部，疼痛好转后再针刺其他穴位。阿是穴用刺络拔火罐法，委中用三棱针点刺出血，出血量有黯红变鲜红为止。腰阳关针刺捻转泻法，肾俞用龙虎交战手法。

方义：本病证是由于瘀血阻滞所致，病变位于督脉，连及足太阳经，故治疗以督脉和足太阳经为主。腰阳关属于督脉，针刺泻法，疏通阳气，行气活血。后溪是手太阳经的"输穴"，功可通经止痛，本穴又交会于督脉，是治疗急性督脉性腰痛的重要穴位。阿是穴位于病变部位，属于局部取穴，刺络拔罐出血，清除恶血，通经止痛。委中又称"穴郄"，对于瘀血阻滞者有活血祛瘀，通络止痛的作用，正

149

如《素问·刺腰痛论》:"解脉会令人腰痛如引带,常如折腰状,善恐。刺解脉在郄中结络如黍米,刺之血射,以黑见赤血而已。"解脉即是指位于腘窝委中部位的血脉,点刺放血对瘀血性腰痛有良好效果,出血由黑红变赤红为止。

2. 风寒湿邪阻滞

主症:腰骶部重着疼痛,时重时轻,喜温喜暖,得温痛减,肢体麻木。舌苔白腻,脉沉紧。

治则:祛风散寒,除湿通络。

处方:肾俞、十七椎穴、次髎、后溪、阴陵泉、委中、承山。

操作法:肾俞、次髎、十七椎针刺龙虎交战手法,先泻后补,即先拇指向后捻转6次,再拇指向前捻转9次,如此反复进行,针刺后并用灸法。后溪、阴陵泉也用龙虎交战法。委中、承山针刺捻转泻法。

方义:本证是风寒湿邪阻滞督脉及足太阳经所致,故治疗以督脉及太阳经穴为主;本病的内在原因是肾气虚弱,外邪趁之,所以扶正祛邪是治疗本病的大法。肾俞是肾的背俞穴,十七椎穴隶属督脉,针刺补泻兼施,扶正祛邪;针刺后加用灸法,既可温经助阳,又可祛寒除湿。次髎属于足太阳经,有利湿止痛的功效,是治疗寒湿性腰骶痛的主要穴位,正如《针灸甲乙经》所说:"腰痛侠脊不可以俛仰,腰以下至足不仁,入脊腰背寒,次髎主之。"如针刺后再加用灸法可助其温阳利湿的作用。阴陵泉属于足太阴脾经,补之可健脾益肾,泻之可渗湿利尿,善于治疗湿浊性腰痛,如《针灸甲乙经》云:"肾腰痛不可俯仰,阴陵泉主之。"后溪属于手太阳经的"输穴",又交会于督脉,"俞主体重节痛",可用于湿浊性腰痛的治疗;后溪配五行属于木,"木主风",风可胜湿,所以后溪又有祛风止痛、祛湿止痛的功效。委中配承山疏通足太阳经脉,是治疗腰痛的重要组合。以上诸穴配合,可达祛除邪气通经止痛的作用。

3. 肾精亏损

主症:腰骶部酸痛,喜按喜揉,下肢乏力,遇劳则甚,卧床休息后减轻。舌质淡,脉沉细。

治则:补肾益精,濡养筋骨。

处方:肾俞、命门、关元俞、关元、飞扬、太溪。

操作法:飞扬针刺龙虎交战手法,其余诸穴均直刺捻转补法,并在肾俞、命门、关元俞、关元加用灸法。

方义:本证是由于肾气虚弱精血亏损而引起,主症是腰腿痛,病位于督脉、足太阳、足少阴经。腰为肾之府,肾虚则腰府失养,故治取肾的背俞穴肾俞及命门补益肾气,濡养腰府及经脉而止痛;关元是人体元阴元阳关藏之处,关元俞内应关元,是人体元气输注之处,补之可益元气,益精血濡筋骨,善于治疗肾虚腰痛,如《针灸大成》曰关元俞"主风劳腰痛。"太溪配飞扬属于原络配穴,旨在补益肾气调理太阳、少阴经脉以止痛。在飞扬穴处又有小络脉分出,名曰飞扬脉,主治腰痛,《素问·刺腰痛论》:"飞扬之脉,令人腰痛,痛上怫怫然,甚则悲以恐,刺飞阳之脉,……少阴之前与阴维之会。"故飞扬功在治疗肾虚以及肝虚引起的腰痛。诸穴协同相助,补益肾气,养筋壮骨以止痛。

【经验与体会】

针刺并灸关元、气海对本病有一定的效果。关元穴是任脉与足少阴肾经、足厥阴肝经、足太阴脾经的交会穴,针刺补法并用灸法,可补肾气益精血,壮筋骨;补肝可疏利气机,调节阴血,濡养筋骨;补脾益后天,生化气血,濡养筋骨。气海为肓之源,有益气补气增加脏腑功能的作用,正如《铜人》所说气海主"脏腑虚惫,真气不足,一切气疾久不差"。关元、气海可增强肌肉、韧带的功能,帮助软组织对椎体的约束力,有利于腰椎滑脱的恢复。本法尤其适用于肝肾精血亏损证和退行性改变、慢性疾病引起的脊间关节囊及前后纵韧带松弛的治疗。

刺灸法:针气海、关元40~60mm深(1.5~2.0寸),得气后行捻转补法,使针感向周围扩散,之后每穴艾条灸5分钟。

第九节　骶髂关节扭伤

骶髂关节扭伤使骶髂关节周围韧带被牵拉而引起的损伤,临床较多见,常造成腰痛,甚至坐骨神经痛,多见于中年以上患者。本病属于中医腰腿痛范畴。

【诊断要点】

1. 有急慢性腰腿痛史或外伤史,或慢性下腰部劳损史。

2. 骶髂关节疼痛,疼痛可放射到臀部、股外侧,甚至放射到小腿外侧。

3. 患侧下肢不敢负重,或不能支持体重,走路跛行,并用手扶撑患侧骶髂部,上下阶梯时需健侧下肢先行。

4. 站立时弯腰疼痛加剧,坐位时弯腰不甚疼痛,平卧时腰骶部有不适感,翻身困难。

5. 检查

(1)腰椎向健侧侧弯,髂后上、下棘之间有明显压痛。

(2)旋腰试验:患者坐位,两手扶在项部,检查者站在患者背后,双手扶其两肩做左右旋转,使患者的腰部左右旋转,若患者骶髂部有明显疼痛者为阳性。

(3)骨盆分离试验:患者仰卧位,检查着双手按在左右髂前上棘,并向后用力挤压,若患者骶髂关节疼痛加剧者为阳性。

(4)屈髋屈膝试验:患者仰卧位,健侧下肢伸直,将患侧下肢髋、膝关节屈曲,使骶髂关节韧带紧张,患侧疼痛加剧者为阳性。

(5)"4"字试验阳性、床边试验阳性。

（6）X线检查：急性骶髂关节扭伤X线常无特殊改变；慢性扭伤或劳损，可有骨性关节炎改变，关节边缘骨质密度增加。

【病因病机】

骶髂关节是一个极稳定的关节。骶结节韧带、骶棘韧带和骶髂前韧带，能稳定骶椎，限制骶椎向骨盆内移动，因而骶髂关节只有极小量的有限活动。但当弯腰拿取重物时，下肢腘绳肌紧张，牵拉坐骨向下向前，髂骨被旋向后，易引起骶髂关节损伤。女性在妊娠期间，由于内分泌的改变，骶髂关节附近的肌腱和韧带变得松弛，体重和腰椎前凸增加，容易导致骶髂关节的慢性损伤。解剖结构的变异，如第5腰椎横突骶化，特别在单侧横突骶化的情况下，常因用力不平衡而使一侧骶髂关节发生急性损伤或慢性劳损。

1. 瘀血阻滞　《灵枢·百病始生》说："用力过度，则络脉伤。阳络伤则血外溢……阴络伤则血内溢。"跌打损伤、猛然搬动过重物体、或姿势不当骤然用力，损伤筋肉、脉络，血脉破损血溢脉外，瘀血凝滞，脉络阻塞，则产生瘀血性痛、活动受限等症。

2. 气血虚弱　劳力过度或长久弯腰工作，耗伤气血，筋骨失于气血的温煦、濡养，即因虚而不荣，因不荣而不通，因不通而生痛。

3. 肝肾亏虚　先天不足，或房劳过度，或久行伤筋，久坐伤骨，导致精血亏损，筋骨失养发为腰骶部疼痛。

【辨证与治疗】

1. 瘀血阻滞

主症：扭伤之后，腰骶部骤然疼痛，疼痛激烈，呈刺痛或胀痛性质，痛有定处，日轻夜重，俯仰受限，转侧步履困难。舌紫黯，脉弦细。

治则：活血化瘀，通经止痛。

处方：十七椎、关元俞、次髎、阿是穴、委中、殷门、阳陵泉。

操作法：阿是穴、委中、殷门寻找血脉明显处用三棱针点刺出血，病在出血后加拔火罐。其余诸穴均直刺捻转泻法。

方义：本证属于瘀血阻滞引起的腰骶部疼痛，位于足太阳经，治疗当活血化瘀，以太阳经穴为主。《素问·针解》："菀陈则除之者，出恶血也。"所以取瘀血结聚处阿是穴、血之郄穴委中和衡络殷门点刺出其恶血，通络止痛。殷门位于腘横纹上8寸，主治腰骶部疼痛，《针灸大成》殷门"主腰脊不可俯仰举重，恶血泄注，外股肿。"殷门穴位于股后浮郄穴之上，衡络处，《素问·刺腰痛论》："衡络之脉，令人腰痛，不可以俯仰，仰即恐仆，得之举重伤腰，衡络绝，恶血归之，刺之在郄阳筋之间，上郄属寸，衡居为二痏出血。"所以衡络应属于股后殷门附近横行的脉络，点刺出血可治疗扭伤性腰骶部疼痛。十七椎穴、关元俞位于腰骶连接处，可疏通此关节的瘀血阻滞。阳陵泉属于足少阳经，其经筋"结于尻"，可治疗腰骶部的疼痛,尤其善于治疗腰骶部左右转侧困难的证候。

2. 气血虚弱

主症:腰骶部酸痛,连及臀部和下肢,痛而隐隐,遇劳则甚,体倦乏力,面色无华。舌质淡,脉沉细。

治则:补益气血,养筋通脉。

处方:膈俞、肝俞、脾俞、肾俞、关元俞、次髎、秩边、三阴交。

操作法:膈俞、肝俞、脾俞、肾俞均浅刺补法,关元俞、次髎、秩边均采用龙虎交战手法,三阴交直刺捻转补法。

方义:膈俞为血之会,肝俞补肝益肝,二穴配合,调理营血濡养筋骨。脾俞、肾俞、三阴交调后天补先天,益气血生化之源,温煦筋骨。关元俞、次髎、秩边补泻兼施,补法可调气血濡筋养骨,泻法可通经止痛。以上诸穴相配,可达补益气血,濡养筋骨,通脉止痛的功效。

3. 肝肾亏虚

主症:腰骶部酸软疼痛,腰背乏力,遇劳则甚,卧则减轻,喜按喜揉。舌质淡,脉沉细。

治则:补益肝肾,濡养筋骨。

处方:肾俞、肝俞、关元俞、关元、次髎、阳陵泉、悬钟、太溪。

操作法:次髎直刺采用平补平泻手法,其余诸穴均用捻转补法,并在肾俞、关元俞、次髎加用灸法,每穴艾灸3～5分钟。

方义:肾俞是肾的背俞穴,肝俞是肝的背俞穴,太溪是足少阴肾经的原穴,旨在补肝肾益精血。关元是任脉与足三阴经的交会穴,有补益元气的作用,关元俞是元气输注的部位,二穴前后配合,补元气益精血,善于治疗虚性腰痛,《针灸大成》关元俞:"主风劳腰痛"。阳陵泉乃筋之会穴,悬钟乃髓之会穴,补之可柔筋养骨而止痛。

【经验与体会】

1. 重用灸法效果好　本病无论是气血虚弱证或肝肾亏虚证,采用灸法治疗都可取得良好效果。艾灸的主要穴位是关元俞、八髎、阿是穴、肾俞,每次选择2～3个穴位,每穴艾灸3～5分钟。或采用温针灸法效果更好,主要穴位有次髎、关元俞,每穴每次艾灸2～3壮;方法:将艾条剪成1.5cm长的小段,在小段的中央穿一小洞,插在针炳上,从艾条小段的下端点燃,燃烧尽后,将燃灰去掉,再更换另一壮。若在温针灸时,病人感到灼痛,在艾灸的穴位上覆盖小纸片,即可缓解灼热感。

2. 瘀血证刺血络有良好效果　《素问·调经论》:"视其血络,刺其出血。"即瘀血证可在病变的部位和有关穴位处寻找可见的络脉点刺出血,不一定是经穴的位置,如本病可在次髎穴、膀胱俞、殷门、委中等穴位处的血络点刺出血。血络可以是横行的,也可以是纵行的,如殷门穴处的衡脉即使横行的;也可以是一个瘀血点,即"结络","结络者,脉结血不行,决之乃行"(《素问·阴阳二十五人》)。委中穴处的解脉即是如此,《素问·刺腰痛论》:"解脉会令人腰痛如引带,常如折腰状,善恐。刺解脉在郄中结络如黍米,刺之血射,以黑见赤血而已。"

3. 推拿复位　假如病人有骶髂关节错缝时,应先做手法复位,然后再做针灸治疗,效果较好。

第十节　骶臀部筋膜炎

骶臀部筋膜炎,又称骶臀部纤维质炎、肌肉风湿病、肌筋膜综合征等。本病主要是由于外伤、劳累、潮湿、寒冷等多种原因导致骶臀部肌肉、筋膜、肌腱和韧带等软组织的慢性疼痛性疾病,是骶臀部的一种常见病,多见于中老年人,属于中医痹证、腰腿痛范畴。

【诊断要点】

1. 骶臀部有广泛的疼痛。

2. 疼痛可涉及腰部和大腿部,为酸痛性质,常伴有沉重、寒凉感。

3. 疼痛在轻微活动后或得温热后减轻,剧烈运动、劳累、寒冷、久站、久坐可诱发或加重疼痛。

4. 检查:

(1)压痛:有明显的压痛,压痛点多位于骶髂关节附近。

(2)结节:可触及到结节,多为椭圆形,质地柔软,可移动,有压痛感。

(3)X线检查:多为阴性。

【病因病机】

1. 寒湿邪侵袭　本病位于骶臀部部,是足太阳经、督脉分布的区域,属于中医的痹证,感受风寒湿邪,稽留于肌肤筋肉之间,致经络气血凝滞不通,发为经骶臀疼部痛。日久邪气与气血凝结形成结节,《诸病源候论·结筋候》:"体虚者,风冷之气中之,冷气停积,故结聚,为之结筋也。"

2. 气血虚弱　劳役过度,耗伤气血,经筋失于气血的濡养,筋急而痛,《医学正传·卷一》"若动之筋痛,是无血滋筋故痛",或如筋急日久,气血不通,气虚无力通脉,也可导致气虚血瘀。

3. 肝肾亏损　人到中年之后,肾气渐衰;或房事不节,肾气早衰;或劳役过度,久站伤骨,久行伤筋,耗伤肾气,劳伤筋骨,导致骶臀部疼痛。

【辨证与治疗】

1. 寒湿邪闭阻

主症:骶臀部疼痛僵硬,按压可触及结节,疼痛连及腰部及大腿,遇阴雨天或寒冷则疼痛加重,得温热则疼痛减轻。舌质淡,苔薄白,脉弦紧。

治则:祛风散寒,利湿止痛。

处方:肾俞、腰阳关、次髎、阿是穴、秩边、阳陵泉、委中。

操作法:肾俞、腰阳关、阳陵泉针刺龙虎交战手法,秩边用0.30mm×75mm毫针直刺,并有触电感沿经传导,其余诸穴直刺捻转泻法,并在肾俞、次髎、阿是穴施以灸法。

方义:本证是由于寒湿邪闭阻足太阳经引起的痹证,根据"经脉所过,主治所及"的原则,当以足太阳经穴为主,祛除邪气通经止痛。肾俞、次髎、秩边、委中均属于足太阳经,且次髎既可通经止痛,又可除湿利尿;秩边功善腰骶痛,又可除湿利尿;委中是治疗腰骶痛的主要穴位,即《灵枢·始终》所云"病在腰者取之腘",且委中配五行属于土,所以委中既可祛邪通经止痛,又可健脾利湿;肾俞扶正祛邪,卫气出于下焦,所以肾俞既可祛除邪气通经止痛,又可助卫气以固表。阿是穴是邪气凝聚的部位,针刺泻法和灸法,通其凝散其结。本病属于经筋病证,足少阳经筋"结于尻",故取筋之会穴阳陵泉散筋结,解筋痛。

2. 气血虚弱

主症:腰骶部酸软疼痛,不耐久劳,疲劳后疼痛加重,疲乏无力,在骶臀部按压可触及结节。舌质淡,舌的边缘可有瘀点,脉沉细。

治则:益气养血,通脉祛瘀。

处方:膈俞、肝俞、脾俞、肾俞、关元俞、阿是穴、足三里、三阴交。

操作法:膈俞穴针刺泻法,阿是穴针刺泻法,并兼艾条灸5~8分钟,或温针灸3壮。其余诸穴均针刺补法,并在肾俞、关元俞加用艾条灸5分钟。

方义:本证属于气血虚弱,兼有气虚血瘀,治疗以补气养血为主,兼以活血通瘀。故本证治取肝俞、脾俞、肾俞、关元俞、足三里、三阴交温补先天与后天,以益气血生化之源。膈俞乃血之会穴,泻之可活血化瘀。阿是穴是经筋挛缩之处,是血液滞瘀之所,针刺泻法并温灸,可解经筋的挛缩,通经脉的瘀血阻滞,经脉气血通达,经筋得到气血的濡养,疼痛可解。

3. 肝肾亏虚

主症:骶臀部疼痛日久不愈,疼痛绵绵,腰膝酸软,遇劳则甚,休息后好转,小便频数,带下清稀。舌质淡,脉沉细。

治则:调补肝肾,益筋壮骨。

处方:肾俞、关元俞、阿是穴、白环俞、飞扬、太溪。

操作法:阿是穴用齐刺法,其余诸穴用捻转补法,并在肾俞、关元俞、阿是穴加用灸法。

方义:本证是肾精亏损,筋骨失养,引起的骶臀部疼痛,补肾俞、关元俞以补肾益精,濡养筋骨。本病位于足太阳经及其经筋,故补足少阴经穴原穴太溪和足太阳经络穴飞扬,原络配合,补肾益精,濡养经筋,再配以阿是穴,可加强解痉止痛的效应。关元俞内应关元穴,是人体元气输注的部位,与白环俞配合培补元气,主治肾虚腰背痛,正如《针灸大成》所说白环俞主"腰脊冷痛,不得久卧,劳损虚风,腰背不便,筋挛痹缩……。"

【经验与体会】

1. 补肾是治疗本病的基本法　腰为肾之府,骶臀部也属于中医腰的范畴。《素问·评热病论》"邪之所凑,其气必虚",所以本病的内因是肾虚,由于肾虚导致外邪入侵,由于肾虚导致劳伤气血和筋骨,所以补肾是治疗本病的重要方法,或补肾以祛邪,或补肾益气生血、行瘀血通经脉,或补肾壮筋骨。补肾的主要穴位有:肾俞、关元俞、命门、关元、太溪等,针刺捻转补法。

2. 灸法是治疗本病的重要方法　艾灸可温阳通脉、祛除邪气通经止痛,可温补肾气、益气助阳、消瘀散结。艾灸肾俞、关元俞、命门等穴可加强补肾阳壮筋骨的效应。本病多伴有结节,或为风寒湿邪阻滞而成,或为气滞血瘀而成,《素问·至真要大论》"结者散之",即结聚之征,要用消散的方法进行治疗。血得热而行,故艾灸可活血祛瘀消结,散风除邪,温阳散寒,散化湿邪,是散结的有效方法。

3. 齐刺法可加快病证的恢复　本病中结节较大者,可在结节处针刺 3 针,即结节的中心刺 1 针,再在两旁各刺 1 针,使针尖达到结节的中心,行捻转泻法。术后加用灸法,效果更好。

第十一节　尾　骨　痛

尾骨痛是指尾骨部、骶骨下部及其邻近肌肉或其他软组织的疼痛,其疼痛特点是长时间的坐位,或从坐为起立时,或挤压尾骨尖端时疼痛加重,是临床常见病,多发于女性。

【诊断要点】

1. 可有尾骶部外伤史。

2. 尾部疼痛,多为局限性,有时可连及腰部、骶部、臀部及下肢。

3. 尾部疼痛,可在坐硬板凳、咳嗽、排大便尤其是大便秘结时疼痛加重,卧床休息后减轻或消失。

4. 检查

(1)尾骶联合处压痛。

(2)肛门指检:患者取左侧卧位,尽量将髋、膝关节屈曲。检查者戴手套后,用右手食指轻轻伸入肛管内,抵住尾骨,拇指置于尾骨外后方,拇示指将尾骨捏住,前后移动尾骨,检查尾骨的活动度及其感觉,仅有尾骨微动而无疼痛,表明无病变;若尾骨活动时疼痛,表明有尾骨痛。

(3)X 线检查无异常发现。

【病因病机】

在尾骨上附着有重要的肌肉和韧带,如臀大肌、肛门括约肌、肛提肌、尾骨肌、骶尾韧带等,尾骨遭受到跌打损伤之后,局部组织出血、水肿形成纤维组织和瘢痕,牵拉或压迫尾骨及其末梢神经,以及局部血液循环障碍,产生疼痛。中医认为是由于外伤经脉,瘀血阻滞经脉,不通则痛,正如清·吴谦《医宗金鉴·正骨心法要旨》说:"尾骶骨,即尻骨也。……若蹲垫壅肿,必连腰胯。"

长期坐位,压迫尾骨周围组织,导致慢性尾骨部劳损,引起尾骨部疼痛,正如《素问·宣明五气》说"久坐伤肉",久坐则气机不畅,导致气滞血瘀,气血运行受阻,经脉不通,筋肉失养引起疼痛。

总之,本病主要是由于瘀血阻滞经脉,经气不通,引起尾骶部疼痛。

【辨证与治疗】

主症:尾骶部疼痛,疼痛可连及臀部,坐位时疼痛明显,不敢坐硬板凳,按之作痛,甚或咳嗽、大便时疼痛加剧。舌质黯,脉涩。

治则:活血化瘀,通经止痛。

处方:百会、次髎、腰俞、会阳、承山。

操作法:先针百会,沿经向后平刺,捻转平补平泻手法,使针感沿经项背部传导。次髎先用刺络拔火罐法,后用毫针直刺 30~40mm 左右,使用龙虎交战手法,并使针感向尾部传导,术后加用艾灸法。腰俞向尾部平刺,捻转平补平泻法,并加用艾灸法。合阳向尾骨斜刺,平补平泻手法。承山直刺,龙虎交战手法。

方义:本病属于瘀血阻滞尾骨及其周围的经脉所致,位于督脉和足太阳经,故取腰俞、百会通督脉的经气,疏通尾骨部的瘀滞以止痛;百会是督脉与足太阳经的交会穴,《灵枢·终始》"病在下者高取之",可疏导尾骨部位气血的瘀滞以止痛。次髎刺络拔火罐可祛除尾骨的瘀血,即"菀陈则除之者,出恶血也"(《素问·针解》)。足太阳经别入于肛,承山、会阳、次髎均属于足太阳经,并且会阳又为督脉气所发,故三穴组合,局部与远端相配合,可有效的疏通尾骨部瘀血的阻滞,且承山是治疗肛门及其周围病变的经验效穴。

【经验与体会】

本病是由于瘀血阻滞尾骨部经脉所致,治疗当活血祛瘀,刺络拔火罐可祛除恶血,通经止痛。其主要穴位有次髎、中髎、下髎、会阳等,每次选择 1~2 穴;方法是用梅花针叩刺,之后拔火罐 6~10 分钟。起火罐后,再加用艾灸法,可大大提高治疗效果,因灸法可加强活血祛瘀的作用,可增强通经止痛的效果。

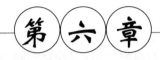

第六章

肩部筋骨疼痛

　　肩关节是人体活动度最大的关节,可以做各个方向的旋转运动,有极大的灵活性。正因为如此,肩关节在劳动和运动中,最容易因运动幅度过大而导致关节扭伤和肌腱、韧带损伤。又因肩关节周围软组织在损伤以后,一般很难得到认真的休息,再加肌腱等组织本身血液供应差,所以随着年龄的增长,便可出现关节的退行性改变,在这样的基础上,若受到风、寒、湿邪的侵袭,便可发生肩部损伤和肩部多种疾病。

一、肩关节的构成

　　肩部是上肢运动的基础,它包括由肩胛骨、锁骨和肱骨,被韧带、关节囊和肌肉相互连接而成的四个关节:肩肱关节、肩锁关节、胸锁关节和肩胛胸壁关节。

　　1. 肩肱关节是肩关节中的主要关节,有肩胛骨的关节盂与肱骨头连接而成的球窝关节。因肱骨头的面积大于关节盂的面积,且韧带较薄,关节囊松弛,故肩肱关节是人体中运动范围最大而又最灵活的关节。

　　2. 肩关节囊　是纤维组织构成的松弛囊壁,环绕在关节的周围。肩关节滑液囊:有肩峰下滑液囊,肩胛下肌滑液囊,喙突下滑液囊,前锯肌下滑液囊等。其中肩峰下滑液囊在临床上有重要意义。

　　此囊紧密地连于肱骨大结节和肌腱袖的上外侧,其顶部与肩峰和喙韧带下面连接。肩部周围的肌肉有内外两层,外侧为三角肌和大圆机,内层为冈上肌腱。肩峰下滑囊介于此两层之间,保证肱骨大结节顺利地通过肩峰下进行外展活动。

　　3. 肩关节的韧带　有喙肩韧带、盂肱韧带及喙肱韧带。喙肩韧带,起自喙突外缘,在肩锁关节前止于肩峰尖端的前面,是肱骨外展时的支点。盂肱韧带,为关节囊前壁的增厚部,起于肱骨解剖颈的前下部,向上、内,止于关节盂上结节和关节盂唇。该韧带有限制关节外旋的功能,其中以盂肱中韧带最为重要。喙肱韧带,起于肩胛骨喙突的外缘,向前下部发出,在冈上肌与肩胛下肌之间与关节囊同止于肱骨大小结节,桥架于结节间沟之上,为悬吊肱骨头的韧带有约束肱骨外旋的作用。肩关节周围炎时该韧带粘连、挛缩,限制肱骨外旋,使肩部活动受限。

4. 肩关节的肌肉　肩关节骨性结构不稳,关节囊松弛,韧带又很薄弱,它的稳定主要靠肩部的肌肉来维持,肌肉对肩关节的运动和稳定具有重要作用。

由冈上肌、冈下肌、小圆肌和肩胛下肌组成肌腱袖。该四肌分别通过并止于肩关节的上、后、前方,以扁宽的腱膜和肩关节囊紧密相连,难以分开,形同袖筒,故名肌腱袖。其作用可使肱骨头旋转和稳定。

三角肌,为肩关节外层坚强有力的肌肉,起点广泛,远端以扁腱止于肱骨干的三角肌结节,其肌束分为前、中、后三部。上臂外展运动主要由三角肌中部纤维和冈上肌协同作用,其前部纤维同时可内旋及屈曲上臂,后部肌纤维可以外旋及伸展上臂。对肩关节的运动和稳定起重要作用。

胸大肌,起点分为锁骨部、胸肋部和腹部,肌腹呈扇形,逐渐移行成为扁腱,止于肱骨结节间沟外侧唇。该肌主要作用为内收、内旋肱骨,仅锁骨部对上臂有外展作用,并可与三角肌协同前屈上臂。

背阔肌,为三角形的肌肉,发自躯干背部,止于肱骨结节内侧的底部有内收、内旋和伸直肱骨的功能,与胸大肌的胸肋部和大圆肌协同作用,使肱骨内收向胸壁靠拢。

肱二头肌长腱,起于盂上结节及关节盂的唇部,向下越过肱骨头,进入结节间沟,沟的前侧有横韧带防止长腱滑脱。此腱有悬挂肱骨头,防止肱骨头向外向上移位的作用。当肱二头病变时,肩前部疼痛,肩外展及内外旋均受限制。此病变是引起肩痛的常见原因。

5. 肩关节的神经支配　肩关节主要受 $C_{5\sim8}$ 神经支配,包括肩胛上神经、肌皮神经和腋神经的关节支。

6. 经络分布　肩关节分布有手三阳经、手三阴经、足少阳经、阳跷脉和阳维脉。

手阳明经及其经筋主要分布在肩关节的前外方,手阳明经"上臑外前廉,上肩,出髃骨之前廉,上出于柱骨之会上。"手阳明经筋"上臑结于肩髃,其支者,绕肩胛挟脊。"

手少阳经及其经筋主要分布在肩关节的外方,手少阳经"循臑外上肩,而交出足少阳之后……。"手少阳经筋"上循臂,结于肘,上绕臑外廉,上肩走颈。"

手太阳经及其经筋主要分布在肩关节的外后方,手太阳经"上循臑后廉,出肩解,绕肩胛,交肩上……。"手太阳经筋"结于腋下……后走腋后廉,上绕肩胛,循颈出走太阳之前,结于耳后完骨。"

足少阳经,从耳后下行,循肩上至肩关节前下行于腋下,足少阳经"下耳后,循颈行手少阳之前,至肩上,却交手少阳之后,入缺盆。"

阳跷脉,自肩胛骨外侧上行至肩关节,循肩上颈。《奇经八脉考》:"阳跷者……循胁后胛上,会手太阳阳维于臑俞,上行肩膊外廉会手阳明于巨骨,会手阳明少阳于肩髃。"

阳维脉,从肩胛骨外侧,循肩胛岗上颈。《奇经八脉考》:"阳维起于诸阳之会……会足少阳于臑臑,过肩前,与手少阳会于臑会、天髎,却会手足少阳、足阳明于肩井,入肩后会手太阳、阳跷于臑俞。"

手太阴肺经,自中府穴向外行绕肩前。手太阴之脉"从肺系横出腋下,下循臑内。"

手少阴心经,从心系下出腋下,行臂内后廉。手少阴之脉"从心系却上肺,下出腋下,循臑内后廉。"

手厥阴心包经,从胸胁部上腋下,行于臂内,"循胸出胁下腋3寸,上抵腋下,循臑内"。

二、肩关节的检查

1. 望诊　观察两肩外形是否对称,高低是否一致,有无畸形、肿胀和肌肉萎缩。如斜方肌瘫痪表现为平肩;前锯肌瘫痪时,患者向前平举上肢时表现为翼肩;三角肌瘫痪时,肱骨表现为半脱位。冈上肌和冈下肌萎缩时,可伴有颈椎病。

2. 触诊　主要是检查肩部的疼痛点、结节和条索。肩部的痛点往往就是病变的部位。

(1)肩前喙突部压痛,表示肱二头短头肌腱炎。

(2)压痛点在结节间沟,表示肱二头长头肌腱炎。

(3)压痛点在大结节的顶部,表示冈上肌腱炎。

(4)压痛点在肩峰下,表示肩峰下滑囊炎。

3. 功能检查　病人站位或坐位,令病人做主动运动,注意检查病人的运动方式、幅度、疼痛和功能受限。

外展:肩关节向外平伸,可达水平位,即90°,但肩胛骨不能移动。

前屈:上肢向前平伸,可达90°,但躯体不可后仰。

后伸:上臂后伸可达45°。

内收:肘部可达人体的前正中线,但肘部必须紧贴胸腹部,大约20°~40°。

外旋:屈肘中立位,前臂向外旋转约达45°。

内旋:屈肘向后伸,前臂与背部相贴,可达70°~90°。

高举:高举可达160°~180°,高举是肩关节运动和肩胛骨旋转运动的结果,肩关节前屈和外展90°以后,继续向上的运动是肩胛骨运动。

4. 特殊检查

(1)肩关节外展试验:病人取站立位,检查者站于病人前方,并用手按在肩上,检查肩胛骨的代偿情况。病人上肢从下垂位起,主动做肩关节外展运动,直到高举过头,并注意外展过程中疼痛开始和停止的时间及外展角度,此检查能对肩关节病可作出初步的诊断。

1）肩关节功能丧失,并伴有剧痛,可能为肩关节脱位或骨折。

2）肩关节从开始外展到高举过程中,均有疼痛者,为肩关节周围炎。

3）肩关节开始外展时不痛,越接近水平位时越痛,可能使肩关节粘连。

4）肩关节外展过程中疼痛,高举后反而不痛,可能是三角肌下滑囊炎。

5）肩关节从外展到高举过程中,在60°～120°范围内疼痛,超越此范围反而不痛(疼痛弧试验),可能是冈上肌腱炎。

6）肩关节外展时小心翼翼,并突然出现疼痛者,可能是锁骨骨折。

（2）搭肩试验:正常人手搭在对侧肩上时,肘关节可以靠近胸壁。当手搭在对侧肩部时,肩关节不能靠近胸壁,或肘关节靠近胸壁时,手不能搭在对侧肩上,或手不能搭在对侧肩上,肘关节也不能靠近胸壁,为搭肩试验阳性,表示肩关节脱位。

（3）肱二头肌长头紧张试验(Yergason征):病人屈肘90°,前臂旋后,克服阻力时肱骨结节间沟出现疼痛,为阳性。见于肱二头长头肌腱炎或腱鞘炎。

（4）上臂外展后伸试验:病人主动做上臂外展后伸活动,肩前喙突部疼痛,即为阳性,表示肱二头短头肌腱炎。

第一节　肩关节周围炎

肩关节周围炎,简称肩周炎,是肩关节周围肌肉、肌腱、滑液囊及关节囊的慢性非特异性炎症。中医认为本病多因肩部裸露感受风邪所致,故又称"漏肩风";因发病年龄以50岁左右者较多,故又称"五十肩";因本病肩关节内、外粘连,关节僵硬、疼痛和功能活动受限为其临床特征,故又称作"肩凝症"。

肩关节的活动主要依靠肩关节周围肌肉、肌腱和韧带维持其稳定性。青年人的正常肌腱十分坚强有力,但由于肌腱本身的血液供应较差,随着年龄的增长,常有退行性改变,在此基础上加之肩部受到轻微的外伤,积累性劳损,遇风寒邪气侵袭等因素的作用后,未能及时治疗或功能锻炼,肩部活动减少,导致肩关节粘连形成本病。

颈椎病也是引起肩关节周围炎的原因之一。颈椎椎间孔的改变,压迫脊神经,造成肩部软组织神经营养障碍,形成肩痛、活动受限而成本病。

此外,心、肺、胆道疾患发生的肩部牵涉痛,因原发病长期不愈,使肩部肌肉持续性痉挛,肩关节活动受限而继发为肩关节周围炎。

中医认为本病的发生是老年体虚,气血虚损,筋失濡养,风寒湿外邪侵袭肩部,经脉拘急所致。气血虚损,血不荣筋为内因,风寒湿邪侵袭为外因。

【诊断要点】

1. 发病年龄　多在50岁左右,女性多于男性,常伴有风寒湿邪侵袭史或外伤史。起病缓慢,病程长是其特点。

2. 疼痛　疼痛是早期的主要症状,可为钝痛、刺痛、刀割样痛。遇寒受凉或夜间疼痛加重,甚至疼醒。疼痛也可放射到颈部、肩胛部、肘部和手。严重者不敢翻身,患肢在抬举、摸背、穿衣、梳头等活动时困难。

3. 肩关节周围广泛压痛　在肩关节周围可触及多处压痛点,以肩髃(肱骨小结节)、肩髎(肱骨大结节)、肩内陵(喙突)、肩贞(盂下结节)、臂臑(三角肌粗隆)等处最明显,且常可触及到结节或条索状阳性反应物。

4. 肩关节功能活动广泛受限　其中以外展、内收搭肩、高举及后伸最明显。

5. 肩部僵硬　僵硬是后期的主要症状,常伴有关节周围肌肉萎缩,肩关节周围软组织广泛粘连,功能严重障碍,出现典型的"扛肩"现象。

6. X线和化验检查　一般无异常发现。

【病因病机】

肩关节是经脉和经筋经过会聚的部位,布有手三阳经及其经筋、足少阳经、阳跷脉、阳维脉以及手三阴经,所以肩关节是上肢经络气血运行的关键部位,又是上肢运动的枢纽。人至五十肾精亏损,肾气衰弱,推动和调控脏腑的功能减弱,在脏腑中,心主血,肝藏血,脾统血,脾与胃为气血生化之源,肺主气,朝百脉输送气血,脏腑虚弱则气血亏损,难以抗御外邪,易感受外邪为患。正如《灵枢·经脉》云:"大肠手阳明之脉,所生病者……肩前臑痛";"小肠手太阳之脉,是动则病……肩似拔";肺手太阴之脉"气虚则肩背痛寒,少气不足以息";又《灵枢·经筋》"足太阳之筋,其病……肩不举";"手太阳之筋,其病绕肩胛引颈后痛";"手阳明之筋,其病……肩不举"。总之,肾气虚弱,气血亏损,卫外乏力,肩部经脉易感受外邪导致经络气血闭阻,引起疼痛。另外,肩关节是上肢运动的枢纽,易发生运动性损伤,导致肩关节疼痛。

1. 风寒湿邪侵袭经脉　风为阳邪,向上向外,具有较强的穿透力,易于开发腠理,寒、湿邪气可乘机内犯肩部经脉;寒主凝滞,风邪又借寒邪凝滞附着于肩部肌肉关节;湿邪黏着胶固,又借助寒邪之凝固,停滞肩部,导致经络气血闭阻不通,不通则痛,发为肩痛。

2. 瘀血阻滞经脉　跌打损伤,或肩关节活动过度扭伤筋脉,或久痛入络,瘀血停滞,使经络气血闭阻发为肩痛。

3. 筋肉失养　年老气血虚弱,或肩痛久治不愈,经络气血闭阻日久,经筋失养,肌肉挛缩,肩关节活动艰难。

【辨证与治疗】

1. 病因辨证与治疗

(1)风寒湿邪侵袭经脉

主症:肩部疼痛,日轻夜重,局部畏寒,得热痛减,遇寒疼痛加重,肩关节活动明显受限,活动时疼痛加重。舌苔薄白,脉弦紧。

治则:疏散邪气,温经止痛。

处方:天柱、大椎、肩髃、肩前、臑俞、曲池、外关、合谷、后溪。

操作法:以上诸穴均采用泻法。针天柱用1寸针,针尖刺向脊柱,使针感向患侧的肩部传导。针大椎时针尖稍微偏向患侧,同时用拇指按压健侧,使针感向患侧的肩部传导。针肩髃透向肩髎,针肩前透向臑俞,针臑俞透向肩前。针曲池用1.5寸长的针,直刺1寸左右,行龙虎交战手法。余穴用1寸针直刺泻法。留针20~30分钟。起针后,在肩髃、肩前、臑俞穴处拔火罐,起火罐后,艾灸大椎、肩髃、肩前。

方义:本证是由于风寒湿邪侵袭肩部经脉,导致肩部经脉气血痹阻,经气不通所致,手三阳经及其经筋以及阳维脉、阳跷脉分布在肩部,故治疗以三阳经穴为主。肩髃、臑俞、肩前属于局部取穴,统称"肩三针",针刺泻法并加艾灸,可祛风散寒、化湿通络,对肩关节疼痛有较好的效果。《甲乙经》云肩髃乃"手阳明、阳跷脉之会",臑俞乃"手太阳、阳维、跷脉之会",主治"指臂痛"、"肩痛不可举臂"。阳维脉维系、调控诸阳经脉,年逾五十卫气虚弱,外邪乘虚而入发为肩臂痛。阳跷脉,跷者捷也,司人体之动静与运动,跷脉病则运动障碍。故肩髃、臑会既可祛外邪以疏通经络,又可疏通经络促进运动。临床研究证明电针肩髃穴治疗肩周炎的疗效明显优于药物。外关是阳维的交会穴,与臑俞配合,可增强其卫外和祛邪的作用。曲池是手阳明经的合穴,"合穴"气血汇聚之地,阳明多气多血,其性走而不守,长于通经活络;合谷是阳明经的原穴,与手太阴经相表里,主升主散,功善行气止痛、通经逐邪,是治疗上肢疼痛的主穴。后溪是手太阳经的输穴,配五行属木,主风主肝,功在散风化湿,缓筋止痉,经云"俞主体重节痛"是也。以上诸穴配合,局部与远端相结合,治疗症状与病因相结合,如此,邪气得以祛除,经络疏通,气血调和,疼痛可止。

(2)瘀血阻滞经脉

主症:肩部肿痛,疼痛拒按,夜间加重,肩关节活动受限,外展、内收、高举、后伸困难,舌质黯或有瘀斑,脉弦或细细涩。

治则:活血化瘀,通经止痛。

处方:膈俞、肩髃、肩髎、阿是穴、曲池、条山穴。

操作法:先在膈俞、阿是穴刺络拔罐,然后直刺肩髃、肩髎、曲池,针刺泻法,并可在肩髃、肩髎相互透刺,或者用合谷刺法。条山穴,即条口穴和承山穴。针刺时用3寸毫针从条口直刺透向承山,捻转泻法,留针30分钟,留针期间每5分钟捻转1次。起针时,先起上肢诸穴位的毫针,然后再捻转条山针,且在捻转针的同时,令患者不停的活动肩关节,直至活动的最大范围为止。

方义:本证是由于跌打损伤、用力不当扭伤筋肉,或疼痛日久不愈,瘀血停滞

163

经脉,治遵《灵枢·经脉》"菀陈则除之"的法则,故先于膈俞、阿是穴刺络拔罐,祛瘀通络。膈俞为血之会穴,主治血分疾病,善于活血化瘀,患瘀血证时穴位处常有压痛、条索或结节。研究证明,膈俞能改善微循环障碍,缓解血管痉挛,促进血液循环,促进血流加速,改善组织的缺血缺氧状态,因而对瘀血证起到活血化瘀的作用。肩髃、肩髎属于局部取穴。曲池是手阳明经的合穴,其性走而不守,具有较强的疏经通络作用,与肩髃、肩髎配合是治疗上肢病痛的主穴。条口透承山是治疗肩周病的经验穴位。条口属于阳明经,阳明经多气多血,针之功于通行气血,调理经脉;承山属于足太阳经,太阳经多血少气,性能主开,功善通经祛邪,所以条口透承山既可疏通经络活血止痛,又可祛邪通经止痛;临床研究证明电针条口穴治疗肩周炎有明显的止痛作用,近、远期疗效均有明显效果。

（3）筋肉失养

主症:肩痛日久不愈,疼痛减轻,活动艰难,举臂不及头,后旋不及于背,肩部肌肉萎缩,局部畏寒喜暖。舌淡红,脉沉细。

治则:补益气血,养筋通脉。

处方:大杼、巨髎、肩井、肩髃、肩髎、肩贞、天宗、肺俞、心俞、肩内陵、臂臑、曲池、曲泽、外关、合谷、足三里。

治疗方法:以上诸穴均采用浅刺补法,结合龙虎交战手法,留针不少于30分钟,并在肩髃、肩髎、肩内陵、肩贞等穴施以灸法。

方义:本证属于虚证,宗《灵枢·经脉》"虚则补之"、"寒则留之"、"陷下则灸之"和《灵枢·官能》"针所不为,灸之所宜"的治疗原则,采用浅刺补法,并结合龙虎交战手法,补中有泻,补益气血濡养筋骨,兼疏通经脉疏解粘连。

2. 经络辨证与治疗

（1）太阴经病证

主症:肩痛位于肩的内侧胸的外侧,正当肩胸交界处,在奇穴肩内陵处有压痛,当上肢后伸时疼痛加重,并连及上臂部手太阴经。

治则:疏通太阴经脉。

处方:尺泽、阴陵泉。

治疗方法:先取健侧阴陵泉,用3寸毫针向阳陵泉透刺,捻转泻法,在行针的同时,令患者活动肩关节。疼痛缓解后,留针20分钟,每隔5分钟,行针1次。若疼痛缓解不明显,可再针健侧尺泽穴。

（2）阳明经病证

主症:肩痛位于肩峰正中,在肩髃穴处有压痛,当上肢高举时疼痛加重,疼痛并沿阳明经走串。

治则:疏通阳明经脉。

处方:足三里、曲池。

治疗方法:先取健侧的足三里,用3寸针直刺2~2.5寸,使针感沿经传导,在行针的同时,令患者活动肩关节,留针20分钟,在留针期间,每隔5分钟行针1次。若疼痛缓解不明显,再直刺健侧曲池穴,行针的同时活动肩关节。

(3)少阳经证

主症:肩痛位于肩峰偏后,在肩髎穴处有压痛,当上肢外展时疼痛加重,并连及上臂部。

治则:疏通少阳经脉。

处方:阳陵泉、天井。

治疗方法:取健侧阳陵泉,用3寸针向阴陵泉透刺,使针感沿经传导,并嘱患者活动肩关节。留针20分钟,在留针期间每隔5分钟行针1次。若肩痛好转不明显,再针刺天井穴。

(4)太阳经证

主症:肩痛位于肩关节的后部,在臑俞、天宗穴处有压痛,患肢搭对侧肩关节时,疼痛加重,或上肢旋前时疼痛明显。

治则:疏通太阳经脉。

处方:条口、后溪。

治疗方法:先取健侧条口穴,用3寸针直刺透向承山穴,在承山穴处有明显针感,并令患者活动患侧将关节。留针20分钟,留针期间,每5分钟行针1次。若肩痛缓解不明显,再针刺后溪穴。

3. 特殊方法(同经相应取穴法)

主穴:依据压痛点决定针刺的经络和穴位,属于同经相应取穴法,如肩峰正中痛,位于肩髃穴处,治取对侧下肢的髀关穴;肩痛位于肩关节的肩髎穴,治取对侧的环跳穴;肩痛位于肩关节的后部的臑俞处,治取对侧下肢的秩边穴;肩痛位于肩关节的前面的肩前穴处,治取对侧下肢腹股沟区域足太阴经的相应穴位。

治疗方法:用1.5寸毫针直刺1寸左右,得气后用龙虎交战手法,在行针的同时令患者活动肩关节,留针30分钟,在留针期间每隔5分钟行针1次。

【验案举例】

案例1

伊丽娜,女,59岁,意大利人,2010年2月22日初诊。

主诉:右肩痛3个月。

病史:患者3个月前开始右肩疼痛、僵硬、抬举不利,且疼痛逐渐加重,肩关节活动时疼痛加重,穿衣、脱衣、梳头均感困难,遇寒疼痛加重,得热痛减,夜间疼痛加重。

检查:肩关节外形基本正常,局部无明显改变,肩前、肩髃、臑会、天宗等处有明显压痛,外展70°,高举100°,内旋后伸仅可摸及腰骶部。舌淡苔薄白,脉弦。

诊断:漏肩风(肩关节周围炎),风寒型。

治则:散风祛寒,温经通络。

处方:天柱、大椎、天宗、肩髃、肩髎、曲池、合谷、阳陵泉。

操作法:先针刺天柱、大椎,捻转泻法,起针后在大椎、天宗处拔火罐。然后取阳陵泉,用3寸毫针透向阴陵泉,在行针的同时令患者活动肩关节,之后再针其他穴位,并在大椎、肩髃、肩髎施以灸法。

治疗经过:针灸1次后,肩痛缓解,肩关节活动范围增大,再针2次,诸症均除,肩关节活动自如。

案例2

玛利亚,女,51岁,意大利罗马人,2010年1月19日就诊。

主诉:左肩痛2个月。

病史:患者2月前出现左肩疼痛,疼痛连及肩背和上臂部,肩关节活动受限,夜间疼痛加重,常在睡觉中痛醒,肩部喜热恶寒。来诊前曾外敷膏药,内服止痛药。

检查:肩关节外形正常,肩外侧有明显压痛,位于肩髃和肩髎穴处,外展70度,高举110度。舌苔薄白,脉弦。

治则:祛风散寒,温经通络。

处方:天柱、阳陵泉。

操作法:先针刺天柱穴,捻转泻法,使针感向肩背部传导。然后再取健侧阳陵泉,用3寸毫针透向阴陵泉,同时令患者活动患侧肩关节。

针刺后左肩痛明显好转,外展可达90°,高举可达160°。之后又治疗2次,疼痛消失,肩关节活动如常。

案例3

弗兰卡,女,55岁,意大利罗马人。

主诉:右肩痛一年有余,活动艰难。

病史:一年之前出现右肩疼痛,开始并不严重,仅感轻度疼痛,晨起肩关节僵硬,以后疼痛逐渐加重,屡次求医生治疗,曾服用止痛药、抗生素、肌内注射和外敷膏药。疼痛逐渐减轻,但肩关节活动日益困难。

检查:肩部三角肌、冈上肌、冈下肌有轻度萎缩,肩关节活动严重障碍,外展、内收、内旋后伸均明显受限,有显著的"扛肩"征。肩关节有多处压痛点。

治则:补益气血,养筋通络。

处方:肩外俞、心俞、巨骨、天宗、臑俞、肩髃、肩髎、臂臑、阿是穴、曲池、曲泽、外关、合谷、后溪、足三里、三阴交。

操作法:先选取2~3个阿是穴,点刺出血后拔火罐,其余穴位均直刺0.2~0.3寸,得气后行龙虎交战手法,心俞、足三里、三阴交用补法。并在肩髃、肩髎、臑俞等穴位施以灸法。

采用以上治疗方法,每周2次,治疗5次后开始好转,疼痛减轻,肩关节活动范围开始增大,治疗10次后,肩关节活动范围明显增大,外展可达80°,高举可达120°,肩部压痛点已不明显,减去刺络拔罐法,再按前法治之。治疗15次后肩关节功能基本恢复正常,仅感肩部乏力,再按上法治疗3次。共治疗18次病告痊愈。

【经验与体会】

1. 肩周病的治疗可分为初、中、后三个阶段　本病早期的治疗重点是祛邪通经,以远端穴位为主,如足三里、阳陵泉、阴陵泉、条山穴等,深刺泻法,可收立竿见影之效。中期即所谓的炎症期,治疗的重点是祛邪通经,活络止痛,兼以扶正,治疗以局部取穴与远端取穴相结合的方法,局部穴位用泻法,远端穴位用先泻后补的方法。后期即冻结期,局部肌肉挛缩、萎缩,出现严重的功能障碍,其治疗的重点是补气血养筋通络,治疗以局部取穴为主,兼以远端取穴。局部穴位用浅刺多穴法,取穴较多,每穴刺入0.2～0.3寸深,龙虎交战手法;远端穴位用补法,穴如足三里、三阴交、太溪、中脘、关元、肾俞等。

2. 阿是穴很重要　肩关节是手三阳经筋、手三阴经筋和足太阳、少阳经筋结聚之处,经筋病证主要表现为疼痛和功能障碍,对经筋病的治疗主要采用"以痛为腧"(即阿是穴)与经穴的配伍应用。阿是穴位置的确定一定要准确,阿是穴的刺灸法非常重要,可以用单针刺、透刺、齐刺、深刺、浅刺、刺血、拔火罐以及灸法等,以病情和阿是穴的位置而定。

3. 刺络拔罐法有良好效果　肩周病的发生多与邪气痹阻脉络或外伤经筋有关,常有瘀血存在,刺络拔罐可祛瘀舒筋,除邪通络。适用于病变的初期,尤其适合于病变的中期,因为刺络拔罐法适用于实证,但出血量较多,才可取得良好的效果,正如《灵枢·血络论》所说:"阴阳相得而合为痹者,此为内溢于经,外注于络。如是者阴阳俱有余,虽多出血,而弗能虚也。"出血量应掌握出血的颜色由黑红转变为赤红为准,如《医学源流》说:"凡血络有邪者,必尽去之,若血射出而黑,必会变色,见赤为止,否则病必不除而反为害"。在病变的后期也可用刺络拔罐法,但出血量不宜多,方法是用梅花针叩刺,或用毫针点刺,然后拔罐,有小血珠微微出血即可,不可大量出血,不可久用,出血为鲜红色时即可停止,术后加以灸法。

4. 颈项部常有压痛　肩周病的患者在颈部常有压痛点、结节、条索,位于第4颈椎至第6颈椎之间,可能是由于肩关节周围的肌肉受第4颈椎和第5颈椎神经支配缘故,当颈椎发生病变时,必影响到肩关节的血液供应和抗病能力,六淫邪气乘虚侵袭人体发为肩周病。临床上在治疗肩周病时,常选取天柱、百劳、阿是穴(颈椎旁)、大椎、肩外俞等穴,既可祛除邪气,疏通经络,又可治疗颈椎病,对肩周病的治疗更有良好效果。

5. 坚持功能锻炼 在治疗期间必须坚持功能锻炼,才有利于肩关节功能的恢复。功能锻炼不能急于求成,要循序渐进,活动范围由小到大,由轻到重,贵在天天坚持而不间断。

第二节 肱二头肌长头腱鞘炎

肱二头肌长头腱鞘炎是由于肌腱在腱鞘内长期遭受摩擦劳损而发生退变、粘连,使肌腱滑动功能发生障碍的病变。本病好发于40岁以上的病人。主要临床特征是肱骨结节间沟部疼痛,肩关节活动受限。若不及时治疗,可发展成肩关节周围炎。本病属中医"筋痹"、"筋伤"的范围。

肱二头肌长头肌腱行走于大小结节间沟中,沟峰上有横韧带将肌腱限制在沟内,由于日常生活及工作的需要,肱二头肌反复的活动,肌腱在肱骨结节间沟内容易遭受磨损而发生退变;若结节间沟骨质增生,沟底失去光滑平整,更易形成慢性损伤;又因肱二头肌长头有一部分在肩关节囊内,肩关节的慢性炎症,也可引起腱鞘充血、水肿、增厚,导致粘连和肌腱退变。

【诊断要点】

1. 肩关节疼痛 疼痛部位以肩关节前外侧为主,并可向上臂及颈部放射。疼痛性质呈酸痛或钝痛,肩部活动时疼痛加重。

2. 压痛 有明显的局限性压痛,位于肱二头肌肌腱长头部位(肱骨结节间沟内),并可摸到肿胀、僵硬的肱二头长头肌腱,按压或拨动疼痛明显加剧。

3. 功能活动受限 肩关节和上肢外展并后伸时疼痛加剧,运动明显受限。肱二头长头肌紧张试验阳性。

【病因病机】

中医学认为本病的发生有三个方面:

1. 跌打损伤 遭遇外伤,瘀血闭阻,迁延失治,加重损伤,使肌腱及腱鞘水肿、肥厚、纤维变性,甚至肌腱与腱鞘粘连形成筋痹。

2. 风寒湿邪 肩部长期劳损,耗伤气血,卫外乏力,复感风寒湿邪,如睡卧露肩,肩部常受风寒,经络气血闭阻发为本病。

3. 气血亏损 肩关节长期劳损,耗伤气血,筋肉失养发为本病。

【辨证与治疗】

1. 病因辨证与治疗

(1)气血瘀滞证

主症:本证多有外伤史,常见于急性期,肩部疼痛较局限,夜间疼重,压痛明显。脉弦、舌黯或有瘀斑。

治则:活血祛瘀,通络止痛。

处方:肩髃、阿是穴、臂臑、臑会、曲池、合谷。

操作法:先在肩部寻找瘀血点,或大或小,或静脉怒长点,点刺出血,并拔火罐。刺阿是穴用关刺法,即在阿是穴的正中和上下各刺1针,正中点用龙虎交战法,上下点先用拇指向后捻转9次,再左右提拉6次,如此反复6次。余穴均用捻转泻法。

方义:本证是由于瘀血闭阻经脉引起的筋痹证,"此必有横络盛加于大经,令之不通,视而泻之,此所谓解结也"(《灵枢·刺节真邪论》),故遵照《灵枢·九针十二原》:"菀陈则除之"的治疗原则,在肩部寻找瘀血点放血,除瘀通经止痛。关刺法是五脏刺法之一,主要用于筋痹的治疗,《灵枢·官针》说:"关刺者,直刺左右尽筋上,以取筋痹……。"肩髃、臂臑、曲池、合谷属于循经取穴法,因为病变位于手阳明经及手阳明经筋结聚处,数穴同用可加强疏通经络气血舒筋解痉的作用。

(2)风寒湿证

主症:肩部沉重冷痛,顽麻,或肿胀,畏寒肢冷,遇寒痛增,得温痛缓。舌质淡、苔薄白,脉弦滑。

治则:温经散寒,散风除湿,通经止痛。

处方:天柱、肩髃、阿是穴、臂臑、曲池、合谷。

操作法:天柱直刺捻转泻法,阿是穴关刺法,肩髃直刺龙虎交战手法,其他穴位直刺捻转泻法。阿是穴和肩髃穴术后行温针灸法,每穴灸3壮。

方义:天柱属于足太阳经,有散风祛寒通经止痛的作用。阿是穴和肩髃是邪气闭阻的部位,灸之温经祛寒,温针灸之,使灸热直达病变部位,可加强温通止痛的作用。关刺法是专门治疗筋痹的方法。

(3)气血亏虚证

主症:本证多见于病变的后期,血不荣筋,肩部酸痛,劳累后疼痛加重,或兼有头晕心悸,疲乏无力。舌质淡,苔白,脉沉细无力。

治则:益气温经、养血柔筋。

处方:心俞、肝俞、肩髃、阿是穴、肩髎、臂臑、臑会、曲池、阳池、合谷、足三里、三阴交。

操作法:阿是穴浅刺关刺法,其他穴位均用浅刺补法,并在阿是穴、肩髃、肩髎行艾条温灸法。

方义:本方的宗旨是补益气血,柔筋止痛,方中取心俞、肝俞、足三里、三阴交补益气血柔筋解痉,其他穴位浅刺补法,意在疏通经络气血,使筋肉得以濡养疼痛可止。

2. 其他方法

(1)巨刺法

主穴:病人健侧足三里。

操作法:取病人健侧的足三里,用 0.30mm×75mm 的毫针直刺,捻转泻法,缓慢进针,同时令患者活动患肢。持续捻针 5 分钟,留针 15 分钟,每隔 5 分钟行针 1 次。

适应证:病变初期,疼痛剧烈,活动明显受限者。

(2)阻力刺法

主穴:阿是穴。

操作法:见总论阻力刺止痛法。

【经验与体会】

1. 关刺法　关刺法是专门治疗筋痹的方法,为五刺法之一,又称五脏刺法,源于《灵枢·官针》:"关刺者,直刺左右尽筋上,以取筋痹。"作者的做法是用改进龙虎交战法,具体做法是用毫针直刺进针,直刺的部位是"尽筋上",即肌腱的末端,也就是肌腱的附着处,此处也是筋结病灶处,然后行左右推拉手法。拇示中三指持针,将针体卧倒,呈斜刺状,拇指向后捻转 6 次,至针体不能转动为止,再向上提插 5 次(针体的深度不变,属于泻法),反复操作 1~3 次;或者拇指向前捻转 9 次,至针体不能转动为止,再向下按 6 次(属于补法)。当针体刺在肌腱上时,上下左右拉动针体,可以起到剥离肌腱与深筋膜、浅筋膜、韧带粘连的作用。治疗筋痹也可采用"恢刺法",本法源于《灵枢·官针》:"恢刺者,直刺旁之,举止前后恢筋急,以治筋痹也。"其方法是用毫针直刺入肌腱,也可在与肌腱的侧旁斜刺进针,行捻转提插手法,之后将针提起,令患者做肢体活动。两种方法常结合应用,主要用于肌腱、韧带病的治疗,有良好效果。

2. 阻力刺法　阻力刺法是一种治疗肌腱、肌肉、韧带、关节疼痛的一种重要方法。也是一种选择阿是穴的方法,其特点是通过肢体关节活动找出阿是穴,然后采用关刺法或恢刺法或雀啄术,针刺在肌腱上。这种方法对于有明显功能障碍,且在上肢活动到一定部位有明显的痛点,采用阻力刺法有很好的效果。

第三节　肱二头短头肌腱炎

肱二头短头肌腱炎是指肱二头短头附着点无菌性炎症及继发的肌纤维化和粘连,导致肩关节疼痛和活动障碍。肱二头肌短头起自肩胛骨喙突,与长头肌移行为肌腹。肱二头肌的主要功能是屈曲肘关节,并使上臂前伸及内收内旋。肱二头短头肌缺乏腱鞘、韧带的保护,较肱二头长头肌更容易受伤,在上臂后伸外展时更容易拉伤,为临床常见病,针灸治疗有很好的效果。

【诊断要点】

1. 肩部疼痛　疼痛位于肩前喙突处,疼痛严重时可连及肱骨中部(喙肱肌下附着点)。

2. 压痛点　位于喙突处,急性期压痛明显、拒按,并有肿胀感;慢性期,可触及结节状阳性反应物。

3. 功能活动受限　当上肢高举后伸外展外旋时疼痛加重(如投掷状),或上肢后伸内收内旋时疼痛加重(如背手状)。

【病因病机】

本病多由于外伤引起,有急性和慢性的不同。

1. 急性损伤:上肢高举后伸肘关节屈曲时,过度的外展外旋;或肘关节屈曲位时,过度的内收内旋,导致肱二头肌腱损伤,瘀血阻滞经脉,引起局部充血、水肿,造成疼痛。

2. 慢性损伤:急性损伤未及时治疗,瘀血滞留,经络气血流通不畅,抗御低下,复感风寒邪气,瘀血与邪气互结,则疼痛日久不愈。

【辨证与治疗】

1. 病因病机辨证治疗法

(1)瘀血阻滞

主症:肩内侧疼痛急性发作,连及肱骨内侧,肩关节活动受限,喙突有明显的压痛,并有肿胀感,有肩部拉伤史。舌苔薄白,脉弦。

治则:活血化瘀,通经止痛。

处方:阿是穴、肩前、尺泽、天府、曲池、合谷。

操作法:阿是穴先施以刺络拔罐法,起罐后再施以关刺法,行龙虎交战泻法,即在阿是穴的中心和其左右各刺 1 针,针刺得气后,拇指向后捻转 6 次,至捻转不动为止,然后拇指向前捻转,至捻转不动为止,再向上下提插 5~9 次,反复进行。余穴针刺捻转泻法。也可采用电针法,取阿是穴与尺泽穴,连接电针治疗仪的导线,采用疏密波,刺激量的大小以局部出现肌纤维颤动或患者能忍受为宜。每次通电治疗 20~30 分钟,每周 2~3 次。

方义:本证的病因病机是瘀血阻滞经脉,故先用刺络拔火罐发祛瘀通络,因病变的部位在筋,故用关刺法以治病变在筋,因本病属于瘀血闭阻的实证,故采用改进的龙虎交战泻法,通络止痛。本病的部位属于手太阴肺经分布区域,根据"经脉所过,主治所及"的原理故选取手太阴经经穴尺泽、天府为主穴,疏通经络气血以止痛。手阳明经与手太阴经相表里,阳明经气血隆盛,用较强的疏通经络气血的作用,故配以曲池、合谷加强尺泽、天府通经止痛的效果。

(2)寒瘀互结

主症:肩内侧疼痛,局部恶寒,得热痛减,喙突处压痛,有结节和条索感。舌苔薄白,舌质黯红,脉弦紧。

治则:温经散寒,活血通络。

处方:阿是穴、肩前、肩髃、天府、尺泽、合谷。

操作法:先在阿是穴拔火罐,然后施以关刺法,行改进龙虎交战补法,具体方法同上,再施以灸法。余穴均施以捻转平补平泻法。

方义:本病是瘀血与寒邪胶滞凝聚于喙突,故局部疼痛并伴有结节,拔火罐法功在祛寒活血散瘀,施以灸法可加强散寒之力和活血祛瘀的功效。关刺法是专门治疗筋痹的方法。其余穴位主要是疏通手阳明经和手太阴经的气血。诸穴相配,可疏通肩部经络祛瘀止痛的功效。

2. 巨刺法

主穴:健侧的阴陵泉。

操作法:选取 0.30mm×75mm 的毫针,用透针法向阳陵泉方向直刺,缓慢的捻转进针,得气后,令患者活动患肢,一边捻针一边活动患肢,直至疼痛缓解。留针 30 分钟,留针期间,每 5 分钟捻针 1 次,并活动患肢。

适应证:病变初期,疼痛剧烈者,并有明显的活动障碍。

3. 温针灸法

主穴:阿是穴。

操作法:选取 0.30mm×40mm 毫针,在阿是穴的中心直刺 30mm 左右,捻转得气后,取常规艾条,剪成 10cm 长,在其中心穿洞,然后插入整个针炳,从其下端点燃,缓慢灸之,使热力直达病所。当病人感到灼热时,在穴位处垫小纸片,以防烧伤。每次灸 1~3 壮。

适应证:病变初期及寒瘀互结证

【经验与体会】

1. 病变的初期 采用巨刺法有良好的效果,每日 1 次,一般连续 3 次可愈。

2. 在病变的慢性期 在病变的局部有硬结或条索,采用温针灸有良好效果。点燃时一定从艾炷的下段开始,这样艾灸之始穴位即可得到热力,缓缓灸之,使热力通过针体逐渐达到病变的中心,增强活血化瘀祛除邪气的力量。每次灸 3 壮,效果更好。

3. 采用温针灸的同时,也可配合肩前、肩髃、尺泽、曲池、合谷等穴位,能再增加温针灸治疗的效果。

第四节 冈上肌肌腱炎

冈上肌肌腱炎又名冈上肌综合征、外展综合征。是指劳损和轻微外伤后逐渐引起的肌腱退行性改变。主要表现为肩部疼痛及功能活动受限。

冈上肌肌腱是腱袖的一部分,对肩关节的稳定和运动起重要作用。冈上肌起于肩胛骨冈上窝经肩关节囊上方,止于肱骨大结节。其作用为固定肱骨于肩胛盂中,并与三角肌协同使肩及上肢外展。

肩关节外展运动是肩关节运动的主要形式之一,冈上肌在肩关节肌群中,是肩部力量集中的交叉点,比较容易劳损,尤其在肩部外展时,冈上肌肌腱必须穿过肩峰下面和肱骨头上面的狭小间隙,容易遭受挤压磨损,形成损伤性、无菌性炎症。之后很容易使冈上肌钙化而形成钙化性肌腱炎。退变的肌纤维常因外伤或肌肉突然收缩,而发生完全或不完全性断裂。

本病属中医"肩痹"、"肩痛"病的范畴,针灸治疗以良好效果。

【诊断要点】

1. 本病好发于中青年,常有外伤史或长期单一姿势工作、劳伤史,受凉可诱发本病。

2. 肩部疼痛　疼痛部位一般位于肩外侧,肱骨大结节处。疼痛严重时可放射到岗上窝及三角肌附着点(肱骨三角肌粗隆),相当于臂臑穴。

3. 压痛点　肱骨大结节处有明显的压痛(相当于肩髎穴处),急性期压痛剧烈,局部有肿胀感。慢性期压痛并不剧烈,但触及阳性反应物结节或条索。

4. 功能活动受限　以患侧上肢以肩为轴做主动外展运动时,在外展60°～120°时出现明显的疼痛为特征(称为疼痛弧),小于或超过这个范围则疼痛消失。

肩外展60°～120°时出现明显的疼痛,这是因为在这个角度时,紧张且肿胀的冈上肌腱被挤压在肩峰和肱骨大结节之间狭小的间隙,不能顺利通过导致疼痛和功能障碍。

【病因病机】

1. 外力牵拉损伤,使肩部充血肿胀,瘀血阻滞,经络气血不通,不通则痛。

2. 劳伤筋脉,长期做单一的上肢外展活动,冈上肌腱反复地通过肩峰与肱骨大结节狭窄的间隙,长期的摩擦与挤压,耗伤气血,劳伤筋脉,筋肉失于气血的荣养,不荣则筋肉挛急而痛。

3. 筋脉劳损复感风寒邪气,劳伤筋脉,局部抗御能力低下,极易感受风寒邪气,风寒邪侵袭肩颈部筋肉,寒主收引,肌肉挛急而痛。

【辨证治疗】

1. 病因辨证与治疗

(1)气血瘀滞证

主症:肩部肿胀疼痛,夜间为甚,痛处固定不移,拒按,肩部活动受限,疼痛连及上臂。舌质黯或有瘀斑,舌苔薄白,脉弦。

治则:活血化瘀,通络止痛。

处方:巨骨、肩髎、肩髃、阿是穴、曲池、合谷、外关。

操作法:先在阿是穴处用毫针或梅花针刺络并拔火罐,然后施以关刺法,用改进的龙虎交战泻法。刺巨骨向肩关节斜刺3针,均刺在肌腱部位,然后轻按重提6次。其他穴位均用捻转泻法。

方义:本证是瘀血阻滞所致,故先用刺络拔火罐法,祛瘀血通经络。本证病变在筋,故采用专治筋病的关刺法。本病的病变部位隶属手少阳经和手阳明经,根据"经脉所过,主治所及"的原理,故主选手阳明、少阳经穴治之。

(2)劳伤筋脉

主症:肩痛日久不愈,反复反作,疼痛隐作,遇劳加重,上肢外展时痛作,肩髎穴处压痛,并有条索感。舌质淡,脉弦细。

治则:补益气血,养筋止痛。

处方:肩髃、肩髎、巨骨、阿是穴、曲池、阳池、合谷、足三里。

操作法:针刺阿是穴用关刺法,用改进龙虎交战补法,术后加灸。针巨骨穴用齐刺法,由巨骨向肩关节方向斜刺 3 针。肩髎、肩髃、曲池、臂臑平补平泻法。合谷、阳池、足三里捻转补法。

方义:本证是由于耗伤气血筋肉失养所引起,故足三里补脾胃以益气血生化之源。取手阳明经原穴合谷及手少阳经原穴阳池,补益二经的元气,濡养筋肉。其余诸穴采用补法,功在疏通经络,缓解筋肉挛急,使气血通达病变部位,濡养筋脉以止痛,可达病变痊愈的作用。

(3)风寒痹阻

主症:肩部疼痛,连及肩胛部及上臂部,遇寒加重,得热痛减,上肢外展受限,肩髎部位处有明显的压痛。舌苔薄白,脉弦紧。

治则:温经散寒,通经止痛。

处方:天柱、巨骨、肩髎、肩髃、阿是穴、曲池、合谷。

操作法:针巨骨穴用齐刺法,由巨骨穴向肩关节斜刺 3 针。针阿是穴采用关刺法,用改进的龙虎交战泻法,术后加用灸发。其他穴位均用针刺泻法。

方义:本证是感受风寒所致,故取天柱散风祛寒;灸肩髃、肩髎温经祛寒,通经止痛;其他穴位功在协助上述穴位散风祛邪,通经止痛。

2. 巨刺法

主穴:取健侧的阳陵泉。

操作法:病人取坐位,用 0.30mm × 75mm 的毫针,常规消毒后,向阴陵泉方向直刺,得气后,一边捻转针柄一边令患者活动患肢,直至疼痛减轻或消失。留针 30 分钟,留针期间每 10 分钟捻针 1 次,同时令病人活动患肢。

适应证:冈上肌肌腱炎急性期,肩关节活动有明显障碍者。

3. 阻力刺法

主穴:病变处阿是穴。

操作法:病人取坐位,令病人外展上肢,当肩部出现疼痛时,寻找疼痛点,然后用 0.30mm × 25mm 的毫针,对准疼痛点直刺 0.2 ~ 0.5 寸,行雀啄术手法。疼痛缓解后继续外展和抬高上肢,出现疼痛时再行雀啄术手法。反复操作直至疼痛消失。冈上肌肌腱炎属于慢性者,手法操作结束后,在疼痛点加用艾条灸3 ~ 5 分钟。

适应证:肩关节外展时有明显的痛点。

【验案举例】

Domenico,男,46 岁,意大利人,工人,2009 年6 月9 日初诊。

主诉:右肩疼痛及功能障碍月余。

病史:月余前天气炎热,工作时受空调机冷风,之后出现右肩疼痛,且不断加重,抬举困难。曾经做过理疗和药物治疗,无明显效果,经医院推荐,就诊于针灸。

检查:肩部外观正常,无红肿,第5 颈椎棘突右侧有明显压痛,右侧肩髎穴处有压痛并触及僵硬的条索,右侧上肢外展在60°~120°时肩部剧痛。舌苔薄白,脉紧。

诊断:冈上肌肌腱炎。

治则:祛风散寒,通经止痛。

治法:取穴天柱(天柱穴处压痛点)、巨骨、肩髎、天宗、曲池、合谷。天柱穴针刺捻转并提插泻法,针感传到肩胛部,巨骨用齐刺法,天髎用关刺法和艾条灸法,每穴艾灸5 分钟。其余穴位均用平补平泻法,天宗术后拔火罐。留针30 分钟。

针灸治疗2 次后开始好转,4 次后疼痛明显好转,6 次后功能障碍也明显好转。共治疗8 次痊愈。

【经验与体会】

1. 阿是穴、巨骨是治疗本病的主穴　冈上肌肌腱起于肩胛骨冈上窝,止于肱骨大结节,巨骨位于冈上窝,是冈上肌肌腱的起始部;阿是穴是冈上肌肌腱的损伤部位,所以二穴在治疗本病中有重要作用。针刺巨骨穴用齐刺法,针阿是穴施以关刺法,具体操作时有补泻的区别,气滞血瘀和风寒痹阻者行龙虎交战泻法;劳伤筋肉者,行龙虎交战补法。

2. 灸法,灸法对本病的治疗有良好的作用　艾灸的主要穴位是肩髎(或阿是穴)和巨骨,艾灸的方法可用艾条灸,也可在肩髎穴内隔姜灸。

3. 压痛点和结节　冈上肌肌腱炎在颈项部天柱穴和扶突穴附近常有明显的压痛点和结节,针刺这些痛点可获得良好的效果。针天柱穴使针感传向肩背部,针扶突穴使针感传向肩臂部,似触电感。

第五节　肩峰下滑囊炎

肩峰下滑囊炎是指由于外伤或长期受到挤压、摩擦的反复刺激,使滑囊壁发生充血、水肿、渗出、增生、肥厚、粘连的无菌性炎症,导致肩关节疼痛和功能障碍。

肩峰下滑囊与三角肌下滑囊,在幼年时隔开,到成年人后互通为一体,称肩峰下滑囊。肩峰下滑囊为人体最大解剖滑液囊,位于肩峰与冈上肌、肱骨头之间,具有滑利肩关节,减少磨损,不易劳损的作用。它能在肩峰外展时,使肱骨大结节在肩峰下运动灵活,因此对肩关节的活动十分有利,故又称为肩峰下关节。

肩峰下滑囊炎不是一个孤立的疾病,多继发于肩关节周围的软组织损伤和退行性变,尤以滑液囊底部的冈上肌腱损伤、炎症、钙盐沉积为最常见。

肩峰下滑液囊组织夹于肩峰与肱骨头之间,长期反复摩擦可致损伤,滑膜发生充血、水肿和滑液分泌增多,形成滑液囊积液。久之,滑膜增生、囊壁增厚,滑液分泌减少,组织粘连,从而影响肩关节外展、上举及旋转活动。

本病相当于中医"肩痹"、"肩痛"病的范畴,是针灸的主要适应证。

【诊断要点】

肩部疼痛、运动受限和局部压痛是肩峰下滑囊炎的主要症状。

1. 有急性外伤史或慢性劳伤史。

2. 肩部疼痛　疼痛以肩部外侧面最显著,开始较轻,后逐渐加重,夜间明显,常在睡中痛醒。疼痛位于肩的深部,也可向肩胛部、颈部及手部放射。

3. 压痛点　多位于肩峰下,或肱骨大结节处,以肩峰下压痛最明显,疼痛点常随肱骨的旋转而移位。当滑囊肿胀积液时,亦可在三角肌范围内出现压痛。

4. 肩关节活动受限　早期轻微受限,但可逐步加重。以肩关节外展、外旋、上举时受限为特点。为减轻疼痛,病人常使肩处于内收和内旋位。

【病因病机】

1. 感受外邪　风寒湿侵犯肩背部手阳明、少阳、太阳经络,气血闭阻,经气不通,不通则痛,发为痹证。

2. 瘀血闭阻　跌打损伤,瘀血痹阻经脉,发为肩痹。

3. 劳伤筋脉　肩关节长期频繁超负荷、超范围的活动,劳伤气血,筋脉失养而挛缩,即所谓"不荣而痛"。

【辨证治疗】

本病的病位波及手三阳经脉及经筋,所以治疗应以手三阳经穴为主。

1. 风寒湿阻证

主症:肩部串痛,畏风恶寒,肩部沉重感,肩关节活动不利,遇风寒则疼痛剧增,得暖痛缓。脉弦滑或弦紧,舌苔薄白或腻。

治则:祛风散寒,通经宣痹。

处方:风池、肩井、巨骨、肩髎、臂臑、曲池、外关。

疼痛连及颈项者加:天柱、后溪;

疼痛连及肩胛部者加:天宗、后溪。

操作法:针风池向对侧眼球水平刺入1.0寸左右,捻转泻法。刺肩井向后斜刺,直达肩胛冈,捻转泻法,但本穴不可直刺,其深部正当肺尖的部位。刺巨骨向肩髎斜刺,捻转泻法。其余穴位均捻转泻法。肩井及肩髎针刺后拔罐并加用灸法。

方义:肩峰下滑囊位于肩峰与冈上肌之间,肩井穴至肩胛骨之间布有斜方肌及冈上肌,肩髎的深部是肩峰下滑囊,所以二穴是治疗本病的主穴,在穴位处拔罐及灸法,可协助巨骨、肩髎祛风散寒通经止痛的作用。风池、外关是祛散风邪的重要穴位。曲池、臂臑属于手阳明经,阳明经多气多血,有极强的调理气血和疏通经络的作用,是治疗经络疼痛的重要穴位。

2. 瘀血闭阻

主症:有外伤史,肩部肿胀,疼痛拒按,或按之较硬,肩关节僵硬,活动受限。脉弦或细涩,舌质紫黯,或有瘀斑。

治则:活血化瘀,通经止痛。

处方:肩井、巨骨、肩髎、阿是穴、臂臑、曲池、合谷。

操作法:阿是穴用刺络拔火罐法,肩井、巨骨刺法同风寒痹阻证,其余穴位用捻转泻法。

方义:本症是由于瘀血痹阻经脉所致,经曰"菀陈则除之",故取阿是穴刺络出血,以祛除瘀血,刺络后加拔罐法,可加大出血量,瘀血除尽经络才可通畅止痛。肩井、巨骨、肩髎、臂臑属于局部取穴,四个穴位均位于或邻近肩峰下滑囊,具有疏通局部经络气血的作用。曲池、合谷属于手阳明经,多气多血,其经脉又通过滑囊的部位,可行气活血,祛瘀血止疼痛。

3. 劳伤筋脉

主症:肩部酸痛日久不解,肌肉萎缩,劳累后疼痛加重,肩关节活动不利,伴有头晕目眩,气短懒言,四肢乏力。脉细弱,或沉细无力,舌质淡,苔薄白。

治则:补气养血,舒筋通络。

处方:肩井、巨骨、肩髃、肩髎、曲池、少海、阳池、合谷、足三里。

操作法:肩井、肩髃、肩髎平补平泻法,巨骨采用齐刺针法,斜针刺向肩关节,曲池、少海、合谷、阳池、足三里针刺捻转补法。

方义:本证的病机是气血亏损筋脉失养,治疗应当补益气血,气血来源于脾胃,故治疗的重点是健脾益胃以益气血生化之源。取曲池、合谷、阳池、少海、足三里健脾益胃。足三里属于足阳明经,是健脾益胃的重要穴位;曲池是手阳明经"五输穴"中的合穴,配五行属土,隶属于脾胃,针补曲池、足三里可增强脾胃生化气血的功能。合谷是手阳明经的原穴,阳池是手少阳经的原穴,原穴是脏腑元气经过和留滞的部位,元气通过三焦的作用输送到全身,保持脏腑经络的正常生理功能,所以合谷与阳池可促使元气、营卫之气输送到肩部,营养耗伤的筋脉。

且合谷、阳池也有治疗肩痛的良好作用,正如《医宗金鉴》所说合谷"主治……风痹,筋骨疼痛。"《针灸甲乙经》:"肩痛不能自举,汗不出,颈痛,阳池主之。"等记载都说明合谷、阳池可以用于肩痛的治疗。少海是手少阴心经的"合穴",合穴配五行属于肾水,肾藏精血,心主血,故针补少海有补益精血的作用。曲池、合谷、阳池、足三里均隶属于阳经,少海隶属于阴经,阴阳相配,气血双补,才可达到益气养血的作用。且少海也可用于肩痛的治疗,《医宗金鉴》少海主"漏肩与风吹肘臂疼痛"。实验研究表明:针刺人的足三里、合谷和少海,以尿17-羟皮质类固醇和17-酮类固醇的排出量为指标,证明对肾上腺皮质功能有良好的作用。肾上腺皮质分泌肾上腺皮质激素,其中包括可的松(皮质素)和氢化可的松(皮质醇),具有抗炎、抗过敏、抗毒素的作用,对肩关节疼痛、肩关节肿胀、肩部肌腱损伤修复等有良好的作用。

【验案举例】

患者女,53岁,于2007年11月17日来诊。

主诉:右肩部剧烈疼痛,右臂不能外展上举2天。

病史:2周前因右上肢活动频繁,已觉肩部轻微疼痛,尚可忍受。此后疼痛日见加重,两天前无明显诱因右肩部疼痛剧烈,活动时尤甚,在肩关节外展、外旋时疼痛尤其明显。疼痛向右肩胛部、颈部、手处放射。右臂不能外展上举,如将肩关节处于内收、内旋位时疼痛可减轻。

检查:右肩外形红肿,按压有波动感,肩峰下压痛明显,肩关节外展、外旋、上举均受限。

诊断:肩峰下滑囊炎。

处理经过:取肩髃、肩髎、曲池、巨骨、臑俞、手三里、阿是穴。肩髃向下透刺2寸,巨骨向肩关节方向斜刺0.5寸,其他穴位常规刺,均行泻法,留针30分钟。然后在阿是穴常规消毒,用皮肤针叩刺皮部微出血,再拔火罐,出血5ml。治疗1次后,患者自觉疼痛减轻,症状好转。针刺每日1次,刺络拔罐每3日1次。治疗7次后,患者肩部疼痛及压痛、肿胀均消失,功能恢复正常,达临床治愈。

【经验与体会】

1. 急性期针刺条口穴有立竿见影之效　急性肩峰下滑囊炎的病人,在患肢的对侧或同侧的条口穴处常有压痛点,用0.30mm×75mm的毫针,直刺50mm左右,得气后,拇指向后捻转1分钟。再捻针的同时,令患者活动患肩,至患肩疼痛减轻或消失,轻者1次治愈。

2. 治疗慢性肩峰下滑囊炎　作者在临床上常用浅刺多穴法进行治疗,每每获得良好的效果。记得多年以前一男性患者,约有40多岁,因外力导致右肩患肩峰下滑囊炎,曾用过多种方法进行治疗,肩部肿胀消失,疼痛减轻,但肩痛仍存,劳累时及上臂外展旋后时疼痛明显,肩部肌肉轻度萎缩。采用浅刺多穴法,穴如肩井、天髎、曲垣、秉风、巨骨、臑俞、肩髎、肩髃、阿是穴、臂臑、臑会、曲池、外关、阳池、合谷、足三里等穴，针刺后加用艾条灸，以肩部穴位及阿是穴为主。经10次治疗，病告痊愈，肩关节功能恢复正常。此病证属于久病不愈，病邪留滞经络，耗伤气血，导致气血亏损，筋肉失养，为其虚；邪气滞留经脉，为其实。所以本证是虚实夹杂，以虚为主。浅刺法可补其虚，多穴法可泻其实，通其经脉。

第六节　肩部扭挫伤

肩部因受到外力打击、碰撞、或过度牵拉、扭捩而引起肩关节周围软组织的损伤，出现以肩部疼痛和活动障碍为主要症状称为肩部扭挫伤。

本病可发生于任何年龄，部位多在肩部上方或外侧方，并以闭合伤为其特点。本病属中医"肩部筋伤"范畴，针灸治疗用良好的效果。

【诊断要点】

1. 有明显外伤史　多因碰撞、跌倒、牵拉过度或投掷物体过度用力所致。

2. 肩部上方或外侧方疼痛，并逐渐加重，肩关节活动受限。

挫伤者，皮下常出现青紫、瘀肿。扭伤者，当时可无症状，休息之后开始出现症状，并逐渐加重，有压痛。

3. 压痛　肱骨小结节处有明显的压痛，急性期可触及囊性肿物，慢性期可触及结节状阳性反应物。

4. X线摄片　排除肩关节各构成骨的骨折、关节脱位及肌腱断裂。

【病因病机】

1. 肩部受到外力的撞击、跌伤，或肩关节过度牵拉，扭捩等原因，引起肩部肌肉或关节囊的损伤或撕裂，使局部脉络损伤，瘀血闭阻，经络气血不通，发生肿胀疼痛及功能障碍。

2. 瘀血长期滞留，一则耗伤气血；二则阻滞经络气血的畅通，使局部筋肉失养，筋肉缺乏气血的濡养则挛急，挛急则痛，此"不荣则痛"是也。

【辨证治疗】

1. 瘀血阻滞

主症：多见于外伤初期，局部肿胀，疼痛拒按，功能受限，或见局部皮肤瘀青。舌苔薄白，脉弦或细涩。

治则：散瘀消肿，通络止痛。

处方：肩髃、肩髎、臑会、阿是穴、曲池、合谷、外关、商阳、关冲、少泽。

操作法：先取阿是穴刺络拔罐，再用三棱针点刺商阳、关冲、少泽出血。其余穴位均用捻转结合提插泻法。

方义：本证是由于瘀血阻滞经络气血不通所引起，阿是穴是病证的反应点，

179

也是瘀血积聚的部位,根据"菀陈则除之"的治疗原则,所以对阿是穴刺络拔罐法,祛瘀血通经络以止痛。本病的病位在肩部的外侧,属于手三阳经的范畴,取三条经络的井穴点刺出血,可祛除三条经脉中的瘀血,消肿止痛;三条经的井穴均属于金,"金"应于肺,肺主气,点刺出血,又可清热消肿通经止痛。肩髃、肩髎、臑会属于局部取穴范畴,曲池、合谷、外关属于远端取穴。局部取穴与远端取穴相结合,可以获得更好的疏通经络的作用。

2. 筋肉失养

主症:肩部疼痛久病不愈,以酸痛为主,并有沉重感,劳累后或遇风寒则疼痛加重,得温则疼痛减轻。舌质淡苔薄白,脉沉细。

治则:补益气血,濡养筋肉。

处方:肩井、巨骨、天宗、肩髃、肩髎、臑俞、臂臑、臑会、曲池、少海、合谷、阳池、腕骨、足三里、三阴交。

操作法:诸穴均采用浅刺法,针刺后在肩髃、肩髎、臑俞加用艾条灸法,每穴温灸 3 分钟,留针 30 分钟。

方义:见肩峰下滑囊炎劳伤筋脉证。

3. 巨刺法

主穴:阳陵泉、上巨虚。

操作法:先在阳陵泉或上巨虚处寻找压痛点,一般常见于健侧,也可见于患侧。确定压痛点后,用 0.30mm×75mm 的毫针直刺 50mm 左右,得气后,拇指向后提插捻转,使针感直达足趾。在运针的同时,令患者活动患肢,约 3 分钟疼痛可缓解。留针 30 分钟。

适应证:肩关节外伤后疼痛急性发作。

【验案举例】

李某某,男,42 岁,北京人。

主诉:左肩臂痛 2 天。

病史:2 天前骑自行车时摔倒,左肩着地,开始疼痛不重,当天夜间疼痛加重。医院检查、摄 X 线,无骨折,用药物治疗后无明显效果。目前左肩肿痛连及肩臂,活动明显受限。

检查:左肩外形肿大,外侧皮肤青紫,触之疼痛,上臂外展、高举明显受限。

诊断:肩部挫伤。

治疗:先取左侧尺泽用三棱针在静脉隆起处点刺放血,开始为紫黑色血液,至血色变红时按压止血。再取左侧商阳、关冲穴点刺出血,每穴出血 5 滴。出血后自觉肩臂肿胀及疼痛减轻。然后取右侧阳陵泉、足三里用 3 寸针直刺 2.5 寸左右,得气后用捻转手法,同时令病人活动左肩,疼痛减轻,活动范围增大,留针 20 分钟,留针期间行针 2 次。第 2 天复诊,左肩痛已明显减轻,肿胀基本消失,再于商阳、关冲点刺出血,每穴 3 滴。然后针刺右侧阳陵泉、足三里,捻针时活动左肩,疼痛消失。3 诊时只有轻度疼痛,针刺双侧足三里,平补平泻法,为收功之治也。

【经验与体会】

临床上用针灸治疗扭挫伤或跌打损伤,作者始终遵守三条原则。

1. 活血祛瘀,通经止痛,用于病变的初期　瘀血猝然痹阻经络,疼痛剧作,病证属于病邪壅盛,法当祛除瘀血,通经止痛。病证轻者,在病变部位刺络拔罐,祛瘀通络;病证重者,选取病变处随病情隆起的血脉用三棱针点刺放血,或病在上肢者,取曲泽或尺泽用三棱针点刺放血;病在腰背部或下肢者,取委中用三棱针点刺出血。放血法的关键是掌握出血的量,出血的量一般较多,虽然出血多但不会伤正,出血量以瘀血出尽为度。正如《灵枢·血络论》说:"阴阳俱有余,虽多出血,而弗能虚。"《医学源流》更明确指出"凡血络有邪者,必尽去之,若血射出而黑,必会变色,见赤为止,否则病必不除而反为害。"所以出血量应掌握在黑色瘀血出尽,见鲜红血色为止。

2. 调血疏筋,通络止痛,用于病变的中期　瘀血基本已除,疼痛明显减轻,筋肉的损伤正在修复,此时宜调理气血疏通经络,帮助筋肉的修复,除尽残余的瘀血。治疗宗循经取穴法,局部取穴与远端取穴相结合,并加用曲池、足三里,调节全身气血。针刺平补平泻手法。

3. 益气养血,濡养筋肉,用于病变的后期　病邪已除,正气已伤,患病处酸软乏力,不耐劳作。此时宜益气养血濡养筋脉,治疗遵循经取穴法,以局部取穴为主,配以远端穴位,针刺补法,针灸并用。此外,还应结合曲池、内关、中脘、足三里、三阴交等穴,调补脾胃补益后天气血生化之源。或跌打损伤位于肩胛部、上肢部也可选用百劳、肺俞、心俞、天宗、肩髃、曲池、足三里等穴,针刺补法;跌打损伤位于腰背部、下肢也可选用心俞、膈俞、肝俞、脾俞、肾俞、三阴交等穴,针刺补法。

第七章

肘部筋骨疼痛

　　骨关节介于上臂与前臂之间,肘关节是由肱骨远端、尺骨近端、桡骨头及附着其上的韧带和肌肉构成。它包括三个关节,即肱尺、肱桡和尺桡上关节。肘关节囊前后比较松弛,可使屈伸运动有充分的余地。肘关节的两侧有坚强的侧副韧带保护,增加关节的稳定性,避免向两侧脱位。

　　肘关节的主要作用有两个方面:一是协助腕关节和手的操作;二是减轻肩关节运动时的负担,起到杠杆作用。

　　关节韧带:肘关节的两旁有坚强的尺侧、桡侧副韧带,前方有环状韧带和屈肌群。关节囊包绕着整个肘关节。

　　关节肌肉:肱二头肌肌腱经肘关节前面止于桡骨粗隆,其收缩可使肘关节屈曲;肱三头肌经肘关节后面止于尺骨鹰嘴,其收缩可使肘关节伸直;旋前圆肌起于肱骨内上踝,止于桡骨中部的外侧,其收缩可使前臂旋前;旋后肌起于肱骨外上踝和尺骨的上部,止于桡骨上 1/3 处的前面,其收缩可使前臂旋后。

　　关节血管:肘关节的血供来自肱动脉分支相吻合的动脉网。肘关节动脉网由肱动脉、桡动脉和尺动脉的分支在肘关节前面形成。

　　肘关节神经:肘关节神经由肌皮神经、正中神经、桡神经的分支支配。

　　肘关节的运动:由于构成肘关节的肱骨滑车斜行,不与骨纵轴相垂直,故属于屈戎关节。因为肘关节位于上肢中部,所以肘关节主要是完成额状轴上屈伸运动和垂直轴上的旋转运动。完成屈伸运动的肌肉主要是:肱肌、肱二头肌、肱桡肌和旋前圆肌等。

　　旋转运动是在桡尺近侧关节间发生的,肱桡关节协助此运动的完成。使肘关节旋前的肌肉是旋前圆肌和旋前方肌;使肘关节旋后的肌肉有肱二头肌和旋后肌。

　　肘关节的经络分布:肘关节分布有手三阳经、手三阴经及其经筋。手阳明经"循臂上廉,入肘外廉",手阳明经筋"结于肘外";手太阳经"循臂骨下廉,出肘内侧两筋之间",手太阳经筋"结于肘内锐骨之后,弹指应小指之上";手少阳经"出臂外两骨之间,上贯肘",手少阳经筋"上循臂,结于肘";手太阴经"行少阴心主之前,下肘中",手太阴经筋"上循臂,结于肘";手少阴经"行手太阴心主之后,下肘中",手少阴经筋"结于肘内廉";手厥阴经"行太阴少阴之间,入肘中"。总之,手三阳经及其经筋分布在肘关节的外侧和后面,手三阴经及其经筋分布在肘关节的内面。

肘关节的检查

形态检查:两侧肘关节同时伸出,做对比检查,才能检查出关节的肿胀和变形。首先侧肘关节的携带角(或称外偏角),正常为5°~15°。其次检查肘关节有无肿胀,关节内的肿胀多表现在尺骨鹰嘴的两旁;第三检查肘后三角是否正常,即肱骨的内外上髁及尺骨鹰嘴的三个点,当肘关节伸直时,三点在一条横线上,屈肘时三点成等边三角形。当这种三角关系改变时,表明肘关节有骨性改变,如骨折、脱位等。

功能检查:肘关节的屈伸运动的幅度约150°,即屈约30°伸约180°。肘关节及前臂的旋转运动,是桡骨围绕尺骨旋转,主要是旋前和旋后运动。屈伸活动障碍,主要为肱尺关节的病变。旋转障碍,主要为桡尺关节的病变。

疼痛检查:首先是疼痛点检查,因为疼痛点与病变的部位有密切的关系,往往疼痛点的部位就是病变的部位。其次是运动检查,分主动检查和被动检查,如主动伸肘痛,被动屈肘痛,是肱三头肌的病证;反之,主动屈肘痛,被动伸肘痛,是肱二头肌等屈肌群或关节囊的病变。主动旋后疼痛,被动旋前疼痛,是旋后肌群的病证;主动旋前疼痛,被动选后疼痛,可考虑为旋前肌群的病证。第三,检查颈椎和臂丛神经,因为颈椎病变也可表现为肘部疼痛。

特殊检查:

1. 腕伸肌紧张试验(MILL氏试验) 伸肘前臂旋前,腕关节被动屈曲时,肱骨外髁出现疼痛为阳性,见于肱骨外上髁炎。此检查亦称网球肘实验。

2. 抗阻(柯宗 COZEN)试验 检查者一手握前臂下段,以手按其背,令患者握拳并抗阻力背伸腕时,肱骨外上髁出现疼痛为阳性,见于肱骨外上髁炎。

3. 前臂屈肌紧张试验 患者握拳屈腕,检查者用力与其对抗,若肱骨内上髁处疼痛为阳性,见于肱骨内上髁炎。

4. 肘关节侧板试验 以尺侧副韧带为例,医生一手置于患者肘关节的桡侧,另一只手置于前臂远端尺侧,双手相对用力,若肘关节尺侧疼痛时为阳性,表示肘关节尺侧副韧带损伤;反之,为桡侧副韧带损伤。

第一节 肘部扭挫伤

外力作用于肘关节并引起关节囊、关节周围韧带及筋膜等组织损伤,出现局部肿胀、疼痛及功能障碍的病证,称为肘部扭挫伤,中医称为"肘部伤筋"。

直接暴力的打击可造成肘关节挫伤,也可见于间接暴力的损伤,如跌仆、由高坠下、失足滑倒、手掌着地、肘关节处于过度扭转,即可导致肘关节扭伤。此外,在日常生活和工作中做前臂过度扭转动作,以及做投掷运动时姿势不正确,均可造成肘关节扭伤。

临床上以关节囊、侧副韧带和肌腱损伤较多见。受伤后可引起局部充血、水肿,严重者关节内出血、渗出,影响肘关节的功能。一般以桡侧副韧带损伤最为常见,尺侧次之。

【诊断要点】

1. 外伤病史 肘部疼痛、乏力,活动时疼痛明显加重。

2. 肘关节呈半屈曲位 伤侧肿胀明显,皮下瘀斑,甚至有波动感。

3. 活动受限 肘关节可以活动,但活动时常引起剧痛而影响活动。受伤部位可触及到明显的压痛点。

4. X 线摄片 可排除肘部骨折及肘关节脱位。

【病因病机】

1. 筋主束骨而利关节,若外力过大,使筋肉的活动超出正常范围,即可造成筋肉撕裂,血溢脉外。离经之血阻滞经络,经气不通,不通则痛;筋伤、筋裂则致关节不利。

2. 直接暴力作用于肘部造成肘关节软组织损伤,如跌仆滑倒,手掌撑地,传导暴力使肘关节过度外展、伸直或扭转,均可造成筋肉撕裂,瘀血闭阻。

3. 骨折或关节脱位纠正后,肘关节挫伤、瘀血阻络则成为突出的病证。

总之,肘关节扭挫伤的主要病机是血溢脉外,离经之血痹阻经络,气血不通,发为疼痛、肿胀、关节活动不利等症。

【辨证与治疗】

肘关节扭挫伤的主症:肘部疼痛,弥漫性肿胀,可见瘀斑,局部压痛,肘关节活动受限。舌质紫暗,或有瘀斑,脉弦或弦紧。

肘关节扭挫伤的病机主要是由血瘀阻滞所致,故治疗的总原则是散瘀消肿,活血止痛。但由于挫伤的部位不同,损伤的经络不同,治疗选用的穴位也不尽相同。

1. 经络辨证治疗

(1)桡侧副韧带损伤

主症:肘关节疼痛、肿胀、活动障碍,肘部外侧有明显的压痛点,侧扳检查阳性。

治则:取手阳明、少阳经穴为主,针刺泻法,活血祛瘀。

处方:曲池、天井、手三里、阿是穴、尺泽、合谷、商阳、关冲。

操作法:先用三棱针点刺尺泽出血,出血量以血色由黯红变鲜红为度。再于商阳、关冲点刺出血,每穴出血 3 ~ 5 滴。其余诸穴均采用针刺泻法。也可在天井与手三里或曲池与合谷采用电针,选用疏密波。留针20~30分钟。每日或隔日治疗1次。

方义:本病的病变部位主要在肘关节的桡侧,桡侧分布有手阳明和少阳经,根据"经脉所过,主治所及"的原则,故取二经穴位为主进行治疗。点刺尺泽出血,宗"菀陈则除之",以排除局部的瘀血。点刺商阳、关冲出血,清除经络中的瘀血。其余穴位为疏通气血,通经止痛。

(2)尺侧副韧带损伤

主症:肘关节疼痛、肿胀、活动障碍,肘部尺侧面有明显的压痛点,侧扳检查阳性。

治则:取手太阳、少阴经穴为主,针刺泻法,活血祛瘀疏通经络。

处方:少海、曲泽、小海、天井、阴郄、后溪、少冲、少泽。

操作法:先用三棱针点刺曲泽出血,出血量以血色由黯红变鲜红为度。同时在少泽、少冲点刺出血,每穴出血3~5滴。其余穴位均用针刺泻法。也可在少海、天井之间加用电针,采用疏密波。

方义:本症的病变部位在肘关节的尺侧,尺侧分布有手少阴、太阳经,故取二经穴位为主进行治疗。点刺曲泽出血,以铲除局部的恶血,少冲、少泽点刺出血,意在排出经络中的瘀血,通经止痛。少海、小海、天井属于局部取穴法。阴郄是手少阴经的郄穴,气血深聚之处,善于治疗急性疼痛。后溪是手太阳经的"输穴",是治疗太阳经络疼痛症的重要穴位。

(3)肱二头肌腱损伤

主症:肘关节疼痛、肿胀、功能障碍,肱二头肌腱及其附着处有明显的压痛点。

治则:取手太阴、厥阴经穴位为主,针刺泻法,活血祛瘀,通经止痛。

处方:曲池、尺泽、曲泽、阿是穴、孔最、郄门、内关、少商、中冲。

操作法:先取尺泽或曲泽用三棱针点刺出血,出血的血色从黯红变鲜红为止。刺少商、中冲出血,每穴3~5滴。其余诸穴均用泻法。也可在曲泽、孔最之间加用电针,采用疏密波。

方义:孔最是手太阴经郄穴,郄门是手厥阴经郄穴。郄穴是气血深聚的部位,有良好的调气调血的作用,功善通经止痛。点刺尺泽、曲泽出血,可排除局部的瘀血,点刺少商、中冲出血,可消除经脉外的瘀血,瘀血消散,经络通畅,疼痛可止。曲池、阿是穴、内关针刺泻法,助其他穴位通经止痛。

2. 其他方法

(1)巨刺法

主穴:外侧副韧带损伤取健侧阳陵泉或足三里;

　　　内侧副韧带损伤取健侧阴陵泉;

肱二头肌腱损伤取健侧膝关。

操作法:用 3 寸的毫针,从阳陵泉透向阴陵泉,或足三里透向合阳;刺阴陵泉透向阳陵泉;刺膝关透向阳陵泉。用捻转手法,在捻转的同时令患者活动患肢,一边捻转针柄一边活动患肢。留针 30 分钟,每 10 分钟捻针 1 次,并活动患肢。

(2)同经相应法

主穴:桡侧副韧带损伤:商阳、关冲(患侧),足三里、阳陵泉(健侧)。

尺侧副韧带损伤:少泽、少冲(患侧),内委中、阴谷(健侧)。

肱二头肌腱损伤:少商、中冲(患侧),阴陵泉、曲泉(健侧)。

操作法:先在患侧的井穴用三棱针点刺出血,每穴出血 5 ~ 7 滴,然后取健侧的经穴行浅刺雀啄术法,同时令患者活动患肢。留针 30 分钟,每隔 10 分钟行针 1 次。

【验案举例】

赵某,女,学生。

病史:3 周前不慎摔倒,致肱骨内髁撕脱性骨折,外科给予夹板固定,并悬吊 3 周,去夹板后即发现患肘关节呈屈曲位,肘内侧疼痛不能活动,遂来我科求治。用巨刺阴陵泉结合推拿法治疗,患者取坐位,充分暴露健侧阴陵泉,局部常规消毒,取 40 ~ 50mm 毫针斜刺,得气后边捻针边嘱患者活动患肢 5 分钟,然后对患者局部进行按摩,并进行被动活动,尽量达到健侧肘关节的活动幅度。留针 45 分钟,每 10 分钟活动 1 次,5 次为 1 疗程。按上法治疗 1 次,当即疼痛大减,功能活动亦恢复 80%;治疗 3 次后,肘关节疼痛消失,功能活动亦完全恢复。随访半年无任何不适。

【经验与体会】

1. 放血疗法在本病的治疗中有重要的作用,尤其是在病变的初期,是首选的方法,出血量一般较多,出血量掌握的尺度是出血的颜色由黯红变鲜红。

2. 在病证的中期,肘关节疼痛、肿胀均不甚,但持续活动受限,脉沉细。此时是血虚筋脉失养证,治疗应调血养筋,通络止痛。穴如尺泽、曲泽、少海、内关、曲池、足三里,针刺平补平泻手法。如果阿是穴压痛明显者也可在阿是穴刺络拔罐,对解除疼痛和肘关节功能的恢复有较好的作用。

3. 在病证的后期,肘关节酸软无力,不耐久劳者,缘于外伤损气耗血,此时气血亏损筋肉失养,治宜益气养血,濡养筋肉。可选取肺俞、厥阴俞、心俞、膈俞、曲池、内关、三阴交等穴,针刺补法,局部加用灸法。

4. 功能锻炼要循序渐进,早期可做肘关节无痛范围的屈伸活动,2 ~ 3 周后可逐渐加大活动范围和运动量,不可操之过急。

第二节 肱骨外上髁炎

因急性或慢性损伤造成肱骨外上髁周围组织的无菌性炎症,称为肱骨外上髁炎,由于该病好发于网球运动员,故又称网球肘。其临床主要特征是肱骨外上髁处,有疼痛和压痛。本病以 30～50 岁青壮年居多,男女比例为 3:1,以右侧多见。本病属中医"筋痹"、"伤筋"范畴。

本病可因用力不当诱发或急性扭伤或拉伤引起,但多数起病缓慢,多见于慢性劳损。

当跌倒等诱因使前臂旋前位时,腕关节瞬间背伸,前臂桡侧腕伸肌突然剧烈收缩,导致肱骨外上髁处的伸肌总腱附着点强力牵拉而撕裂,骨膜下出血、血肿,局部炎症、渗出、粘连,日久形成筋结,对肌腱造成长期反复的刺激,而引发本病。

慢性者多见于长期从事某些反复屈伸腕关节,伸指、前臂旋转活动工作的中年人。肌肉长期劳累且经常处于紧张状态,使伸腕伸指肌腱起点受到反复牵拉刺激,引起肱骨外上髁处骨膜、滑膜和肌腱的无菌性慢性炎症。

【诊断要点】

1. 有明显的外伤史,或有长期频繁地屈伸肘腕关节史。肱骨外上髁敏感压痛,肘关节不肿,屈伸范围不受限。

2. 肘部外侧疼痛,严重时疼痛可波及前臂和肘关节后部。

3. 压痛点在肱骨外上髁腕伸肌起点处可触及明显的压痛点或阳性反应物;也可在肱桡关节间隙触及压痛点。

4. 功能活动受限,屈肘前臂旋前及用力背伸腕关节时疼痛加重,不敢做拧毛巾、扫地、端壶倒水等动作。

5. 网球肘试验(密耳试验 Mili)阳性;抗阻力试验(柯宗 Cozen 试验)阳性。

【病因病机】

1. 瘀血阻滞 肱骨外上髁是前臂腕伸肌的起点,手腕伸展肌特别是桡侧腕短伸肌,在进行手腕伸直及向桡侧用力时,张力十分大,容易出现肌肉筋骨连接处的部分纤维过度拉伸,形成撕裂,造成局部出血,瘀血阻滞,经络不通,不通则痛。

2. 劳伤气血 肱骨外上髁是前臂腕伸肌的起点,由于某些职业肘腕关节频繁活动,如木工、钳工、泥瓦工、家庭主妇尤其是网球运动员,长期频繁地屈伸腕肘关节,使腕伸肌的起点反复牵拉、磨损,耗伤气血,肌肉失于温煦,筋骨失于濡养,肌肉挛缩而成筋结,经脉不通而痛。或筋肉失于温煦,卫外不固,风寒湿邪趁虚入侵,闭阻经络气血发为肘痛。

【辨证与治疗】

1. 瘀血闭阻

主症:肘外侧疼痛急性发作,肘关节活动明显受限,肱骨外上髁有显著压痛,有外伤史或近期肘关节频繁活动。脉弦,舌苔薄白,舌质黯。

治则:活血祛瘀,通经活络。

处方:肘髎、曲池、阿是穴、手三里、合谷、商阳、关冲。

操作法:阿是穴用刺络拔罐法,即用梅花针在局部叩刺出血,或用较粗的毫针点刺出血,然后拔火罐。商阳、关冲点刺出血。针曲池、肘髎、手三里时针尖均朝向痛点处,捻转泻法。合谷针刺捻转泻法。

方义:本症是由于瘀血阻滞经脉而引起,遵"菀陈则除之"的治疗原则以及《灵枢·经脉》所说:"故诸刺络脉者,必刺其结上甚血者,虽无结,急取之以泻其邪,而出血,留之发为痹也。"这就是说有瘀血者,应急泻恶血,不然就会发为痹证。所以先于局部刺出瘀血,再刺阳明经和少阳经井穴商阳、关冲出血,可铲除经脉中残余的瘀血。肘髎、曲池、手三里属于局部取穴;合谷是阳明经的原穴,阳明经多气多血,合谷与局部取穴相结合,以加强疏通经络调经止痛的作用。

2. 劳伤气血,筋骨失养

主症:肘部酸痛,时重时轻,提物乏力,肘部功能受限,肘关节外侧有明显的压痛和筋结。舌质淡,苔薄白,脉沉细。

治则:补益气血,疏筋解结。

处方:阿是穴、曲池、肘髎、天井、手三里、外关、足三里、三阴交。

操作法:为了舒筋解结主要采用龙虎交战法、扬刺法。针刺阿是穴时,先在阿是穴处触及结节,然后选用直径 0.30mm×25mm 长的毫针直刺进入结节的中心,当针尖部有紧涩感时,施以龙虎交战手法。之后在结节的周围用扬刺法刺 4 针,即用毫针斜刺针入结节,当感到针尖部沉紧时,拇指向前捻转 9 次,再提插 6 次,每针反复 5~9 次,术后再用艾条灸 2~3 分钟。曲池、手三里同样是以龙虎交战手法。其他穴位均采用补法。

方义:本病的病变位于肘关节的外部,手阳明经"循臂上廉,入肘外廉",手阳明经筋"结于肘外";手少阳经"出臂两骨之间,上贯肘",手少阳经筋"上循臂,结于肘",所以本病的病位应属于手阳明、少阳经。根据"经脉所过,主治所及"的选取穴位原则,故取手阳明、少阳经穴位为主进行治疗。针刺治疗操作时采用龙虎交战手法,这是因为本证属于虚实夹杂的痛证,这种针刺法属于补泻兼施的手法,而且还有较好的止痛作用。天井、肘髎、曲池、手三里、外关调补局部气血濡养筋骨。足三里、三阴交调补脾胃,以益气血生化之源。

3. 风寒阻络证

主症:肘部疼痛,常波及前臂,功能受限,疼痛遇寒加重,得温痛缓。肱骨外上髁有明显的压痛。舌苔薄白或白滑,脉弦紧或浮紧。

治则:祛风散寒,温经通络。

处方:天柱、天宗、肘髎、曲池、阿是穴、外关、合谷、足三里。

操作法:阿是穴用扬刺法,术后加用隔姜灸法,艾灸5~7壮。天柱向脊柱直刺1寸左右,使针感向患肢传导,术后加用艾条灸3分钟。曲池直刺1寸左右,得气后用龙虎交战手法,使肘部有明显的针感。足三里针刺补法,最好使针感沿经向上传导。其余穴位均用针刺泻法。

方义:本证是由于劳伤气血,卫外不固,风寒湿邪气趁虚入侵经脉,经络气血阻滞所致,故取天柱、肩髃、外关、合谷散风祛寒通经止痛。阿是穴是邪气与筋肉互结之处,用扬刺法和隔姜灸,祛除邪气与筋肉之筋结。补足三里扶正祛邪。

【验案举例】

Asunta,女,51岁,2005年3月2日初诊。

主诉:右肘部疼痛年余。

病史:一年前患右肘部疼痛,始终未愈,近3个月来因劳累导致疼痛加重,疼痛连及前臂,持物乏力,拧毛巾、扫地及前臂做伸腕旋转时疼痛明显。

检查:颈部肌肉僵硬,颈椎右侧$C_{5\sim6}$旁有结节和压痛,右肱骨外上髁有明显压痛和结节,密耳试验阳性,抗阻力试验阳性。

诊断:右肱骨外上髁炎。

治疗:取天柱、百劳、肘部阿是穴、曲池、手三里、外关,针刺天柱、百劳、外关用泻法,刺阿是穴用前述方法,曲池、手三里用龙虎交战手法,留针30分钟。采用上述方法治疗3次后疼痛明显减轻,继而仍用前法治疗2次后,病证无改进。前臂乏力,肱骨外上髁酸痛而喜按,诊脉沉细,此气血亏损,筋骨失养证,治疗采用益气养血法,取肘部阿是穴、曲池、手三里、足三里、三阴交,针刺补法,阿是穴浅刺法,并配以灸法,治疗2次后痊愈。

【经验与体会】

1. 肱骨外上髁炎与颈椎病有密切关系　根据作者多年治疗本病的经验,多数病人在颈部脊椎旁有压痛、结节、条索,X线正侧位片观察,多数患者的颈椎有骨性改变,如椎体边缘骨刺形成、钩椎关节狭窄、颈椎间盘退行性改变等,这些改变见于颈椎4~6节段。在这一部位针刺和艾灸压痛点、结节可大大提高治疗效果。椎旁的压痛点、结节以及条索应归属于督脉范畴,因为督之络脉行于脊柱两旁,《灵枢·经脉》:"督脉之别,名曰长强,挟膂上项,散头上,下当肩胛左右,别走太阳……。"所以脊柱两旁属于督脉之络脉循行范围。督脉总督诸阳经脉,诸阳经脉皆会于督脉。肱骨外上髁炎隶属于手阳明经和手少阳经,督脉有病可影响到与其联系的诸阳经脉,诸阳经脉有病也可反映到督脉,故针刺颈椎旁的压痛点可以治疗肱骨外上髁炎。肱骨外上髁炎的病理基础是伸肌腱的深处有一细小血管神经束,穿过肌腱和腱膜时被卡,导致炎性水肿。而此神经来源于 $C_{4\sim6}$ 分出的桡神经。故针刺颈椎旁的压痛点、结节,可改善桡神经支配的伸肌总肌腱深处的细小血管神经束的炎性反应,从而改善肘部的疼痛。

2. 仔细寻找压痛点　肘部的压痛点可分布在肱骨外上髁顶部、肱骨外上髁上方以及肱桡关节间隙处,确定压痛点的具体位置进行针刺治疗才能取得好效果。

3. 扶突、天宗是治疗本病的有效穴位　颈椎病、前斜角肌病证、冈下肌病证也可引起肱骨外上髁炎,当在扶突穴或天宗穴有明显的压痛,此时除局部治疗外再针刺扶突穴使针感传到上肢,在天宗穴拔火罐、针刺、艾灸可获得较好的效果。

4. 龙虎交战手法是治疗本病的重要针刺法　在针刺肘关节部位的阿是穴时用扬刺法,其中直刺者,刺入筋结得气后用龙虎交战手法意在散结通经止痛;斜刺者,刺入筋结得气后用改进的龙虎交战手法,即拇指向前捻转 9 次提插 6 次,反复进行 7~9 次,此法有剥离筋结和粘连的作用。因为,肱骨外上髁是前臂腕伸肌的起点,肘腕关节频繁活动,可造成部分撕裂,引起出血、极化、粘连等。

5. 针灸治疗时应采用辨病与辨证相结合,局部治疗与整体治疗相结合,前面例举医案足可佐证。

第三节　肱骨内上髁炎

肱骨内上髁炎又称高尔夫球肘,与肱骨外上髁炎相对应,位于尺侧。本病不及网球肘那样常见。是一种前臂屈肌起到反复牵拉积累性损伤,主要表现为内上髁处疼痛和压痛。

本病多为慢性损伤引起,患者以从事前臂旋外、屈腕运动为主者,如纺织工、泥瓦工、揉面工等,由于前臂屈肘时反复、紧张地收缩,肱骨内上髁处的屈肌总腱反复受牵拉而发生疲劳性损伤。急性扭伤、挫伤亦可引发本病。

本病属中医学的"伤筋"、"筋痹"范畴。以感受风寒湿邪、或气血虚损不足有关。

【诊断要点】

1. 急性发作者有急性肘关节内侧牵拉伤史,疼痛较重,并向前臂尺侧放射。

2. 慢性者肘关节内侧疼痛,呈酸痛性质,当前臂旋前并主动屈腕时疼痛加重,可沿尺侧腕屈肌向下放射,屈腕无力,提重物、拧衣服等活动困难。

3. 压痛点,位于肱骨内上髁屈腕肌起点,慢性者可触及条索状阳性反应物。

4. 前臂屈肌群抗阻力试验阳性。

【病因病机】

1. 瘀血阻滞　常见于跌打损伤,由于在跌打损伤时,腕关节处于背伸位,前臂处于外展旋前姿势时,可引起肱骨内上髁肌肉起点的撕裂,出血、血肿,导致瘀血阻滞,不通则痛。

2. 劳伤气血　肱骨内上髁是前臂屈肌腱的起点,由于长期劳累,腕屈肌起点处受到反复牵拉,产生积累性劳损,耗伤气血,筋肉失养而挛急,久而久之而成筋结,经脉闭阻而疼痛。

3. 风寒闭阻　由于劳伤气血,筋肉失养,卫外不固,风寒邪气乘虚入侵经脉,气血闭阻,发为肘痹。

【辨证治疗】

1. 瘀血阻滞

主症:肘关节内侧疼痛,并向前臂尺侧和上臂部放射,肱骨内上髁有明显的压痛,前臂屈肌紧张试验阳性,有外伤史。舌苔薄白,脉弦。

治则:活血化瘀,通经止痛。

处方:少海、曲泽、小海、阿是穴、郄门、少泽、少冲。

操作法:取曲泽处暴露的血脉用三棱针点刺出血,出血量以出血颜色由黯红变鲜红为度。少泽、少冲用三棱针点刺出血,每穴出血3~5滴。阿是穴刺络拔罐法,即先用梅花针叩刺出血,或用较粗的毫针点刺点刺出血,然后拔罐。少海、郄门、小海针刺捻转泻法,针少海时针尖斜刺至阿是穴。

方义:本病的病变位置在手少阴经和手太阳经,遵照"经脉所过,主治所及"的原则,故取二经穴位为主进行治疗。本证是由于外伤导致瘀血阻滞经脉,故曲泽、阿是穴点刺出血,以排除局部瘀血的闭阻,取少冲、少泽点刺出血进一步祛除经脉中的瘀血,因为手少阴经根于少冲,手太阳经根于少泽,有较强的调节经络气血的作用。郄门是手厥阴经的郄穴,功善治疗血分性疼痛。

2. 劳伤气血,筋脉失荣

主症:肘部酸痛,时重时轻,提物乏力,按之酸楚,可触及阳性结节喜按喜揉。舌质淡,苔薄白,脉沉细。

治宜:益气补血,养血荣筋。

处方:少海、小海、阿是穴、支正、神门、腕骨、百劳、心俞。

操作法:阿是穴的刺法见肱骨外上髁炎劳伤气血筋骨失养证。针少海时针尖斜向肱骨内上髁,针小海直刺并有麻感向周围和手指部扩散,行龙虎交战手法。针百劳时针尖斜向椎间孔,进针1寸左右,并使针感传向患肢。其余诸穴均用捻转补法。

方义:本病位于肱骨内上髁,属于手太阳、少阴经,因为手太阳经"循臂骨下廉,出肘内侧两筋之间",手太阳经筋"结于肘内锐骨之后";手少阴经"行手太阴、心主之后,下肘中",手少阴经筋"结于肘内廉"。根据"经脉所过,主治所及"的治疗原则,故选取手少阴经、手太阳经经穴为主。本证虚中夹实,故在病变部位行龙虎交战手法补泻兼施,祛邪通络,并且有很好的止痛效果。补心俞养血柔筋,补手少阴经原穴神门、太阳经原穴腕骨益元气养筋骨。支正是手太阳经的络穴,与神门原络配合,加强手少阴经与手太阳经的调理和疏通作用。百劳通调督脉,扶正祛邪。诸穴配合共达补益气血、荣养筋骨、疏解筋结的作用。

3. 风寒阻络

主症:肘部酸痛麻木,屈伸不利,遇寒加重,得温痛缓,舌苔薄白或白滑,脉弦紧或浮紧。

治则:祛风散寒,温经通络。

处方:大椎、少海、小海、阿是穴、后溪、灵道。

操作法:针大椎直刺0.8寸左右,使针感向患肢传导。阿是穴的针刺方法同肱骨外上髁炎,针刺后加用灸法。少海刺向肱骨内上髁,得气后行龙虎交战手法。小海直刺,并有麻感扩散。后溪、灵道直刺,行龙虎交战法。

方义:本症是由于劳伤气血,卫外不固,风寒邪气趁虚入侵经脉,气血闭阻所致,故取大椎祛邪通经;取后溪散风祛寒通经止痛,因为后溪是手太阳经的"输穴",配五行属于木,功在散风祛邪,通经止痛。灵道穴处有尺侧腕屈肌,旋前方肌和尺神经通过,又是手少阴经的"经"穴,配五行属于金,功在散风祛寒,通经止痛,正如《肘后歌》说:"骨寒髓冷火来烧,灵道妙穴分明记。"以上诸穴再配以少海、小海局部穴位,可达祛风散寒温经通络的作用。

4. 同经相应取穴法

取穴:病变侧少泽、少冲,健侧相应穴(半腱肌肌腱外侧,平阴谷穴,腘横纹上)。

操作法:首先在患侧的少泽、少冲用三棱针或较粗的毫针点刺出血,出血5~7滴。然后在健侧的相应穴用0.30mm×25mm的毫针刺入0.5~10mm(0.2~0.5寸),行雀啄术,与此同时令患者活动患肢。通常3分钟后,疼痛会迅速缓解。留针30分钟,留针期间,每隔5分钟行针1次。

【验案举例】

张某某,男,42岁。

主诉:右肘内侧反复疼痛5个月,近1个月来因劳累过度引起右肘内侧疼痛加重,提重物时疼痛明显,疼痛波及前臂,右上肢易疲劳。

检查:右肱骨内上髁有明显压痛,并可触及阳性结节,屈肌抗阻力试验阳性。诊脉弦细,舌苔薄白。

诊断:肱骨内上髁炎(劳伤气血,筋脉失养)。

治疗:治宜补益气血濡养筋脉。取穴:少海、小海、阿是穴、百劳、神门、足三里,刺灸法见劳伤气血筋脉失养证。每周治疗2次,留针30分钟,治疗后注意肘关节休息。经治疗4次后明显好转,6次后痊愈。

【经验与体会】

1. 本病在颈项部常有压痛　大部分肱骨内上髁炎患者在颈项部可触及疼痛点和阳性反应物，一般位于颈椎 5～7 之间，在此选择 1～2 个点进行针刺治疗可收到良好的效果。针刺深度为 1 寸左右，针尖斜向椎间孔，有针感向上肢传导效果较好。因为脊柱两侧属于督脉范畴，手太阳经交肩上会与督脉，其经脉发生病变可见头不可以顾，肩似拔，臑似折，颈颔肩臑肘臂外后廉痛等症，这些经脉阻滞气血不通的病理变化必反应到督脉，久而久之导致督脉和颈椎的病理变化。有人在这方面做了专门的研究，在 158 例肱骨外上髁炎、肱骨内上髁炎中有颈椎病者占 62.03%（98 例／158 例），认为"肩肘部常见的筋伤与颈神经根性病变是普遍存在的，也就是说：肩周炎和肱骨外上髁炎、肱骨内上髁炎是颈椎病常见的兼症。并体会到，凡是在 35 岁以上的患者，除有肩肘部外伤史外，均应考虑并发有颈椎病。

2. 在治疗期间应注意患肢适当休息，无过劳。

第四节　尺骨鹰嘴滑囊炎

尺骨鹰嘴滑囊炎是指肱三头肌腱附着于鹰嘴突处的两个滑液囊，因外伤、劳损而引起充血、水肿、渗出、囊内积液为特征肘。

本病位于肘后，是手太阳经、少阳经循行和分布的范围，手太阳经"循臂骨下廉，出肘内侧两筋之间，上循臑后廉"，手太阳经筋"上循臂内廉，结于肘内锐骨之后，弹之营销手指之上"；手少阳经"上贯肘，循臑外上肩"，手少阳经筋"上循臂，结于肘，上绕臑外廉"。所以本病的病位在手少阳经与手太阳经。

本病属中医的"肘部伤筋"、"筋痹"的范畴。

【诊断要点】

1. 肘后外伤史或劳损史。

2. 肘关节后方可触及囊样肿物，边界清楚，质软，有移动感、波动感，直径多在 2～4cm 之间，并有轻度压痛。

3. 穿刺可抽出无色透明的黏液或血性液体。

【病因病机】

尺骨鹰嘴为肱三头肌附着处，其周围有两个滑囊，一个位于肱三头肌腱与肘后韧带及鹰嘴之间，一个位于肱三头肌腱鹰嘴附着部与皮肤之间，起润滑及防止摩擦作用。当受到各种急慢性损伤均可引起充血、水肿和渗出，囊内积液是主要特点。

1. 外伤血脉，瘀血阻滞　尺骨鹰嘴滑囊的急性损伤，多为肘尖部受撞击而发生经脉损伤，血溢脉外，滑膜囊出现充血、肿胀、疼痛、渗出液增多，滑囊内多为血性液体。

2. 劳伤气血,痰瘀闭阻　多因肘部长期摩擦或碰撞,耗伤气血,瘀血停滞;或因急性创伤未彻底痊愈,瘀血滞留,而引起两个滑液囊渗液等变化,瘀血与痰浊互结,导致肿胀、疼痛。

【辨证治疗】

1. 气滞血瘀证

主症:肘部外伤,血溢脉外,导致肘关节外后方及尺骨鹰嘴上方出现囊性肿物,质软,边界清楚,有波动感,肘关节被动活动疼痛。脉弦数,舌质偏红,舌苔薄白。

治则:活血化瘀,通经止痛。

处方:阿是穴、天井、小海、三阳络、后溪、少泽、关冲。

操作法:阿是穴用刺络拔罐法,少泽、关冲用三棱针或较粗的毫针点刺出血,天井、小海、三阳络及后溪用捻转补泻法。

方义:肘部外伤,血溢脉外,形成囊肿,遵照《素问·阴阳应象大论》"血实宜决之"的治疗原则,故取阿是穴刺络拔罐,取手太阳、少阳经的井穴点刺出血,清除瘀血消除囊肿。选天井、小海属于局部取穴,除瘀消肿。三阳络为手三阳经络脉交会沟通之处,可通达手三阳经,活血消肿。配后溪助以上诸穴通经消肿。

2. 痰瘀互结

主症:病程较久,肘关节外后方及尺骨鹰嘴上方有肿胀,质稍硬,无波动,肘关节屈伸运动障碍及疼痛。脉弦细,舌质淡,苔薄白。

治则:益气活血,化痰通络。

处方:臑会、天井、阿是穴、支沟、后溪、中渚、足三里。

操作法:针阿是穴用扬刺法,起针时用拇指按压肿大的囊肿,使痰及瘀血疏散,之后加用艾条灸法。足三里针刺补法,其他穴位用针刺平补平泻法。

方义:阿是穴属于局部取穴,采用扬刺法、灸法和局部按压法,可加快局部瘀血、痰浊的消散。肘后囊肿是痰瘀互结滞留肘后所致,臑俞、天井具有行气活血、祛痰化浊的功效,善治瘿瘤瘰疬,《医宗金鉴》天井"主治瘰疬、隐疹。"《外台秘要》臑会"主项瘿、气瘤、臂痛。"瘰疬、瘿瘤皆因于痰浊气滞,所以天井、臑会是治疗肘后滑囊肿的重要穴位。支沟行气化痰,后溪、中渚散风化浊、通经化浊,足三里调理后天,补益气血,清化痰浊。诸穴配合,可达益气活血,化痰通络的作用。

第五节　旋前圆肌综合征

旋前圆肌综合征是指正中神经和骨间掌侧前神经在前臂近侧受压后,产生的该神经所支配的肌肉运动功能障碍为主的综合征。

旋前圆肌位于前臂的肘下浅层,在起始部有两个头,一个是浅层的肱骨头,起于肱骨内上髁;一个是深层的尺头,起于尺骨冠突内侧,汇合后止于桡骨中部外侧面。正中神经在经过肘窝时,首先通过肱二头肌腱膜的深面,接着经旋前圆肌的肱骨头(浅头)和尺骨头(深头)之间,再穿过指浅屈肌腱弓,最后在指浅屈肌和指深屈肌之间下行。研究证明,正中神经在即将穿过旋前圆肌两头之间至指浅屈肌至指浅屈肌起始处深面这一段,前面有旋前圆肌纤维桥,指浅屈肌联合腱弓或纤维弓,后面有旋前圆肌尺骨头前面增厚的筋膜,外侧有旋前圆肌肱骨头和尺骨头汇合处的筋膜。正中神经实际上是在一个腱性"隧道"内通过。在生理情况下,当肘关节屈曲时,此"隧道"有利于正中神经的适当移动。然而,任何一种能够使"隧道"变窄的因素都易导致正中神经受压。

本病多见于慢性损伤,慢性损伤是指工作中长期用力屈肘及前臂经常用力旋前的操作,使得前臂屈肌及旋前圆肌造成慢性损伤。屈肌损伤,可使筋膜腔压力增高,刺激正中神经诱发本病;旋前圆肌粘连变性,亦会刺激或压迫正中神经而发生本病。也可见于急性损伤,急性损伤多为前臂的前侧面直接受到外力的损伤,如跌倒时,手掌撑地而前臂处于旋前位。

【诊断要点】

1. 前臂肌肉酸痛、麻木、不适、沉重和易疲劳感。

2. 前臂反复做旋前或旋后运动并握拳时疼痛加重,如长期锤击、擦碟子、用勺子舀食物等。拇、示指远侧指间关节屈曲力量减弱。

3. 压痛点:旋前圆肌近侧两侧头之间有明显的压痛(大约在前臂肘窝下 2 ~ 4 指处),并有条索感。

4. Tinel 征阳性(即叩击正中神经的分布而在其远端出现麻刺感,又称蚁走感征)。

5. 肌电图检查:示神经传导阻滞,伴有相关肌纤维震颤。

【病因病机】

1. 劳伤筋肉,气血瘀滞　长期操劳,前臂及旋前圆肌反复屈伸旋转,产生积累性劳损,耗伤气血,筋肉失养而挛急,久而久之而成筋结,气血瘀滞,经脉闭阻,发为疼痛、麻木、乏力等症。

2. 跌打损伤,瘀血阻滞　外力损伤经脉,血溢经外,导致前臂瘀血阻滞,发为本病。根据旋前圆肌综合征的症状和病变部位应归属于手厥阴经,《灵枢·经脉》:"心主手厥阴心包之脉……行太阴少阴之间,入肘中,下臂行两筋之间,入掌中,循中指出其端。其支者,循小指次指出其端。"有云:"是动则病……臂肘挛急。"所以说旋前圆肌综合征的病变部位主要在手厥阴经。

【辨证治疗】

1. 筋骨失养,气血瘀滞

主症:前臂酸痛、麻木,伴有疲劳感或沉重感,前臂反复作旋前或旋后运动并握拳时症状加重,桡侧3个半手指感觉异常。舌质淡,脉沉细。

治则:调血养筋,疏通经络。

处方:曲泽、尺泽、阿是穴、内关、列缺、三阴交。

操作法:在前臂肘窝下2~4手指处寻找压痛点确定阿是穴,然后对阿是穴用扬刺法,行捻转泻法。曲泽、尺泽、内关直刺平补平泻法,使针感达到手指。列缺用0.25mm×25mm的(1寸)毫针沿经向上斜刺,使针感上达肘部。三阴交直刺补法。

方义:旋前圆肌综合征是指正中神经和骨间掌侧前神经在前臂近侧受压后,产生的该神经支配的肌肉运动功能障碍为主的综合征。卡压神经的点就是阿是穴,也是瘀血阻滞的筋结点,按之疼痛并有条索感,在此点行扬刺法,可消散瘀血,疏通经络,解除筋结,是治疗本病的主穴。曲泽、内关属于心包经,心主血和血脉,尺泽、列缺属于肺经,肺主气,四穴相配可调理气血濡养筋肉,缓解挛缩,正如《肘后歌》云"尺泽能舒筋骨疼痛";且尺泽、曲泽位于旋前圆肌处,刺之又可缓解肌肉的痉挛而止痛。三阴交补益后天,以益气血生化之源。

2. 跌打损伤,瘀血阻滞

主症:因跌打损伤,前臂疼痛急性发作,肿胀,旋前圆肌近侧部有明显的压痛,手掌麻木刺痛。舌质黯红,脉弦。

治则:活血祛瘀,通络止痛。

处方:尺泽、曲泽、阿是穴、孔最、郄门、少商、商阳、中冲。

操作法:在尺泽、曲泽处寻找暴怒的静脉,用三棱针点刺出血,出血量掌握在出血的颜色由黯红转为鲜红为止。少商、商阳、中冲用三棱针或较粗的毫针点刺出血,每穴出血3~5滴。阿是穴、孔最、郄门用0.30mm×40mm(1.5寸)的毫针直刺泻法。

方义:本症是由于外伤经脉瘀血阻滞手厥阴、太阴经脉所致,所以治取曲泽、尺泽、少商、中冲及商阳点刺出血,祛瘀血通经络以消肿止痛。据报道,在尺泽等穴刺络放血治疗关节痛有明显效果,1次痊愈率达52%,每次出血约2~5ml。另外,尺泽、曲泽位于旋前圆肌的起始部,孔最位于旋前圆肌的终止部,三个穴位对于缓解旋前圆肌的痉挛、肿痛有重要作用。孔最是手太阴经的郄穴,郄门是手厥阴经的郄穴,郄穴功于活血止痛,尤其对于瘀血阻滞经脉的急性疼痛有很好的效果。

【验案举例】

王某,女,42岁,主诉右手指麻木无力1月余。无明显诱因,右手拇示中指麻木,拇示指乏力伴活动不利,不能握笔,颈肩部及上臂无明显疼痛麻木。查体:患侧前臂肘窝下1寸处有明显压痛,拇指对掌功能受限,Pinch-grip征(+)。右手肤温较左手低,肤色较苍白,大鱼际轻度萎缩,屈腕征(-)。肌电图提示有神经传导速度减慢。拇长屈肌,示指和中指的指深屈肌及旋前方肌有肌纤维震颤。颈椎正侧位片示颈椎生理弧度稍直,余(－)。治疗取穴:阿是穴、内关、鱼际。操作法:在阿是穴消毒后,用 0.35mm×40mm 的针灸针对准压痛点直刺,行提插捻转强刺激,然后用同型号针灸针在阿是穴周围 1cm 以 45°角向中心傍刺 4 针,针尖朝向痛点,行提插捻转强刺激。内关穴在常规消毒后,用 0.35mm×40mm 的针灸针快速进针后行平补平泻手法至手指出现麻感,鱼际穴常规消毒后用 0.25mm×25mm 针灸针快速进针后留针。然后在阿是穴及其远端傍刺 1 针接华佗牌 SDZ-Ⅱ型电子针灸仪正负极,选用连续波,频率旋钮 2 挡,强度以患者能耐受为度。治疗时间为 30min。然后对阿是穴行手法弹拨,垂直于旋前圆肌,1～2 分钟,2 天治疗 1 次,5 次为 1 疗程。经上述治疗 1 个疗程后前臂压痛及手指麻木明显减轻,拇示中指乏力,但能握笔。2 个疗程后前臂压痛及手指麻感消失,能握笔。但书写稍感不利。3 个疗程后手指感觉及运动功能恢复正常,大鱼际饱满。

【经验与体会】

1. 颈项部常有压痛点和阳性条索　旋前圆肌综合征患者在颈项部 C_6～T_1 之间可触及压痛点或阳性条索。针刺这个部位的夹脊穴能较快的获得效果,针刺的深度为 20～30mm(0.8～1.1 寸),针尖朝向脊柱,捻转手法,并使针感向患肢传导,不留针,术后如再拔火罐效果更好。

旋前圆肌综合征为什么会在颈项部出现反应点,作者认为与经络的联系及分布有关。旋前圆肌综合征的病变部位主要在手厥阴经,而手厥阴经与手少阳经相表里,手厥阴的支脉在无名指与手少阳经相联系,手厥阴经别“出耳后,合少阳完骨之下”,手少阳经交会督脉与大椎。督脉总督诸阳,阳经发生病理变化可反映到督脉,督脉发生病理变化,也可影响到与其联系的经脉。这就是说督脉及其颈项部的病理变化可影响到手少阳经、厥阴经;相反,手厥阴经、少阳经的病理变化也可影响到督脉及颈项部。

2. 颈夹脊穴配合曲泽、阿是穴　本病是由旋前圆肌卡压正中神经引起,阿是穴是卡压神经的筋结点,针刺阿是穴对于解除筋结缓解神经的压迫有重要作用。曲泽位于旋前圆肌的起始部,布有正中神经干,而正中神经在前臂的分布和手厥阴经的分布基本一致。心主血,所以曲泽穴有调节血脉濡养筋骨、肌肉以及正中神经的作用,可以治疗因正中神经病变引起的疼痛、麻木等。正中神经源于脊神经 C_6～T_1,曹庆淑的研究说明针刺曲泽穴其神经分布在脊髓为 C_6～T_1 段所以针刺夹脊穴可以加强曲泽穴对气血的调节作用,进一步帮助正中神经功能的恢复。

第六节　旋后肌综合征

旋后肌综合征又称桡管综合征,是桡神经深支在旋后肌腱弓附近被挤压,使前臂伸肌的功能障碍,以肘痛为主症的一种综合征。

旋后肌起于肱骨外上髁和尺骨上端后方桡侧,分为深浅两层,肌束向外下,止于桡骨中部外侧面。其功能是使前臂旋后。桡神经至肱骨外上髁分为深支和浅支,深支穿桡管、旋后肌腱弓,进入旋后肌两层之间,从旋后肌下缘穿出,改名为骨间后神经。其中桡管、旋后肌腱弓、旋后肌下缘为狭窄部位,易引起桡神经深支卡压,出现前臂伸肌功能障碍为主要表现的综合征。主要支配前臂伸肌群的运动。

旋后肌是前臂的旋转肌,前臂旋后力大于旋前,因此,生活工作中,手工业工人、操盘手、某些运动员等,过度使用伸肌,导致旋后肌慢性损伤,充血、肿胀、粘连,使神经通过的间隙狭窄,桡神经受压而发生功能障碍。

【诊断要点】

1. 本症主要表现为掌指关节不能完全伸直,拇指外展无力,伸腕时偏向桡侧等运动障碍,没有感觉障碍。

2. 肘部外侧及前臂近端伸肌群疼痛和放射痛,前臂旋转活动可使疼痛加重,休息时疼痛加重,夜间常痛醒。

3. 检查

(1)拇指外展、伸直障碍,指掌关节不能主动伸直。

(2)伸指试验阳性,检查时令肘腕指关节伸直,抗阻力伸直掌指关节,若肘部疼痛加剧为阳性(桡侧腕短伸肌起点内侧缘疼痛)。

(3)疼痛点及压痛点,在肱骨外上髁远端 5～10cm 处长可触及压痛点及痛性结节,前臂旋后时明显。

(4)旋后肌加重试验:病人患侧肘关节屈曲 90°,检查者一手拇指用力压在桡骨小头颈部的前内侧(相当于骨间背神经如旋后肌腱弓处),另一手把持患肘的上臂,使患者快速最大限度地旋转前臂 15～20 次。如自觉伸指力更弱,且伸直角度比试验前减少为阳性。

【病因病机】

本病的主要症状是肘外侧疼痛、拇指外展及掌指关节伸直障碍,所以本病的病变部位主要在手阳明经、太阴经、三焦经。本病的主要症状在劳累后加重、休息后缓解,夜间加重,其病机主要为劳伤气血、瘀血阻滞及寒邪闭阻。

1. 气血瘀滞　肘部骨折、脱位损伤经脉,血溢脉外形成血肿,阻滞脉道;或局部有囊性肿物(如腱鞘囊肿、脂肪瘤、纤维瘤等)压迫脉道,气血不通,筋肉失养,引起前臂乏力、疼痛等。

2. 劳伤气血 手工业工人、键盘操作者以及某些运动员前臂长期用力旋前旋后,耗损气血,劳伤筋肉,气血不足于荣养筋肉而挛急,形成筋结,压迫经脉,气血不通,发为前臂无力和疼痛。

3. 风寒阻滞 前臂长期过度旋转,耗伤气血,卫外不固,风寒湿邪侵袭经脉,气血闭阻引起前臂疼痛和乏力。

【辨证与治疗】

1. 气血瘀滞

主症:急性损伤后,肘外侧及前臂近端伸肌群处疼痛,局部肿胀,活动后疼痛加重,脉弦滑或弦细,舌苔薄白。

治则:活血除瘀,消肿止痛。

处方:曲池、阿是穴、手三里、温溜、外关、合谷、商阳、列缺。

操作法:阿是穴用刺络拔火罐法,商阳用三棱针点刺出血。曲池用 0.30mm × 40mm(1.5 寸)长的毫针向肱骨外上髁下方斜刺 25mm(1.0 寸)左右,捻转泻法。手三里直刺 12~20mm(0.5~0.8 寸),捻转泻法。温溜、列缺用 0.25mm×25mm(1.0 寸)的毫针,沿经向上斜刺 12mm(0.5 寸)左右,捻转泻法。外关、合谷直刺捻转泻法。

方义:本病的病变部位主要在手阳明经,所以治疗时以阳明经穴为主,本证的病机是瘀血阻滞的实证,《灵枢·九针十二原》曰:"满则泄之,菀陈则除之,邪胜则虚之。"所以用针刺泻法以祛邪通经止痛,刺阿是穴、少商出血以活血祛瘀通络止痛。曲池、手三里属于局部取穴,功在消散瘀血。温溜是手阳明经的郄穴,是气血深聚的部位,可加强瘀血的消散,功善止痛。

2. 筋脉失养

主症:肘部外侧疼痛,并可触及阳性结节,前臂旋转后疼痛加重,掌指关节不能伸直,拇指外展、伸直无力,舌质淡,脉沉细。

治则:益气养血,濡养筋肉。

处方:曲池、阿是穴、手三里、下廉、列缺、外关、合谷、足三里。

操作法:曲池用 0.30mm×40mm(1.5 寸)的毫针,向肱骨外上髁斜刺 20mm(1.0 寸)左右,手三里、阿是穴均采用龙虎交战手法。刺下廉、列缺、外关平补平泻法。合谷、足三里针刺补法。

方义:本证的病机是气血不足筋脉失养形成筋结,故取病变部位的穴位补泻兼施补益气血解除筋结。下廉、列缺、外关疏通手阳明、太阴、少阳经脉,调理气血濡养筋脉。针补合谷、足三里益气生血,加强对筋脉的濡养。诸穴配合共达舒筋解结,益气养血濡养筋脉的作用。

3. 风寒阻滞

主症:肘部外侧疼痛,并可触及阳性结节,疼痛并向肩、腕部放散,前臂旋转后疼痛加重,喜热恶寒,遇冷疼痛加重,掌指关节不能伸直,拇指不能外展。舌质淡,脉细紧。

治则:温散风寒,益气养血。

处方:天柱、曲池、手三里、阿是穴、列缺、合谷、外关、足三里。

操作法:天柱直刺泻法,并使针感沿经传导,术后加用灸法。其他穴位的针刺法同筋脉失养证,不同的是在手三里、阿是穴施以艾条灸,每穴艾灸3分钟。

方义:本证是由于劳伤气血,卫外不固,风寒邪气乘虚入侵经脉,气血闭阻所致,治疗时分为两个方面,一是祛风散寒,取天柱、列缺、外关,散风祛邪通络,在病变的部位即风寒邪气与气血互结的部位取阿是穴、手三里施以龙虎交战手法,并重用灸法,温散风寒,通经止痛;二是取合谷、足三里,针刺补法,益气养血,濡养筋脉,缓解筋肉的挛急以止痛。

【验案举例】

杜某某,女,48岁,2008年3月28日就诊。

主诉:右肘关节疼痛6个多月,近1个月来加重。

病史:患者原为护士,后因工作需要改做推拿,工作半年之后,开始出现右肘部疼痛,尚能坚持工作,疼痛时热敷后好转。近1个月来病情加重,肘部外侧疼痛,前臂及腕部无力,在推拿做滚法后诸症加重。

检查:颈项部肌肉僵硬,$C_{4\sim5}$右侧压痛,肱骨外上髁内侧压痛,手三里处压痛及结节,掌指关节不能完全伸直,拇指外展困难,腕关节背伸时偏向桡侧。舌质胖大,脉沉细。

诊断:旋后肌综合征(劳伤气血筋骨失养,筋脉挛急)。

治疗:取穴:天柱、曲池、手三里、下廉、列缺、外关、合谷、足三里。刺灸法:天柱针刺泻法,曲池用0.30mm×40mm的毫针向肱骨外上髁内侧压痛点斜刺,手三里直刺20mm左右,二穴均用龙虎交战手法,术后加艾条灸。下廉、列缺沿经向上斜刺,外关直刺,合谷、足三里针刺补法。留针30分钟,每周治疗2次。

经用上法治疗5次后疼痛消失,掌指关节伸直角度增大,治疗12次后,诸症消失,病告痊愈。

【经验与体会】

1. 旋后肌综合征在临床上容易误诊为肱骨外上髁炎　因为两者的病证均表现在肘部外侧,均病及手阳明经。但两者病变的具体部位不同,前者的病变部位在肱骨外上髁的下方或桡骨头颈区,后者的病变部位在肱骨外上髁。前者病及除了手阳明经外,尚波及手太阴经、手少阳经等经脉。由于两者的具体病变部位不同,治疗方法也不同,前者是以手三里为主穴,后者是以肱骨外上髁压痛点为主穴。

2. 手三里是治疗本病的主穴　手三里位于病变的进阶部位,属于手阳明经,阳明经多气多血,有强有力的疏通经络调理气血的作用,可疏解局部筋结;配足阳明经足三里,上下配伍,可调节全身经络气血;手阳明经属于大肠,足阳明经属于胃,手足三里相配,可调理胃肠补益脾胃,以益气血生化之源,濡养筋脉。

手三里位于本病的病变部位,即手三里位于桡神经穿过的旋后肌腱弓、旋后肌下缘的狭窄部位,正是桡神经深支受卡压的部位。另外,桡侧返动静脉在桡神经深支处交叉,当桡侧返动静脉在外伤、炎症等作用下,发生水肿、增粗,可压迫桡神经深支引起旋后肌综合征。针刺手三里可直接刺激桡神经深支和桡侧返动静脉致密的结缔组织。针刺手三里通过调节气血疏通经络的作用,可以祛瘀、消肿,解除旋后肌的痉挛,故可治疗旋后肌综合征。

第七节　肘部骨化性肌炎

临床上骨组织以外如肌腱、韧带腱膜、及骨骼肌发生的骨化称异位骨化,把继发于创伤或并发于手术的异位骨化,叫创伤性骨性肌炎,或局限性骨化肌炎。严重的异位骨化可限制关节活动,甚至造成关节强直,使关节丧失活动功能。

关节或关节附近骨折、脱位,固定不良,或反复粗暴的整复手法,或过早地进行被动的强力活动,或手术创伤,导致局部出血、渗出及炎性细胞侵润,在各类活性细胞和骨生长因子的共同参与下,通过软骨内化骨或骨膜内化骨的诱导,血肿逐渐转变为骨组织,影响肌肉收缩功能,导致关节僵硬、畸形。

本病属于中医跌打损伤或痹证范畴,外伤导致瘀血停滞,血气凝结,瘀血蕴结肌肉组织,日久成为包块硬结,痹阻经脉,筋骨失养发为本病。

本病多见于肘关节及青少年。

【诊断要点】

1. 有明显的外伤或手术史。

2. 肘关节肿胀疼痛,关节僵硬、挛缩、畸形和功能障碍。

3. 检查

(1)X线片,软组织内有不规则的骨化影,最初呈云雾状环形钙化或棉絮样模糊阴影,以后病灶逐渐呈典型的三带分布,即中心为出血区,中间带为萎缩肌纤维区,外层为骨化层,与邻近组织有一透亮分界线。

(2)CT检查:病灶主要特点是呈纤维状、斑块状和团块状钙化,离心分布,边缘为高密度钙化组织,中心为低密度区。

(3)MRI检查:可见病灶呈环形低信号带。

(4)核素锝扫描:在病后1周检查可发现病变软组织凝聚明显增高。本检查具有早期诊断价值。

【病因病机】

本病是进展性疾病,开始于外伤,病成于瘀血,加重于瘀血成块,终于包块硬结,导致关节功能障碍和肌肉萎缩。

1. 外伤脉络,血溢脉外,瘀血阻滞,气血不通,不通则痛。

2. 瘀血阻滞经脉,气血瘀阻,郁而化热,消灼阴血,瘀血凝聚成块,闭阻经脉,关节肌肉肿痛,活动受限。

3. 瘀血肿块日久不散,与筋骨融合凝结,质地僵硬,经气不通,筋骨、肌肉失于气血濡养,筋骨失养而挛缩,则关节活动艰难;肌肉失于濡养则萎缩,进一步使病情加重。

【辨证治疗】

1. 外伤瘀血停滞(早期)

主症:受伤后大约1个月,局部软组织肿胀疼痛,疼痛拒按,弥漫性肿胀,局部有瘀斑,肘关节活动受限。脉弦数,舌质黯,苔薄黄。

治则:活血化瘀,消肿止痛。

处方:曲池、曲泽、阿是穴、郄门、四渎、外关、合谷、井穴。

操作法:曲池、郄门、四渎、外关、合谷针刺捻转泻法。曲泽用三棱针点刺出血,出血量较多,出血颜色由黯红转为鲜红为止。阿是穴选择较粗的毫针在病变部位散刺属针,约5~7mm(0.2~0.3寸)深,术后拔火罐,并使其出血。针井穴用三棱针点刺,每穴出血3~5滴。

方义:本证是由于外伤经脉,血溢脉外,弥散络脉之中,阻碍经脉气血的通行,而见局部肿痛。《素问·应象大论》曰:"血实者决之。"《素问·针解》又说:"菀陈则除之者,出恶血也。"即对于瘀血阻滞的实证,治当除恶血以祛瘀通络,故取瘀血集中的阿是穴,刺血拔罐,出瘀血散瘀结;曲泽是心包经穴,心主血脉,刺之出血可祛瘀通脉;井穴是指手三阳经和手三阴经的井穴,临床可根据瘀血的部位选择适当的井穴点刺出血,可祛除弥散于络脉中的瘀血。郄门是心包经的郄穴,功在止血、活血、止痛,有消除肿痛和疏通经络的作用。曲池、合谷属于阳明经,多气多血,可活血通经消肿止痛。四渎、外关属于三焦经,三焦主气,刺之可行气消肿止痛。

2. 瘀血凝聚成块(中期)

主症:瘀血形成肿块,并逐渐增大,局部皮温升高、发热、压痛,肌肉僵硬,关节疼痛不明显,关节功能活动障碍。舌红,脉数。

治则:化瘀通络,消散肿块。

处方:大椎、曲池、尺泽、曲泽、阿是穴、郄门、四渎、少海、内关、合谷。

操作法:曲泽、尺泽用三棱针点刺出血,用手压迫穴位的上方,待经脉充分暴露并消毒后,用三棱针刺之,使血缓缓流出,直至血色由黯变红为止。阿是穴用扬刺法,即在阿是穴的中心刺1针,在周边斜刺4针,针尖到达阿是穴的中心。其他穴位均直刺泻法。

方义:本证的病机是由于瘀血郁久化热,故取大椎、曲池通经清热,取曲泽、尺泽放血,既可祛除恶血,又可清热。合谷、四渎行气通经,散瘀通络。郄门、内关、少海分别属于心包经和心经,心主血脉,对三穴针刺泻法,有行瘀通脉的作用。另外,曲池、尺泽、曲泽、少海均属于五输穴中的合穴,是经络气血汇合之处,经气隆盛,有较强的疏通经络气血的作用,有利于瘀血的消散。

3. 瘀血与筋骨凝结(后期)

主症:关节强直,肌肉僵硬、萎缩。舌质淡红,脉弦细。

治则:益气养血,濡养筋骨。

处方:大杼、心俞、膈俞、曲池、手三里、尺泽、曲泽、少海、泽前、阿是穴、神门、大陵、太渊、足三里、阳陵泉。

操作法:大杼、心俞、膈俞补法,用25mm(1寸)长的毫针斜刺8~12mm(0.3~0.5寸)。曲池、手三里、尺泽、尺前、曲泽、少海直刺平补平泻。神门、大陵、太渊、足三里、阳陵泉直刺补法。阿是穴用扬刺法。

方义:本证的特点是瘀血日久耗伤气血,筋骨失养,取心的背俞穴心俞、心的原穴神门、心包的原穴大陵、血的会穴膈俞补血柔筋。取肺的原穴太渊、胃经的合穴足三里益气养筋。曲池、手三里、尺泽、曲泽、少海、尺前平补平泻疏通经气濡养筋骨和疏散郁结。阿是穴扬刺法祛瘀软坚散结。尺前位于尺泽前2寸,在尺泽与太渊的连线上,是在一位经络敏感人身上发现的,早期用于呼吸和心脑血管病变的治疗,有良好的疏通气血、活血通脉的作用,有利于软坚散结。

【经验与体会】

1. 本病是一种发展性疾病,应尽早消肿散结,避免血块的形成和凝结,以及关节强直的发生。为了减少或避免后遗症的发生,可适当配合中药内服及外用熏洗。病的早期可内服方用桃红四物加减,以及舒筋活络、软坚散结、通利关节的药物,如威灵仙、土鳖虫、三七、青风藤、海风藤、透骨草、伸筋草等。晚期气血不足筋骨失养可内服方用黄芪桂枝五物汤加减,常用药物为黄芪、桂枝、桑枝、白芍、川芎、羌活、姜黄、桃仁、红花、钩藤、王不留行、土鳖虫、透骨草、伸筋草等。

外用药熏洗,常用药物如当归、川芎、红花、羌活、荆芥、青风藤、海风藤、透骨草、伸筋草、木瓜、海桐皮等,煎水熏洗患处,每日2~3次,每次30分钟。

2. 在外伤的初期切勿进行粗暴、反复强有力的牵拉手法,或过早地进行被动或主动地强力活动,如此可造成再损伤,增加局部的出血和渗出,加速血块的形成、凝结及骨化。

推拿按摩手法具有舒筋活络、消肿止痛、松解粘连、滑利关节的功效,对血肿吸收、减少局部组织骨化有积极作用。关键是手法运用又要适当,根据不同的病理阶段施以不同的推拿手法。在病变的初、中期,在前臂的屈伸肌群施以抚、摸、推、揉的手法,动作宜轻宜柔。术后做肘关节主动的无痛的屈伸活动。在病变的晚期在前臂的屈伸肌群施以推、拿、捻、揉以及弹拨法,手法由轻到重,轻重适度,刚柔相济,循序渐进,不可急于求成。术后肘关节做主动及被动的屈伸活动。

第八节　前臂缺血性肌痉挛

前臂缺血性肌挛缩主要是由于血液供给不足,引起前臂肌群缺血性变性、坏死,机化后形成瘢痕组织,逐渐形成特有的"爪形手"畸形,又称 Volkmanns 缺血性肌挛缩。它是创伤后发生的严重合并症之一。

引起本病的主要病机是前臂骨筋膜室压力增高导致前臂供血不足。前臂骨筋膜室是由骨、骨间膜、肌腱膜和深筋膜形成的一个相对封闭的骨筋膜间区,室内有肌肉、前臂动静脉和前臂神经。造成前臂骨筋膜室压力增高的原因有很多,但大多数由外伤引起。主要是肘部骨折或关节脱位后,固定不当,包扎过紧,或肘部外伤后出血流入骨筋膜室内形成血肿,或肘部软组织损伤后大量液体渗出形成水肿等原因,造成骨筋膜室容量减少,压力增高,导致前臂肌肉、神经的血供障碍。因掌侧骨筋膜室内屈肌数量较多,肌肉血供要求高,又有尺、桡动静脉通过,因此骨筋膜室内压力增高明显,所以掌侧缺血性肌挛缩较常见,故缺血后发生病变的部位主要在前臂屈肌群,特别是指深屈肌和拇长屈肌。

本病属于中医中"伤筋"、"筋挛"、"筋强"的范畴,主要认为外伤经脉,瘀血阻滞,经络不通,不通则发为肿痛;日久气血不足,筋脉肌肉失于濡养,则筋脉挛缩,屈伸不利。由于本病的病变部位主要在前臂屈肌群,所以本病以手三阴经为主。

【诊断要点】

1. 有外伤史或肘部、前臂受压史;早期可伴有全身症状。

2. 早期出现前臂持续性疼痛伴进行性加重,被动伸直时疼痛加剧。手指发凉、麻木、苍白、无力。手指呈屈曲状,桡动脉搏动明显减弱或消失。

3. 晚期伤肢可出现典型的 Volkmanns 畸形,即爪形手,即腕背伸时手指屈曲,腕下垂时手指伸直。桡动脉搏动消失。

4. 筋膜间室内压测定,压力明显增高。

【病因病机】

1. 肘部损伤或骨折后,使用绷带、石膏、夹板固定,包扎过紧,或肿胀的肘关节过度屈曲,造成骨筋膜室容量减少,压力升高,造成离经之血,瘀积不散,阻滞脉络,气血不通,则为肿为痛,肤色青紫。

2. 因损伤日久,一则耗损气血,二则瘀血不除,妨碍气血的生成,气血亏损,筋肉失于荣养则拘挛。

【辨证治疗】

1. 瘀阻脉络

主症:手部显著肿胀,疼痛剧烈,被动活动时疼痛加重,压痛明显,肢端麻木,发凉苍白,屈伸无力。脉微,舌紫。

治则:活血化瘀,疏通经络。

处方:大椎、曲池、尺泽、曲泽、内关、十二井穴、合谷、阿是穴。

操作法:取患侧尺泽、曲泽、十二井穴用三棱针点刺放血,其余穴位取双侧,针刺泻法。在前臂肘部寻找肿胀的阿是穴,刺络拔罐。

方义:本症是由于损伤脉络,血溢脉外,而成瘀血,闭阻经脉发为肿胀疼痛,取尺泽、曲泽及十二井穴出血,祛除瘀血通经止痛。阿是穴是瘀血停滞的枢纽,刺络拔罐,以加强除瘀血通经络的作用。另外,本病的病变部位主要在前臂的掌侧,所以针灸治疗要以阴经穴位为主。内关是心包经络穴通于三焦经,心主血脉,三焦主气,可调理气血行气通脉,有通经止痛的作用。合谷、曲池同属多气多血的阳明经,有较强的通经止痛、通经消肿的作用。

2. 筋肉失养

主症:筋脉拘挛,前臂及手部肌肉僵硬,腕关节屈曲,指间关节屈曲挛缩,麻木不仁,活动不利,功能障碍,手呈典型的"爪形手"畸形。脉搏难以触及,舌淡少苔。

治则:补气补血,舒筋通络。

处方:尺泽、曲泽、少海、曲池、手三里、八邪、阿是穴、内关、大陵、太渊、神门、足三里、阳陵泉。

操作法:太渊、大陵、神门、足三里、阳陵泉取双侧,针刺补法。阿是穴针刺泻法。其余穴位均用浅刺补法。

方义:清·沈金鳌《杂病源流犀烛》曰:"跌扑闪挫,卒然身受,由外及内,气血俱伤病也。"故对久伤不愈者,治应益气补血。太渊是手太阴经的原穴,又是八会穴中的脉之会穴,正当桡动脉搏动处,神门是心经的原穴,大陵是心包经的原穴,心主血,肺主气,三穴同用可益气养血,益气通脉。曲泽是心包经合穴,少海是心经的合穴,合穴是本经气血会合的部位。心主血和"心主身之血脉",是说心气能推动和调控气血的运行,使脉道通利,输送气血。合穴气血旺盛,能加强对脉道的疏通和气血的输送,经脉通畅气血得以运行,筋肉得到气血的濡养则挛缩可解,故是治疗本病的主穴。阿是穴处是瘀血停滞的部位,针刺泻之可产除恶血,以利经脉的通畅。阳陵泉是筋之会穴,有舒筋解痉的作用。足三里补益脾胃以益气血生化之源。诸穴相配舒筋通脉、补益气血、濡养筋肉,可达疏解挛缩的作用。

【验案举例】

彭某某,女,12 岁,患儿于1976 年5 月14 日上体育课做跳箱落地时摔倒,右手掌地致伤。当即右前臂畸形,疼痛剧烈。经职工医院诊断为右尺桡骨上段骨折,行手法复位,小夹板固定后患儿感到患侧手疼痛剧烈,手部肿胀,手指发凉,皮肤变紫。但医生未调整小夹板的松紧度,仍继续固定。10 天后解除夹板,见前臂广泛性水泡,手指屈曲不能伸直,改用石膏固定,月余后效果不佳,来我院治疗。检查发现:右前臂掌侧及手掌部肌肉僵硬,腕部屈曲,掌指关节过伸,指间关节屈曲挛缩,拇指内收,呈爪形畸形,掌腕关节以下皮肤感觉降低,痛觉减退,皮肤变紫,骨间肌及大小鱼际肌萎缩。治疗选用内服和外用益气养血、舒筋通络经的中草药熏洗,以及在患肢行针灸推拿按摩手法。经治疗半年,指间关节、掌指关节及腕关节功能恢复正常,现已是一名中学教师。

【经验与体会】

1. 前臂缺血性肌挛缩是肘部及前臂损伤后最严重的并发症,一般伤后6 ~ 8小时肌肉因缺血、缺氧开始发生坏死,24 ~ 48 小时肌肉变性已经形成,可见肌挛缩,手部形成爪样畸形,导致手部感觉和运动障碍。因此伤后及时进行合理正确的治疗是降低伤残程度的重要环节。近年以来中医采用针灸、中药内服和熏洗及推拿综合治疗取得良好效果。外洗中药多用活血化瘀类如红花、丹参、桃仁、川芎等,益气养血类如黄芪、当归、白芍、鸡血藤等,舒筋通脉如透骨草、伸筋草、威灵仙、木瓜、羌活、乳香、没药等,煎水熏洗患处,每日1 次,每次30 分钟。推拿按摩可采用抚摩法、按法、揉法、捋捏法、提弹法、拔伸法等,操作手法循序渐进,由小到大,由轻到重不可操之过急。

2. 本病主要表现为肌肉坚硬、手腕和手指挛缩,属于前臂屈肌病,也属于手三阴经病证,治疗时应以手三阴经穴为主。但当手部活动时,手腕背伸则见手指屈曲,手腕下垂则见手指伸直。所以本病也涉及前臂伸肌和手三阳经,故针灸治疗时除了选取手三阴经穴位外,还应适当选取阳经的穴位,如阳池、手三里、合谷、外关、阳池、后溪等。

第九节　桡侧腕伸肌腱周围炎

桡侧腕伸肌腱周围炎是指因腕关节频繁屈伸,致使肌腱劳损,导致桡侧腕伸肌腱周围组织充血、渗出,引起前臂肿胀疼痛的一种无菌性炎症。

前臂桡侧伸肌群主要有桡侧腕长伸肌、桡侧腕短伸肌、拇长展肌和拇短伸肌。在前臂背侧中、下1/3 处拇长展肌和拇短伸肌从桡侧腕长伸肌、桡侧腕短伸肌之上斜行相交,该处没有腱鞘,仅有一层疏松的腱膜覆盖。由于腕伸肌活动频繁又无腱鞘保护,使肌腱间相互摩擦,易造成肌腱周围组织的损伤。

《素问·长刺节论》："病在筋,筋挛节痛,名曰筋痹。"故桡侧腕伸肌腱周围炎应属于筋痹的范畴。又根据本病位和症状应属于手阳明经筋范围,《灵枢·经筋》手阳明之筋"结于腕,上循臂,结于肘外……。"(其所属肌肉主要有:固有伸食指肌、桡侧伸腕长肌、桡侧伸腕短肌、拇长展肌和拇短伸肌等),又《灵枢·经筋》说:"其病当所过者支痛及转筋"。所以本病属于手阳明经筋病。

【诊断要点】

1. 有劳伤史,腕部及前臂有频繁活动史。

2. 前臂背侧下 1/3 处肿胀、疼痛,屈伸腕关节及旋转前臂时疼痛加重。

3. 检查

(1)压痛:前臂下 1/3 的桡背侧有明显的压痛。

(2)捻发音:腕关节或拇指活动时,在前臂下 1/3 处可听到捻发音,或检查者紧握患者前臂的远端,以掌心贴紧前臂的背侧,嘱患者屈伸腕关节或做握拳动作,可以触到捻发音。

【病因病机】

1. 气血瘀滞　前臂及腕关节活动频繁、急剧的屈伸活动,损伤经脉,气血瘀滞,经脉气血运行受阻,发为肿胀疼痛。

2. 外邪阻滞　包装工、木工以及某些运动员等长期做前臂和腕关节活动,耗伤气血,局部卫外不固,风寒湿邪乘虚入侵经脉,经气不通引起前臂疼痛、肿胀。

【辨证与治疗】

1. 气血瘀滞

主症:前臂中下段背桡侧疼痛肿胀急性发作,灼热,压痛,前臂及腕关节活动时疼痛加重。舌红苔薄黄,脉弦数。

治则:活血祛瘀,消肿止痛。

处方:曲池、温溜、偏历、阿是穴、外关、列缺、合谷、商阳。

操作法:曲池、外关、合谷直刺泻法。温溜、偏历沿经向手部斜刺 25mm(1寸)左右,捻转泻法。列缺沿经向上斜刺 12~20mm(0.5~0.8 寸),捻转泻法。刺阿是穴先细心检查确定准确的位置,然后用关刺法,从肌腱的两侧刺在四条肌腱(桡侧腕长伸肌、桡侧腕短伸肌、拇长展肌及拇短伸肌)的交叉点,捻转泻法。刺商阳用三棱针点刺出血。

方义:因本病属于手阳明经筋病,故针灸治疗以阳明经穴为主。本病的病机是劳伤筋脉,瘀血阻滞,故在阿是穴、商阳点刺出血,祛瘀血通经络,消肿止痛。瘀血滞而生热,故取曲池、偏历、外关、合谷用泻法,既可清热,又可行气活血通经止痛。本病属于筋病,故用关刺法,刺在筋结的部位,以解结止痛。但不可在筋结的部位出血,以免伤筋。温溜是手阳明经的郄穴;功善治疗血分病,又有良好的止痛效应,还位于桡侧腕伸肌腱和拇长展肌之间,属于局部取穴范畴。诸穴相配,可达活血祛瘀、疏通经络、止痛消肿的作用。

2. 外邪阻滞

主症:前臂中下段背部桡侧轻度肿胀、疼痛,反复发作,劳累后疼痛加重,休息后好转,得热后痛减。舌苔薄白,脉沉细。

治则:温经祛邪,通经止痛。

处方:曲池、温溜、偏历、阿是穴、合谷、外关、足三里。

操作法:温溜、偏历用 25mm(1 寸)长毫针,沿经斜刺,得气后行龙虎交战手法。阿是穴用关刺法,并艾条灸法。合谷、外关直刺泻法。曲池、足三里取双侧,直刺捻转补法。

方义:曲池、足三里属于阳明经,气血隆盛,针刺补之,调补气血,养筋通脉,扶正祛邪。温溜、偏历位于病变部位,用龙虎交战手法,补泻兼施,通调经脉,行气和血,通经止痛而不伤正。阿是穴用关刺法乃治筋病的方法,阿是穴的部位又是风寒邪气凝聚之处,针后加灸以温经散寒祛邪,通经止痛。合谷是手阳明经的原穴,外关通于阳维脉,阳维脉主表,二穴相配可祛风散寒通经止痛。

【经验与体会】

1. 本病治疗时对阿是穴的刺法属于关刺法,《灵枢·官针》:"关刺者,直刺左右尽筋上,以治筋痹也,慎无出血,此肝之应也。"因本病属于筋病,所以用关刺法,将针刺在肌腱的交叉处,行平补平泻法,但不可出血,或强烈刺激,否则容易伤筋加重疼痛。

2. 本病的急性期属于瘀血阻滞经脉,治以祛瘀血通经脉,但本病又属于筋病,《素问·刺要论》说"刺脉无伤筋",所以不可在肌腱的部位出血,但可采用络刺法或赞刺法。"络刺者,刺小络之血脉也。""赞刺者,直入直出,数发针而浅之出血……"即在病变部位怒张的小血管上点刺出血,或沿经脉散刺、浅刺出血。这样既可祛瘀通脉消肿止痛,又不伤筋。

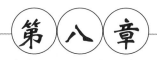

腕、手部筋骨疼痛

腕部为前臂与手的连接结构,包括 8 块腕骨以及与其形成关节的桡、尺骨下端和 5 个掌骨的近端,以及固定关节及掌握关节运动的肌肉、肌腱。腕关节的活动非常灵活,可做背屈、掌屈、内收、外展和旋转等运动,是人体生活、工作中应用最多的关节,所以很容易造成损伤和劳损。

腕关节的解剖生理特点:

腕部关节从功能上看,腕关节包括:

桡尺远侧关节:主要功能为旋前、旋后运动。一般情况下,尺骨不动,而是桡骨的尺骨切迹围绕尺骨小头制弧形旋转。

桡腕关节:桡腕关节由椭圆形窝与球两部分组成,前者包括桡骨下端的关节面及关节盘之远侧面;后者包括舟骨、月骨及三角骨,借关节囊和侧副韧带连接而成。桡腕关节可做屈伸展收和环转运动。

腕骨间关节:位于近侧列腕骨与远侧列腕骨之间,各骨又借韧带连接成为一个整体。腕间关节只能做轻微的滑动和移动,一般和桡腕关节联合运动。

腕掌关节:由远侧列腕骨与 5 个掌骨底构成。

腕关节的肌肉与韧带:

腕部掌侧主要有桡侧屈腕肌、掌长肌、尺侧屈腕肌、指浅屈肌、指深屈肌的肌腱通过;背侧主要有桡侧伸腕长、短肌及指总伸肌的肌腱通过。

尺侧有尺侧屈腕肌、尺侧伸腕肌的肌腱通过。桡侧有拇长展肌、拇短伸肌以及桡侧屈腕肌的肌腱通过。

腕关节周围的韧带主要有:桡腕掌侧韧带、桡腕背侧韧带、腕桡侧副韧带、腕尺侧副韧带。

腕关节的神经:主要分布有桡神经、尺神经和正中神经。

腕关节的经络分布:腕关节的背侧有手三阳经,掌侧有手三阴经,而且手三阳经筋和手三阴经筋均结于腕关节。所以腕关节常常会发生伤筋的病证。

腕管

腕管为腕骨和腕横韧带构成,此韧带横架于大多角骨和钩骨之间。管的背侧为腕骨,掌侧为腕横韧带,屈指深浅肌腱和正中神经经过腕管。其间隙狭窄,易产生腕骨综合征。

腕关节的检查：

1. 形态检查　对比检查两侧腕关节及手有无畸形、肿胀和动作异常。腕部畸形：如桡骨远端骨折,常出现银叉样畸形；尺桡远端关节脱位,尺骨茎突向背侧或尺侧突出；腕下垂,见于桡神经损伤；猿形掌常见于正中神经损伤；爪形手常见于尺神经损伤。腕部肿胀如：鼻烟窝肿胀,常见于舟状骨骨折；两侧腕部及近侧指间关节呈梭形肿胀,多见于类风湿关节炎；沿肌腱的肿胀,多见于腱鞘炎或肌腱周围炎。异常动作,如手指震颤,多见于震颤性麻痹、甲状腺功能亢进、慢性酒精中毒及精神紧张等。

2. 功能检查　腕关节正常活动范围为：掌屈 50°～60°,背伸 30°～60° 内收 30°～40°。两腕关节的活动范围是否正常可用对比法检查,先将两手指及手掌相贴,两腕充分背伸,对比其角度；然后再使两手手背相贴,两腕部充分掌屈,对比其角度。如果一侧运动受限既可明显测出。

3. 疼痛检查　腕部和手部软组织较少,检查压痛点对确定病灶部位有重要意义。常见的压痛点有：

(1)"鼻烟窝"压痛多见于腕舟骨骨折；

(2)桡骨茎突处压痛多见于狭窄性腱鞘炎；

(3)尺骨茎突处压痛多见于尺侧腕伸腱鞘炎或尺骨茎突骨折；

(4)掌指关节掌侧面压痛多见于指屈肌腱狭窄性腱鞘炎；

(5)掌横纹正中压痛多见于腕管综合征；

(6)在距掌横纹 2～3cm 的小鱼际处压痛,多见于尺侧滑液囊炎。

4. 特殊检查

(1)握拳试验：拇指内收,被其他四手指握紧,成握拳状,主动或被动向尺侧位屈腕,引起桡骨茎突处疼痛为阳性。见于桡骨茎突狭窄性腱鞘炎。

(2)腕关节尺侧挤压试验：腕关节呈中立位,被动或主动向尺侧为挤压,关节尺侧出现疼痛为阳性。多见于三角软骨损伤、尺骨茎突骨折。

(3)卡纳夫氏征：手部滑液囊常见于尺侧,压痛点位于小鱼际处,距掌横纹大约 2～3cm。

第一节　腕部扭挫伤

腕部的结构复杂,活动范围大,可做屈、伸、内收、外展和环转运动,且活动频繁,常因各种运动不慎或用力不当,而造成腕部的扭挫伤,从而手腕部疼痛、肿胀和功能障碍等。

【诊断要点】

1. 腕关节扭挫伤　主要表现为疼痛、肿胀和功能活动障碍。

2. 受伤轻者腕部仅有酸痛乏力和功能活动受限。

3. 检查　由于受外力不同,损伤的肌腱不同,经筋不同,在临床上表现不同,压痛点不同,针灸治疗也不同。

(1)压痛点位于阳溪穴处:屈伸拇指时疼痛加重,属于拇长展肌、拇短伸肌损伤。

(2)压痛点位于太渊穴处:主动偏桡侧屈腕时或被动偏尺侧伸腕时疼痛加剧,属于桡侧腕屈肌损伤。

(3)压痛点位于神门穴处:主动偏尺侧掌屈或部被动偏桡侧背伸时疼痛加剧,属于尺侧腕屈肌损伤。

(4)压痛点位于阳谷穴处:主动向尺侧屈腕被动向桡侧屈腕时疼痛加重,属于尺侧副韧带损伤。

(5)压痛点位于阳池穴处:主动背屈或被动掌屈时疼痛加重,属于指总伸肌腱损伤。

(6)压痛点位于大陵穴处:主动掌屈或被动背屈时疼痛加重属于腕屈指肌腱损伤。

【病因病机】

1. 瘀血壅滞:引起腕部扭挫伤多因外伤引起,跌仆闪挫、持重不当、过度扭曲等直接暴力或间接暴力作用于腕部,是关节周围的肌肉、肌腱、韧带过度牵拉,引起腕关节周围的筋肉、脉络受损,瘀血痹阻,气血壅滞,发为肿胀疼痛。

2. 邪瘀互结:由于伤后日久不愈,风寒湿邪乘虚而入,瘀血与邪气互结,闭阻经脉,气血不通,则筋肉僵硬酸痛乏力。

【辨证与治疗】

1. 病因辨证与治疗

(1)瘀血壅滞

主症:多见于损伤早期,腕部肿胀疼痛,拒按,皮肤灼热,功能障碍,舌质红,脉弦数。

辨证:瘀血阻滞,经脉不通。

治则:活血祛瘀,疏通经络。

处方:曲池、阳溪、阳池、阳谷、阿是穴、井穴。

操作法:曲池、阳溪、阳池、阳谷、阿是穴针刺泻法,快速捻转提插法,每隔5分钟捻针1次。阿是穴最好在术后出血,井穴用三棱针或较粗的毫针点刺出血。

方义:本证属于瘀血壅滞经气不通证,宗内经"菀陈则除之者,出恶血也"和"血实宜决之"的治疗宗旨,针刺用放血和泻法,阿是穴是瘀血汇聚之处,针刺泻法并出其恶血,以祛瘀通络;取井穴出血,以祛除经络中散在的瘀血;曲池是手阳明经的合穴,阳明经多气多血,而曲池为之最盛,功善疏通经络、行气活血、消肿止痛;阳溪、阳池、阳谷属于局部配穴。本组配穴局部与远端相结合、祛除瘀血与通经活络相结合,既可祛瘀通络,又可消肿止痛,可获良好效果。

(2)邪气与瘀血互结

主症:伤后日久不愈,手腕僵硬,沉重冷痛,反复肿胀,屈伸不利,时重时轻。舌质胖淡,脉沉弦。

治则:祛邪除瘀,温通经脉。

处方:曲池、外关、合谷、腕骨、阿是穴。

操作法:曲池、外关、合谷、腕骨针刺龙虎交战手法,阿是穴针刺泻法并用艾条灸5分钟,或艾炷灸7壮。

方义:本证是病久不愈,瘀血未除,正气不足,外邪乘虚而入,属于虚实夹杂证,故采用龙虎交战手法,补泻兼施,扶正祛邪。曲池是手阳明经的合穴,多气多血,功在调补气血,通经祛邪;外关属于手少阳经,又通于阳维脉,阳维脉主表,功在祛邪通经;合谷是手阳明经的原穴,腕骨是手太阳经的原穴,可调理经络中的元气补益经气祛除邪气;阿是穴是瘀血与邪气互结的部位,针刺泻法以通经脉除瘀血、祛邪气,灸法可温经活血,散风祛寒利湿。

2. 经络辨证治疗

根据病变部位、功能状态和经络的循行分布,确定病变的经络,然后选取穴位进行治疗。

(1)主症:疼痛位于阳溪穴处,屈伸拇指时疼痛加重。

治则:活血祛瘀,通经止痛,治取手阳明经为主。

处方:曲池、阳溪 合谷、商阳、少商。

操作法:曲池、合谷针刺泻法;商阳、少商用三棱针或较粗的毫针点刺出血;阳溪直刺施以雀啄术法,陈旧性损伤者加用灸法。

(2)主症:疼痛位于太渊穴处,主动偏桡侧屈腕时疼痛明显。

治则:活血祛瘀,通经止痛,治取手太阴经穴为主。

处方:尺泽、孔最、太渊、少商。

操作法:尺泽、孔最针刺泻法;少商用三棱针或较粗的毫针点刺出血;刺太渊时避开动脉,浅刺并施以雀啄术法。

(3)主症:疼痛位于神门穴处,主动偏尺侧掌屈时疼痛明显。

治则:活血祛瘀,通经止痛,治取手少阴经穴为主。

处方:少海、阴郄、神门、少冲。

操作法:少海、阴郄针刺泻法;少冲用三棱针或较粗的毫针点刺出血;神门直刺并施以雀啄术法,陈旧性损伤可加用灸法。

(4)主症:疼痛位于大陵穴处,主动掌屈时疼痛明显。

治则:活血祛瘀,通经止痛,治取手厥阴经穴为主。

处方:曲泽、郄门、大陵、中冲。

操作法:曲泽、郄门直刺泻法;中冲用三棱针或较粗的毫针点刺出血;大陵直刺浅刺并是以雀啄术法。

(5)主症:疼痛位于阳谷穴处,腕关节主动尺屈时疼痛明显。

治则:活血祛瘀,通经止痛,治取手太阳经穴为主。

处方:小海、阳谷、腕骨、少泽。

操作法:小海、腕骨针刺泻法;少泽用三棱针或较粗的毫针点刺出血;阳谷直刺并施以雀啄术法,陈旧性损伤者加用灸法。

(6)主症:疼痛位于阳池穴处,腕关节主动背伸时疼痛明显。

治则:活血祛瘀,通经止痛,治取手少阳经穴为主。

处方:天井、外关、阳池、关冲。

操作法:天井、外关直刺泻法;关冲用三棱针或较粗的毫针点刺出血;阳池直刺并施以雀啄术,陈旧性损伤者加以灸法。

3. 特别治疗法

(1)左右相应点治疗法

取穴法:即左侧疼痛取右侧相应经络和相对应的穴位进行治疗,右侧疼痛取左侧相应的经络和相对应的穴位,如左侧阳溪穴处疼痛,取右侧手阳明经的阳溪穴进行治疗。

操作法:选用 0.30mm ×25mm(1 寸)的毫针向心平刺入皮下 12mm(约 0.5 寸)左右,施以雀啄术,同时令患者活动患肢,留针 30 分钟,留针期间每 5 分钟行针 1 次,并同时活动患肢。

(2)上下相应点治疗法

取穴法:选取与扭伤部位同侧的肢体,疼痛在腕手部取足踝部相应的经络上相对应的穴位,若疼痛的面积较大先找出对应的部位,然后再找出相应点。

操作法:找出相应点后,选用 0.30mm ×25mm(1 寸)的毫针呈向心方向平刺入穴位约 12mm(0.5 寸),施以捻转手法约 30 秒钟。在捻针的同时令病人活动患肢。留针 30 分钟,每 5 ~ 10 分钟行针 1 次。若患处疼痛面积较大,可先在上肢疼痛所属经络的井穴上点刺出血,疼痛面积可缩小,再找相应点。

(3)同经相应取穴治疗法

取穴法:是上下左右相应取穴法,即左侧手腕部疼痛,在右侧足踝部的相应经络上寻找对应的穴位,如左侧阳溪穴与右侧解溪穴、左侧阳谷穴与右侧昆仑穴、左阳池穴与右丘墟穴、左太渊穴与右商丘穴、左神门穴与右太溪穴、左大陵穴与右中封穴等相对应。

操作法:先在上肢痛点所属经络的井穴用三棱针或较粗的毫针点刺出血,然后再针刺相应的穴位。用 0.30mm ×25mm(1 寸)的毫针刺入皮下 12mm(0.5

寸)左右,施以雀啄术 30 秒钟,在行针的同时,令病人活动患肢,留针 30 分钟,每 5~10 分钟行针 1 次。

【验案举例】

Antonio,男,38 岁,2002 年 5 月 7 日就诊。

主诉:右手腕疼痛 5 天。

病史:自称 5 天前工作时,右手突然用力旋转后,右手腕疼痛,并逐渐加重,曾外敷膏药无效,X 线片无骨折。检查:右手腕尺侧肿胀,腕关节向尺侧屈曲时疼痛加重,阳谷穴处有明显压痛。

治疗:先于右侧少泽穴用三棱针点刺出血 5 滴,然后取 0.30mm×25mm 的毫针刺入左侧昆仑穴 12mm 左右,施以雀啄术,10 秒钟后活动右侧手腕,疼痛明显好转,留针 30 分钟,疼痛基本消失。隔日又巩固治疗 1 次而愈。

【经验与体会】

1. 针灸治疗腕关节扭伤有很好的效果,急性者 2~3 次可愈。慢性者,局部无红肿时,配用灸法,可大大提高疗效,缩短疗程。

2. 作者几十年来采用同经相应取穴法治疗扭伤数百例,均有良好的效果,一般 1~3 次可愈,屡试屡验。在应用本法时有三点应特别注意,一是首先在疼痛所属经络的井穴点刺出血,出血量不少于 5 滴;二是疼痛所属的经络与治疗的经络一定相对应,如手阳明经与足阳明经、手少阳经与足少阳经、手太阳经与足太阳经、手太阴经与足太阴经……;三是治疗的点一定要与病变的痛点相对应。经验告诉我们牢牢掌握这三点,定能取得好效果。

第二节　桡骨茎突狭窄性腱鞘炎

拇长展肌和拇短伸肌通过桡骨茎突时有一个共同的腱鞘,腕关节活动较多,拇指活动度较大,腱鞘在桡骨茎突处长时间的摩擦和反复的损伤,引起创伤性充血水肿,腱鞘增厚、粘连或肌腱水肿,使腱鞘管腔变窄,肌腱在腱鞘内滑动困难,导致桡骨狭窄性腱鞘炎。本病多见于女性,与职业有密切的关系,尤其从事频繁腕和掌指活动者。

【诊断要点】

1. 一般起病缓慢,自觉腕部桡侧疼痛、乏力,持重时明显。

2. 腕背部桡侧及桡骨茎突处疼痛,可向手指及前臂放射。

3. 拇指内收、外展活动受限,或拇指活动乏力。

4. 拇指活动时,桡骨茎突处有摩擦音。

5. 检查

(1)桡骨茎突处压痛。

(2)桡骨茎突部位肿胀隆起,可触及豆大样的结节。

(3)握拳尺偏试验阳性。

【病因病机】

1. 本病多见于妇女,多由于操劳过度,劳伤筋脉,卫外乏力,风寒湿邪趁虚侵袭,经脉气血痹阻引起疼痛、活动不利。

2. 桡骨茎突腱鞘位置表浅,且活动度较大,容易受外力撞击,损伤经脉,气血瘀滞,发为本病。

【辨证与治疗】

1. 邪气痹阻

主症:劳损日久,外邪阻滞,腕部疼痛,酸软无力,劳累后加重,遇冷后加重,局部肿胀。舌苔薄白,脉沉细。

治则:温经祛邪,通经止痛。

处方:曲池、列缺、阿是穴、合谷、阳溪。

操作法:曲池、合谷、阳溪直刺,得气后施以龙虎交战手法。列缺用25mm(1寸)针向病所斜刺,捻转泻法。阿是穴用围刺透针法,先用1针沿僵硬的经筋斜刺,然后再在僵硬经筋的两侧各平刺1~2针,针尖均刺入经筋,得气后隔姜灸5壮。

方义:本证是劳伤日久气血耗伤,复加邪气痹阻,经气不通,虚实并存,故对曲池、合谷、阳溪采用龙虎交战手法,补泻兼施,通经祛邪并兼以扶正养筋。对阿是穴的刺法源于《灵枢·官针》傍针刺法:"傍针刺者,直刺、傍刺各一,以治留痹久居者也。"主要用于局限性顽固性痹证。局部再加用隔姜灸,温通经脉祛除邪气,病痛可愈。

2. 气血瘀滞

主症:多见于病变的早期,局部肿胀疼痛,皮肤灼热,活动时疼痛明显,舌苔薄白,脉弦。

治则:活血祛瘀,疏通经络。

处方:曲池、列缺、阳溪、合谷、商阳、商阳、阿是穴。

操作法:曲池、阳溪、合谷直刺泻法;列缺向病变部位斜刺15mm(0.5寸)左右,捻转泻法;商阳、少商点刺出血;阿是穴用傍针刺法。

方义:本证是瘀血阻滞经脉,气血不通所致,故取曲池、合谷、阳溪等多气多血的阳明经穴,疏通经脉气血。取商阳、少商点刺出血,既可祛瘀通络,又可清除经络中的郁热;列缺、阿是穴位于病变部位,也是瘀血阻滞的部位,泻之可祛瘀通络。诸穴相配可达活血祛瘀、通经止痛的作用。

【验案举例】

米莱娜,女,55岁,2002年2月22日就诊。

主诉:右手腕疼痛2个月。

病史:2个月前可能由于操持家务较多,引起手腕部疼痛,并逐渐加重,曾访问过医生,在局部注射过药物后,疼痛暂时缓解,大概1周后疼痛如前。检查:右手腕桡骨茎突处肿胀,压痛,可触及僵硬的结节。治取曲池、偏历、列缺、阿是穴、阳溪,操作法见邪气痹阻证。经治疗5次而愈。

【经验与体会】

1. 本病是临床多见病,针灸治疗有良好的效果。

2. 针灸治疗以局部取穴为主,对阿是穴采用傍针刺法,其中针刺手法的要点是无论是斜刺(或直刺)或腱鞘两侧的平刺,都要刺入腱鞘内,并施以捻转手法。

3. 本病属于慢性者,针刺后在阿是穴处施以隔姜艾炷灸,效果更好。

第三节 指屈肌腱腱鞘炎

指屈肌腱腱鞘炎是临床常见病,可在任何手指发病,但多见于拇指。病发于拇指者称拇长屈肌腱腱鞘炎,亦称弹响拇。发于其他手指者,为指屈肌腱腱鞘炎,称弹响指或扳机指。本病多见于女性,从事手指工作者。

【诊断要点】

1. 起病缓慢,最初只是在晨起时患指发僵、疼痛、屈伸困难,活动后好转。

2. 弹响指征,当弯曲手指时,手指停留在半屈位,若用力屈指,就会发生扳机样动作及弹响。当患指由屈曲位伸直时,如此同样。弹响指在睡眠后或工作后较明显。

3. 检查

(1)掌指关节或指间关节的掌侧有明显压痛。

(2)在掌指关节处可触及豆状硬结。

(3)患指功能受限。

【病因病机】

掌骨颈及掌指关节的掌面有腱鞘以保护和约束屈指肌腱的屈伸活动。若手指频繁活动或用力过度,或长期用力握持硬物,使肌腱、腱鞘长期受到刺激、摩擦及掌骨头的挤压,导致局部充血、水肿,继而鞘壁肥厚,管腔狭窄。由于狭窄管腔的压迫,使该处的屈指肌腱变细,肌腱未受到挤压的两端膨大,呈葫芦状改变,阻碍了肌腱的滑动。肌腱膨大部位通过狭窄的腱鞘时,发生障碍,停留在半屈位,若强力通过则出现弹响,称作弹响指;膨大的肌腱不能通过狭窄的腱鞘时,手指不能屈伸,成为闭锁。

1. 瘀血阻滞 劳伤筋脉,瘀血停滞,气血受阻,经气不通,发为疼痛和功能障碍。

2. 外邪阻滞　劳伤气血,卫外不固,寒湿邪气入侵,气血凝滞,发为本病。

【辨证与治疗】

1. 瘀血阻滞

主症:多见于急性损伤后,局部肿胀疼痛、压痛,可触及结节,指屈伸不利,且伴有疼痛,有弹响声或闭锁。舌质偏红,脉弦。

治则:活血祛瘀,通经止痛。

处方:曲池、孔最、郄门、鱼际、阿是穴、井穴。

操作法:曲池、孔最、郄门、鱼际直刺,得气后行捻转泻法;井穴点刺出血;阿是穴采用傍针刺法,即对准结节直刺1针,在结节的两侧各斜刺1针,捻转泻法。

方义:曲池是手阳明经的合穴,阳明经多气多血,又是手阳明经气血汇合之处,功在调理气血通经止痛,又有清热消肿的作用。孔最是手太阴经郄穴,郄门是手厥阴经郄穴,郄穴可活血祛瘀止痛,又可通经止痛。井穴点刺出血意在清除经络中的瘀血。阿是穴是瘀血阻滞的部位,也是病灶的部位,局部采用傍针刺法,可加强祛瘀血通经络的作用。

2. 寒湿阻滞

主症:多见于慢性劳损或急性损伤的后期,局部酸痛,触痛,结节,掌指关节不能伸直,有弹响声或闭锁。舌质淡,苔薄白,脉沉细。

治则:温经利湿,益气养筋。

处方:手三里、阳溪、太渊、大陵、足三里、阿是穴。

操作法:手三里、足三里针刺补法,阳溪、太渊、大陵直刺得气后行龙虎交战手法,阿是穴采用傍针刺法,并隔姜灸5~7壮,或艾条灸5分钟。

方义:本证是由于劳伤气血,筋脉失养,卫外不固,寒湿邪气趁虚入侵,凝聚于经筋。方中用手、足三里,补益脾胃,助气血生化之源,濡养筋脉。阳溪是手阳明经经穴,配五行属火,火能生土;太渊是手太阴经原穴、输穴,大陵是手厥阴经原穴、输穴,配五行均属于土,针刺用龙虎交战手法,补泻兼施。补之,能益脾胃生化气血;泻之,能通经利湿。阿是穴是寒湿邪气凝聚之所,采用傍针刺法并隔姜灸法,可加强局部温经散寒祛湿通经的作用。

【验案举例】

安娜,女,45岁,2009年2月20日就诊。

主诉:左手疼痛并拇指活动艰难3个月。

病史:左手拇指疼痛,病的初期仅在早晨睡觉醒来时,拇指僵硬轻度疼痛,活动不利,后逐渐加重。现在拇指屈伸困难,疼痛,弹响,晨起时更为明显,需右手帮助方可活动。

检查:在右手拇指掌侧面的掌骨小头处有明显压痛,并可触及阳性结节如黄豆大小。

诊断:弹响拇。治法:取手三里、阳溪、鱼际、虎口(位于拇食指之间,拇食指分开,当指蹼缘中点上方赤白肉际处取穴)、阿是穴、足三里,针刺补泻兼施手法,针鱼际、虎口穴时,透向阿是穴,针尖达结节处,阿是穴用傍针刺法,术后艾条灸5分钟。经用上述方法治疗6次病愈。

【经验与体会】

本病在针灸临床多见于慢性,其中尤以弹响拇为多见。针灸治疗本病有很好的效果,有三点特别重要,一是阿是穴,阿是穴应以病灶的部位而确定;二是阿是穴的刺法,用傍针刺法较好,但针尖一定要刺在筋结的部位;三是灸法,对阿是穴采用灸法是非常必要的,隔姜灸不少于5壮,艾条灸不少于5分钟。

第四节　腕部腱鞘囊肿

腱鞘囊肿是发生于关节囊或腱鞘附近的囊肿,囊肿腔壁的外层由纤维组织构成,内层为白色光滑的内皮膜覆盖,囊内充满胶状黏液。囊腔可与关节囊或腱鞘相通,也有成封闭状态者。囊中大部分起源于腱鞘,一部分起源于关节囊。多由于劳累或外伤引起腱鞘内的滑液增多后发生囊性疝,以及结缔组织的黏液性变所致。本病多发于关节部位,关节是经筋结聚的部位,又多见于腕关节,故古称"腕筋结"。

【诊断要点】

1. 囊肿多发于腕背侧,逐渐发生,成长缓慢。

2. 囊肿表面光滑,呈圆形或椭圆形,触诊时有饱满感或波动感,基地固定,不与皮肤相连。

3. 囊肿局部有酸胀感或酸痛感,或无力感。

【病因病机】

本病好发于腕背部,女性患者多见。发病原因多由于劳累或外伤经脉,瘀血停滞于筋肉,体液蕴结于筋肉,长久不能疏散而成肿块。

【辨证与治疗】

主症:多见于腕背部,常位于手阳明经与手少阳经之间,圆形包块,直径大约1~1.5cm,触之有波动。

治则:活血通络,消肿解结。

处方:外关、合谷、阿是穴。

操作法:外关、合谷直刺泻法。阿是穴用扬刺法,起针后施以艾条灸5分钟,或隔姜灸7~9壮,或用三棱针点刺后拔火罐,拔出囊内的胶状物。

方义:外关、合谷疏通经络调理气血,帮助囊肿内瘀血和体液的消除。阿是穴是囊肿的部位,采用扬刺法可消散囊肿;灸法或隔姜灸法,有温通和温散的作用,加强消散囊肿的功能;用三棱针点刺后并挤出囊中的胶状物,或拔火罐拔出囊中胶状物,是直接产出浊邪的方法。

【验案举例】

邱某,女,30 岁,理发师。

病史:左腕疼痛、硬结发作 1 个月。3 年前因左手腕用力过度,局部疼痛、肿块,在某医院诊断为左手腕腱鞘囊肿,局部手术治疗,术后囊肿消失,稍留瘢痕。1 年后局部又有囊肿复发,仍行手术治疗,术后当时情况好,稍久局部瘢痕凹凸不平,阴雨天疼痛。近 1 个月左手腕疼痛,硬结发作,不可触摸,触之痛甚,来本科就诊。用针刺治疗:选左侧外关、局部囊肿高点 3 处为主用毫针针刺,加 1 组电针,留针 30 分钟,每日 1 次。治疗 4 次后局部触摸已不痛;治疗 7 次后囊肿已消,局部平坦,逢阴雨天无异常感觉;治疗 10 次告愈,随访 1 年无复发。

【经验与体会】

1. 针灸治疗本病具有较好的疗效,囊肿质地较软者,针刺之后将腕关节掌屈(囊肿位于腕背侧),使囊肿固定和突出后,拇指放在囊肿上,突然用力挤压,把囊壁挤破,再用手按揉片刻。一般 3 ~ 5 次可愈。

2. 囊肿质地坚硬者,局部施以扬刺法,并加用电针,采用疏密波,痛点 30 分钟。之后在囊肿之上施以隔姜灸 9 壮,或艾条灸 10 分钟。这样囊肿可逐渐变软,慢慢消失。

第五节 腕管综合征

腕管综合征是手部功能失常性疾病,为常见病。多因腕管内压力增高使正中神经受到压迫,从而引起以该神经支配区手指麻木乏力为主的感觉,运动和自主神经功能紊乱的综合征。本病多见于中老年妇女。

腕管系指腕掌侧横韧带与腕骨所构成的骨性纤维管道,它的背面由腕骨构成,掌面由坚韧的腕横韧带构成。腕管内除有正中神经通过外,还有四根指浅屈肌腱、四根指伸屈肌腱及 1 根拇长肌腱通过。管内组织排列紧密,无伸缩余地。在正常情况下,因腕管内有一定容积,屈指肌腱的滑动不会影响到正中神经。但当腕管内容物体积增大,腕管容积相对缩小时,就会挤压腕管内的肌腱和正中神经出现症状。

【诊断要点】

1. 桡侧三个半手指麻木、疼痛等感觉异常,手指运动无力。

2. 夜间、晨起或用手工作时症状加重,甩手及活动后好转。

3. 握力减弱,拇指外展及对掌无力,大鱼际萎缩。

4. 屈腕试验阳性:使腕关节屈曲 90°,持续 1 分钟,麻痛感加剧。

5. 叩诊试验(Tinel 征)阳性:用手指叩击腕掌部,麻痛感向手指部放射。

6. 电生理检查:正中神经的感觉神经的传导速度改变。

【病因病机】

1. 瘀血阻滞　腕部扭伤、劳损、骨折、脱位导致腕横韧带增厚,腕管内肌腱肿胀、充血、血瘀,使管腔容积缩小,气血通行不畅,经筋失于濡养而发病。

2. 寒湿痹阻　过劳导致正气不足,卫外不固,风寒湿邪乘虚而入,气血凝滞,经筋失养而发病。

3. 脾肾阳虚　妊娠期脾肾阳虚,脾阳虚不能运化水湿,肾阳虚则上不能温煦脾阳,下不能温化膀胱,水道不利,水湿停留,溢于肌肤四末则为肢肿。腕管内水液滞留,气血通行不畅,经筋失于濡养而发病。

【辨证与治疗】

腕管综合征的病变部位主要位于手厥阴经筋,并波及手太阴、手阳明经筋,"手心主之筋,起于中指。与太阴之筋并行","手太阴之筋,起于大指之上,循指上行,结于鱼际之后","手阳明之筋,起于大指次指之端,结于腕,上循臂"。故本病的治疗应以手厥阴经穴为主。

1. 瘀血阻滞

主症:腕部及手指肿胀、麻木、刺痛、压痛,得热痛麻加剧。舌质红,舌苔薄黄,脉弦数。

治则:疏通经脉,祛瘀通络。

2. 寒湿痹阻

主症:腕部及手指麻木、疼痛,遇冷麻痛加重,手指发冷、发绀,手指乏力。舌质淡,苔薄白,脉沉迟。

治则:疏通经脉,温散寒湿。

3. 脾肾阳虚

主症:是妊娠后期常见的并发症,妊娠 24 周之后,面目及四肢浮肿,腰部酸痛,手指麻木、疼痛,活动无力,舌质胖淡,苔白腻,脉沉缓无力。

治则:调理气血,温补脾肾。

4. 治疗

处方:大陵、内关、劳宫、鱼际、阳溪。

　　　瘀血阻滞者加:少商、商阳、中冲;

　　　寒湿痹阻者加:大陵隔姜灸;

　　　脾肾阳虚者加:太渊、手三里、足三里、复溜。

操作法:内关、劳宫、鱼际、阳溪用 1 寸长毫针直刺,得气后行龙虎交战手法。大陵用齐刺法,先在穴位的中心直刺 1 针,捻转得气后,再在其左右各斜刺 1 针,针尖均达到病变的中心部位,得气后分别捻转,使针感上下传导和扩散。大陵隔姜灸每次 7~9 壮。少商、商阳、中冲用三棱针或较粗的毫针,点刺出血。太渊、手三里、足三里、复溜针刺补法。

方义:引起本病的主要病机是手厥阴经经气不通,或由于瘀血阻滞,或由于寒湿侵淫,或由于水饮滞留,所以治疗应以疏通手厥阴经经气为主,故取内关、劳宫、大陵等为主穴。大陵是本经的原穴,又位于本病的瘕结部位,也是治疗本病的关键部位,针刺采用齐刺法,《灵枢·官针》:"齐刺者,直入一,傍入二,以治寒气小深者。或曰三刺,三刺者治痹气小深者也。"由此可知齐刺法主要用于治疗部位较深的局限性痹证。所以在大陵穴用齐刺法是治疗本病的重要方法。因本病伴有拇食指麻木、大鱼际萎缩,故取鱼际、阳溪疏通手阳明、太阴经经气。少商、大陵、商阳是手太阴经、厥阴经、阳明经的井穴、根穴,又是阴阳经交会的部位,有较强的疏通经气的作用,点刺出血可起到活血祛瘀通经止痛的作用。因于寒湿者,加大陵穴隔姜灸,温经散寒,祛湿通络。因于水饮滞留者,补手太阴肺经原穴太渊,补土生金,通调水道以行水;补手、足三里,补益脾胃运化水湿;补足少阴经"经穴"复溜,即补肺益肾,化气行水。诸穴相配,可达疏通经气,祛邪通络的作用。

【验案举例】

患者,女,72 岁,2010 年 8 月 7 日初诊。

主诉:右上肢麻木 2 周余,加重 1 周。现病史:患者无明显诱因出现右手臂酸麻,手部无力,无头晕头痛,无饮水咳呛,无下肢不适。头颅磁共振成像示:左额叶片状异常信号,慢性缺血灶不除外。经颅彩色多普勒超声示:脑动脉硬化血流改变(混合型)。颈椎 X 线片示:$C_{3~7}$ 骨质增生,$C_{3~4}$、$C_{4~5}$、$C_{5~6}$、$C_{6~7}$ 椎间孔变窄。外院诊断为"颈椎病",建议手术治疗,患者拒绝手术,于我院针灸门诊求治。刻下症:患者颈部僵硬,右手臂麻痿,手部无力,动作不灵活。随按颈椎病治疗,隔日 1 次。经半个月治疗后,患者颈部僵硬感减轻,余症状无明显缓解。复经问诊和查体后发现,手指不能对拢,屈伸不利,手部无力,不能完成持筷、书写、剪指甲等动作,小手指麻木,大鱼际萎缩。肌电图示:右尺神经损害,正中神经损害,神经传导速度(FCV)60.2m/s,出现率 85%。舌淡、苔白滑,脉弦滑。

诊断为:腕管综合征。

治疗:

(1)改以心包经穴为主,针刺加红外线照射(TDP)。取穴:曲池、尺泽、小海、臂中、内关、大陵、阳溪、鱼际等。操作法:患者仰卧位,掌心向上,直刺进针得气后,臂中用泻法,余穴平补平泻法,TDP 置于腕部上方,照射 20~30 分钟。

(2)穴位注射,取穴:曲池、内关;尺泽、臂中。两组穴位交替使用,采用注射用腺苷钴胺 1.5mg,溶于灭菌注射用水 2ml 进行穴位注射。每周 2~3 次。治疗

1个月后,患者右手臂酸麻感消失,可以完成书写、剪指甲等动作。半年后患者右手活动自如,肌力正常,萎缩消失,临床痊愈。

【经验与体会】

1. 腕管综合征在诊断和治疗上应与颈椎病相鉴别。

2. 本病的治疗方法非常重要,在大陵穴区域采用齐刺法,对本病的治疗有良好效果,但一定要针刺在腕管的部位,且针刺手法不宜太强。如果病人没有灼热感,可加用艾条灸或隔姜灸,效果更好。

3. 针刺出血在本病的治疗中有重要作用,出血疗法有疏通经气,调理气血的作用,可以通经疼痛、调血濡养筋骨。在本病的治疗中采用少商、中冲、商阳点刺出血,可迅速消除手指麻木、肿胀及灼痛,病情严重者,也可加用曲泽出血。研究证明出血疗法对血液流变血和微循环有良好调节作用,可改善神经系统的营养,加强神经的功能。李佩芳等观察刺络放血对2型糖尿病周围神经病变和血液流变学的影响,结果发现治疗后正中神经和腓总神经传导速度具有明显改变。

第六节　腕部尺神经管综合征

腕部尺神经管综合征是指尺神经在腕部尺侧骨性纤维管道中,受到卡压而引起的感觉、运动功能障碍的症状和体征,所以本病亦称腕部尺神经卡压综合征。属于中医痹证范畴。

腕尺神经管又称 Guyon 管,位于腕前区尺侧,尺神经及尺动、静脉经过豌豆骨及钩骨钩之间进入手掌,两骨之间有豆骨钩骨韧带,并为尺侧腕屈肌肌腱的扩张部所覆盖,构成一骨性纤维鞘管称为腕部尺神经管,尺神经在管内分为深支和浅支,即运动支和感觉支。

尺神经管为斜行的短管,近端的内侧壁豌豆骨,远端的内侧壁为钩骨钩;管的底部为豆状三角关节,并被以腕横韧带;管的顶部为尺侧腕屈肌附着部,并有腕掌侧韧带包绕。由此可知尺神经管缺乏伸缩性,神经容易受到损伤。外伤、劳损可造成钩骨钩、豌豆骨等骨折、脱位、韧带撕裂血肿、肥厚、囊肿等均可卡压尺神经综合征。综合征的表现与神经受压的部位有密切的关系,可分为3个类型:

第1型:在尺神经管的近端,尺神经在豌豆骨水平受压,深浅两支均受到损害,在手部尺神经分布区感觉与运动均出现障碍。

第2型:在尺神经管的远端,即尺神经深支在钩骨钩远端受压,主要表现为掌内肌运动障碍。

第3型:在尺神经管远端的内侧,主要压迫尺神经的浅支,主要表现为环小指感觉障碍。

【诊断要点】

1. 病史 多见于中年男性,有手部尺侧摔伤时、长期使用震动工具史、类风湿病史等。

2. 临床表现 腕及手环指、小指麻木、疼痛、无力,夜间疼痛加重,疼痛可连及肘部。

3. 检查

(1)压痛:常见于腕钩骨区。

(2)屈腕试验:屈腕90°时,环指、小指麻木、刺痛、灼热感加重为阳性。

(3)叩击试验(Tinel征):用手指叩击近腕部尺神经,环指、小指疼痛加剧,并可有牵扯性麻木感为阳性。

(4)捏纸试验(Froment氏征):拇指与食指间捏一张纸,掌指关节轻度屈曲末节伸直,若末指节强力屈曲为捏指征阳性。

(5)小指及环指尺侧感觉异常和手内肌肉萎缩。

(6)肌电图:尺神经传导速度减慢,呈现肌纤维震颤。

【病因病机】

1. 瘀血阻滞 腕部创伤、骨折等原因,导致尺神经管内充血、肿胀,瘀血阻滞,压迫神经而发病。

2. 劳伤筋骨 腕关节长期高负荷的工作,如长期使用重锤、震颤性工具等,劳伤气血,筋骨失养。

3. 外邪痹阻 腕关节长期过度工作,劳伤气血,卫外不固,风寒湿邪趁虚而入,气血凝滞,卡压经筋而发病。

【辨证与治疗】

根据腕尺神经管综合征临床的主要表现,应属于手少阴、太阳经筋病,并波及手少阳经筋。在治疗上应以手少阴、太阳经穴为主,配手少阳经穴。

1. 瘀血阻滞

主症:腕部、手掌及环指小指麻木、肿胀、疼痛,夜间疼痛加重,疼痛可连及肘部,腕钩骨区压痛。舌质黯,脉弦。

治则:活血祛瘀,疏通经络。

2. 劳伤筋骨

主症:手腕及环指小指麻木,手骨间肌、小鱼际肌肉萎缩,手指不能分开,握拳无力,腕钩骨区压痛或触及结节。舌质淡,脉沉细。

治则:调理气血,濡养筋骨。

3. 外邪痹阻

主症:腕手部疼痛、麻木无力,夜间疼痛加重,疼痛可放射到肘部尺侧。舌苔白腻,脉弦紧。

治则:祛除邪气,通经止痛。

4. 治疗

处方:少海、小海、神门、少府、腕骨、阿是穴。

　　　瘀血阻滞者加:少冲、少泽、关冲;

　　　劳伤筋骨者加:阳谷、中渚;

　　　外邪痹阻者加:阳谷、后溪。

操作法:少海直刺平补平泻法;少海针尖向手部斜刺,有麻感传至小手指;神门针尖向手指斜刺,有麻感传导,并施以龙虎交战手法;少府直刺,平补平泻手法;阿是穴用齐刺法;少冲、少泽、关冲用三棱针点刺出血;腕骨、阳谷、中渚用龙虎交战手法;阳谷、后溪用平补平泻法;劳伤筋骨者在阿是穴加用灸法,每次不少于5分钟;外邪痹阻者,阿是穴加用隔姜灸法,每次不少于9壮。

方义:腕尺神经管综合征属于局部邪气痹阻的病证,其病机或由于瘀血阻滞,或由于瘀血日久不除而成结节,或由于瘀血与邪气互结,阻滞和压迫经筋而成病。因本病主要位于手少阴、太阳经,故治疗以二经穴位为主,调理气血,活血化瘀,温经祛邪,舒筋通络。经络通畅,经筋得到气血荣养,其病可愈。

【经验与体会】

1. 腕尺神经管综合征较腕管综合征少见,由于对本病认识不足,在临床上容易漏诊、误诊,应引起高度重视。本病应及早治疗,因为本病的预后与神经受压迫的时间和程度有密切的关系,如不能及早解除病灶,可发生手内肌肉难以恢复的麻痹。

2. 本病的某些症状与腕管综合征、颈椎病相似,所以在诊断时应注意加以区别。

3. 本病可配合推拿及中药熏洗。推拿可在少海、小海、神门、阳谷、腕骨等穴位处施以按法、揉法、拨法和拔伸法。中药如八仙逍遥汤(防风 3g　荆芥 3g　川芎 3g　甘草 3g　当归 6g　苍术 10g　牡丹皮 10g　川椒 10g　苦参 15g　黄柏 6g,煎水熏洗患处)。

第七节　指间关节扭挫伤

指间关节扭挫伤又称"指间关节侧副韧带损伤",临床常见。掌指关节与指间关节的两侧有副韧带加强其稳定,限制关节的侧向活动。当掌指关节屈曲时,侧副韧带紧张;在手指伸直时,指间关节的侧副韧带紧张,屈曲时松弛。因此手指受到暴力冲击,或间接暴力而过度背伸、掌屈和扭转等均可引起损伤。如各种球类运动员,当手指收到侧向的外力冲击,迫使手指远端向侧面过度弯曲,则可引起侧副韧带的撕裂伤。

【诊断要点】

1. 病史 有手指关节扭挫伤史。

2. 疼痛 受伤后指间关节剧烈疼痛,并迅速肿胀。

3. 功能受限 伤指处于半屈曲状态,屈伸活动时疼痛加重,做被动侧位牵拉时剧痛。若侧副韧带撕裂时可出现侧位异常活动。

4. 久病不愈,手指屈伸不利,酸痛乏力,局部压痛和筋结。

【病因病机】

1. 瘀血阻滞 外伤经脉,血溢脉外,气血壅滞,经气不通,发为肿痛。

2. 血瘀筋结 损伤日久,瘀血不能消散,气血不通,经筋失养而挛急,发为筋结。

【辨证与治疗】

本病属于外伤性经筋病,根据病证的部位确定病变所属的经络,选取相应经络的穴位进行治疗。

1. 瘀血阻滞

主症:损伤早期,局部肿胀疼痛,皮肤灼热,压痛,指关节活动时疼痛加重。舌质红,脉弦数。

治则:活血祛瘀,疏通经络。

2. 血瘀筋结

主症:损伤日久,腕指关节酸痛,屈伸不利,局部触痛,可触及筋结。舌质淡红,脉细涩。

治则:祛瘀解结,舒筋通络。

3. 治疗

处方:曲池、外关、合谷、八邪。

　　　瘀血阻滞者加:病变经脉的井穴;

　　　血瘀筋结者加:阿是穴;

　　　病变位于掌指关节者加:上八邪。

操作法:瘀血阻滞者诸穴均用泻法,井穴用三棱针点刺出血。血瘀筋结者用龙虎交战手法,阿是穴针刺加灸法,艾条灸5分钟,或隔姜灸7~9壮。

方义:本病治取曲池、外关、合谷、八邪等穴疏通和调理上肢及手部经络气血,通经止痛。瘀血阻滞者加用井穴点刺出血,井穴是阴阳经脉交会连接的部位,可调节阴阳经络气血,点刺出血可加强血液运行,祛除瘀血;同时放血可泻出血中的热毒和疼痛物质,起到活血止痛、泻热消肿的作用。瘀血筋结者加用灸法,温通经脉,行血散结。上八邪位于掌指关节后缘,属于奇穴,对掌指关节疼痛有较好的效果。

【验案举例】

李某,男,18岁,学生,1995年4月9日初诊。

病史:2 天前,因打篮球不慎扭伤左手拇指间关节,局部肿胀、剧痛,不能屈伸,X 线拍片未见骨折。诊断为左拇指间关节扭伤。

针刺治疗:①取左踇趾间关节背侧上下对应点、三阴交、局部常规消毒,上下对应点呈向心性方向斜刺 0.5~1.0 寸,三阴交快速直刺 1~2 寸,进针得气后均用捻转提插泻法,留针 30 分钟。②在留针期间进行运动疗法。在留针期间使患者主动或被动地运动指腕关节,以患部不通为度。每日 1 次。按上法在治疗的第 1 次过程中,即感指间关节疼痛锐减,屈伸明显好转;30 分钟后完全恢复正常,第 2 天随访已恢复正常。

【经验体会】

1. 在指间关节扭挫伤所属经络的井穴点刺出血,对消除红肿热痛有重要作用。出血量不少于 5 滴。井穴邻近受伤的部位,用出血疗法,不仅可活血消肿止痛,还可祛除瘀血及其瘀血产生的毒素,进一步加强止痛的效果。肿痛明显者,出血量宜多,一般不少于 7 滴。

2. 本病采用对应疗法有止痛快、消肿快、不留后遗症的特点,如同经相应法、上下对应法等。在应用对应法的同时,应间断地活动患指,方可获效。

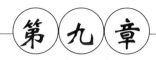

髋部筋骨疼痛

【概述】

髋关节是全身最深的关节,也是最完善的杵臼关节。它的主要功能是负重和维持相当大范围的运动。因此,髋关节的特点是稳定、有力、灵活。当髋部损伤时,以上功能就会减弱或消失。治疗的目的是恢复髋关节负重的稳定性和运动功能。

髋关节主要由髋臼和股骨头组成,及其周围强有力的关节囊、肌肉、韧带。髋臼:由髂骨、坐骨、耻骨三骨汇合而成,位于骨盆的两侧,髋臼的开口斜向前、向外和向下。其软骨面略呈马蹄形,可容纳股骨头的2/3。股骨头呈多半个球形,约占圆球的2/3,股骨头的方向朝上、内、前。如此结构可保证髋关节的稳定和活动。

髋关节的稳定除了关节骨形的特点外,关节囊和韧带的附着也起重要作用。关节囊很坚固,起于髋臼边缘及髋臼唇,前面止于粗隆间线,后面止于股骨颈中1/3与远侧1/3交界处。因此股骨颈前面全部在关节囊内,后面只有内侧2/3部分在关节内。

关节囊的前后均有韧带加强,这些韧带与关节囊的纤维层紧密交错,以至不能互相分离。有髂骨韧带、坐骨韧带、耻骨韧带和圆韧带,其中最强大者是髂骨韧带,可维持人体直立时的平衡和防止关节过伸。

髋关节活动有关的肌肉:髋关节周围的肌肉很丰富,能产生很大的活动幅度。髋前屈动作由髂腰肌、股直肌和缝匠肌控制;髋后伸由臀大肌控制;髋外展由臀中肌、臀小肌和阔筋膜张肌控制;髋内收主要由内收长肌群控制;髋内旋主要由臀中肌、臀小肌、阔筋膜张肌、梨状肌等控制;外旋主要由梨状肌、大、小孖肌、闭孔内肌和股方肌控制。

血运和神经联系:股骨头的血运主要来自股骨干滋养动脉、关节囊和支持带的动脉、圆韧带的小动脉,上述血运遭到破坏,则可引起股骨头的缺血性坏死。髋关节的神经联系主要来源于坐骨神经和闭孔神经的前支,后者有一分支分布到膝关节,故髋部疾病往往会引起膝关节疼痛。

大腿部的主要肌肉:前群主要有缝匠肌、股四头肌、阔筋膜张肌,内侧群主要有股薄肌、长收肌、短收肌、大收肌,后群主要有股二头肌、半腱肌、半膜肌,这三群肌肉的协同作用,支配下肢的屈伸、外展、内收等动作。

髋部的经络分布:髋部前面、外侧面、后面分布有足三阳经的经络和经筋;髋部的内侧面分布有足三阴经的经脉和经筋。

髋关节周围的肌肉、韧带虽然坚实牢固,但髋关节的功能是负重和较大范围的活动,若从事不正常体位的工作及活动或受外力的影响,常可造成肌腱、肌肉的损伤。《医宗金鉴·正骨心法要旨》曰:"胯骨,即髋骨也,又名髁骨。若素受风寒湿气,再遇跌打损伤,瘀血凝结,肿硬筋翻,足不能行。"说明髋部在损伤后再感受外邪侵袭,则会加重损伤的症状。

【髋关节的检查】

1. 形态检查

(1)站位检查:观察髋关节有无挛缩,大腿有无内收、外展或内外旋转畸形,有无下肢短缩或增长。

从病人前面观察两侧髂骨是否在一水平线上。如右髋有外展畸形,则站立时骨盆向右倾斜,同时并有代偿性的腰脊柱左突。凡遇这类畸形时,应鉴别是原发的,还是代偿性的。

注意臀部是否向后方凸出。先天性髋关节脱位时可见臀部后凸。髋关节后脱位或屈曲挛缩,腰椎有代偿性前凸。双侧先天性髋关节脱位,可见臀部向侧方突出加宽,同时会阴部加宽。要注意两侧臀皱襞是否在同一水平线上及有无臀肌萎缩。

(2)仰卧位检查:股骨颈或粗隆间骨折时,患肢均呈外旋畸形(多合并有短缩),但后一种骨折在大粗隆处有肿胀及压痛。髋关节后脱位,呈屈曲、内收、内旋畸形,伤肢缩短,且在臀部可摸到股骨头,髋关节前方触诊有空虚感。髋关节前脱位时下肢外展、外旋,在耻骨或闭孔部可触到股骨头。

2. 疼痛检查 闭孔神经的感觉支,一支支配髋关节囊,另一支支配膝关节的内上方皮肤。如果病变侵犯髋关节时,病人常自觉有膝痛。因此,有膝痛的病人,除检查膝关节外,还要系统检查腰椎和髋关节。

(1)压痛点:确定压痛点的位置有利于病灶的诊断。

检查者的两拇指用同样的力量压迫两侧腹股沟韧带中点向外向下各2.5厘米处,因此处是股骨颈和关节囊的前方,当股骨颈骨折、髋关节有炎症时,此处均有不同程度的压痛。

外侧大转子的浅压痛,往往是大转子滑囊炎的体征。

(2)髋关节的活动痛:要仔细分析,以判断疼痛的确切位置。

一般在轻度旋转时即出现疼痛,多由于关节面的不平滑所引起。强度旋转,软组织被牵拉,所以肌肉、筋膜有病也能引起疼痛。这时结合疼痛部位和旋转方向,就可以推测是哪一侧软组织受牵拉引起的疼痛。

检查旋转有两个体位:一是髋关节伸直旋转,检查关节面有无摩擦痛,如果轻微旋转即有疼痛,证明是关节面摩擦痛,可以排除髂腰肌的牵拉痛。二是髋关节屈曲位旋转,因为髋关节屈曲能使髂腰肌紧张,如果稍有旋转就更使髂腰肌紧张起来,此时的旋转痛并不代表关节面的摩擦痛,就可以排除关节内病变,而怀疑是软组织挛缩所引起的关节外的病变。

髋关节是负重关节,反复轻伤或年老退化,极易发展成为骨关节炎。其疼痛特点是:行走开始痛,稍走又觉减轻,稍多走,由于机械摩擦发生的刺激而疼痛加重。此时,休息后再重新行走,则疼痛剧烈。

3. 功能检查　髋关节有屈曲、后伸、内收、外展、内旋和外旋的功能。髋关节的正常活动幅度:屈曲为 130° ~ 140°;后伸 10° ~ 30°;内收 20° ~ 30°;外展 45° ~ 60°;内旋 30 ~ 45°;外旋 40° ~ 50°。

4. 特殊检查　见第二节腰腿痛的特殊检查。

第一节　股骨大转子滑囊炎

股骨大转子滑囊炎是髋关节周围滑囊炎中的一种,是指髋关节周围滑囊的水肿、积液及无菌性炎症。

髋关节结构相当稳定,一般伤筋的机会较少,但小儿急性髋关节滑囊炎临床并不少见。

髋部周围有很多滑囊,且多与关节腔相通,比较重要的有三个:股骨大转子滑囊(大粗隆滑囊)、坐骨结节滑囊、髂腰肌滑囊。

中医学认为本病多因髋关节部的软组织受到持久或反复多次而连续的摩擦、扭转,使筋肉的负荷超过了生理限度,损伤经筋,气血凝滞,痰湿蕴结,导致本病。

【诊断要点】

大转子滑囊位于臀大肌与股骨大转子之间,是多房性的滑囊。由于臀大肌与股骨在大转子部,长期持续地互相摩擦而引起滑囊炎。

1. 髋部外侧方疼痛,尤以患侧卧、跑跳或走路多时明显,跛行。

2. 患肢常处于屈曲、外展、外旋位,以使臀部肌肉放松,缓解疼痛。若使髋关节内旋,使臀大肌紧张压迫滑囊时,可使疼痛加剧。

3. 大转子部位明显肿胀时,其后外侧凹陷消失,有压痛,严重时可有囊性感触及。

4. 被动内旋患肢可引起疼痛,髋关节屈伸活动不受限。

5. X 线检查有时可见钙化斑。

【病因病理】

急性创伤、明显劳损或感染、类风湿病变等,均可导致滑囊的水肿、渗出、肿胀而出现无菌性炎症以及失治误治等。足少阳经经髀厌中,足少阳经筋"上走髀,前者结于伏兔之上,后结于尻。"所以髋骨大转子滑囊炎应属于足少阳经病证。

1. 瘀血阻滞 股骨大转子滑囊因位置浅,而且位于臀大肌与大转子之间,所以髋关节的过度活动、轻度的直接或间接外伤,即可伤及经脉,血溢脉外,导致外伤性臀大肌转子滑囊损伤性炎症。

2. 痰瘀阻滞 瘀血长久痹阻,或劳伤筋脉,血行瘀滞,经气不通,湿浊留滞化为痰浊,导致滑囊、肥厚肿胀。

【辨证与治疗】

1. 瘀血阻滞

主症:有明显的外伤史,局部肿胀疼痛,可有瘀斑,疼痛拒按,触之又波动感,髋关节活动受限。舌黯红或瘀斑,脉弦。

治则:活血散瘀,通经止痛。

处方:环跳、居髎、阿是穴、阳陵泉、足窍阴。

操作法:用三棱针在足窍阴点刺出血,用0.30mm×60mm(5寸)毫针在阿是穴中心直刺1针,在其上下左右各斜刺1针,针尖达囊肿的中心,行捻转泻法,起针后再刺络拔罐。其余诸穴均用捻转泻法。

方义:本病变位于足少阳经,故治疗以足少阳经穴为主,疏通少阳经气,通络止痛。本病由外伤引起,外伤经脉,血溢脉外,瘀血阻滞,发为肿痛。阿是穴是瘀血汇聚之处,局部围刺加刺络拔罐祛除恶血,通络止痛。刺井穴出血,可清除弥散在经络中的瘀血,可增强通络止痛的作用。

2. 痰瘀阻滞

主症:病变日久,反复发作,大转子部肿胀压痛,每因劳累后加重。舌质胖淡,舌苔白腻,脉沉细。

治则:化痰祛瘀,疏通经络。

处方:居髎、环跳、阿是穴、阳陵泉、脾俞、胃俞、次髎。

操作法:居髎、环跳、阳陵泉均直刺,并有触电感传导。阿是穴刺法同上,脾俞、胃俞向脊柱斜刺并达到脊柱骨,平补平泻法。次髎直刺,平补平泻法。

方义:本证多属于慢性,由于急性外伤长久不愈转为慢性;或由于瘀血长久痹阻经络,津液淤滞化为痰浊,痰瘀互结,而成痼疾。本病变位于足少阳经,病因源于痰瘀互结,故治疗取足少阳经穴居髎、环跳、阳陵泉疏通少阳经气,调理气血以止痛;阳陵泉配五行属于土,又有调脾胃化痰浊的功效。取阿是穴围刺加隔姜灸,以温散痰瘀之结节。次髎可清除下焦之湿浊。脾俞、胃俞补益脾胃,运化痰浊。诸穴相配可达化痰祛瘀疏通经络的作用。

3. 同经相应取穴法 本病的病变部位在髋关节部位,属于足少阳经,邻近环跳穴位处,与其相对应的是肩关节手少阳经肩髎穴。故本病可取手少阳经的肩髎治疗,对于急性发作者有良好效果。具体操作法见总论。

【验案举例】

患者,女,21 岁。就诊日期:1990 年 10 月 8 日。

主诉:右大腿疼痛伴肌肉萎缩 3 个月。

病史:3 个月前因远途跋涉,至右侧髋关节及大腿疼痛,半个月后仍不见改善,到某医院针灸治疗 2 周,无明显疗效,并出现大腿肌肉萎缩,后转到骨伤科治疗,误诊为肌肉疾患,用药物、推拿治疗近半个月,仍无改善迹象。到作者治疗时,大腿下端(膝关节上缘)疼痛明显,走路呈跛行。检查:右大腿肌肉明显萎缩,感觉正常,"4"字试验阳性,膝关节屈伸正常。诊断为髋关节滑囊炎。

治疗取穴:股骨大转子上、前、后缘各 1 针(均加 2cm 长艾条行温针灸)、阳陵泉、肩髎(对侧)。操作:针刺部位常规消毒后,大转子围刺穴位选用直径 0.35mm、长度为 75mm 之毫针,沿股骨颈纵轴线缓慢进针 50～70mm,针尖又有硬物抵触感为止(针尖至髋臼内或周缘),温针治疗 5～10 分钟后,股骨大转子前后缘两穴加电;阳陵泉、肩髎选用直径 0.35mm、长 40mm 的毫针,直刺 20～30mm,分别行平补平泻捻转手法 1 分钟,留针 30 分钟。采用上述针灸方法,1 次后即现明显好转,10 次后痊愈。3 年后随访,未见复发。

【经验与体会】

1. 急性滑囊炎患者,放血疗法可迅速缓解疼痛。选择阿是穴刺络拔罐放血和病变所属经络的井穴放血,对缓解疼痛有较好的效果。因为放血可活血祛瘀疏通经络,达到止痛的作用;另外放血可将病变部位中的毒素放出,可将血液中的致痛物质放出,稀释了致痛物质的浓度,改善了局部微循环障碍,故疼痛可以缓解。

2. 慢性滑囊炎患者,深刺阿是穴有较好的效果。髋关节周围滑囊众多,且多与关节腔相通。滑囊炎长久不愈,往往连及关节腔,故深刺直达病所,才可获得效果。

3. 慢性滑囊炎患者,温针灸效果好。慢性滑囊炎常累及关节腔,深刺并温针灸,是温热直达病所,才可起到治疗作用。

第二节 坐骨结节滑囊炎

坐骨结节滑囊又称坐骨臀肌滑囊,位于臀大肌的深面,附着在坐骨结节上。此滑囊能间接帮助髋关节运动,减少肌腱与关节的摩擦。坐骨结节滑囊炎是一种常见病,多见于老年人,常因长期坐于硬座位而引起。

【诊断要点】

1. 病人有长期坐着工作的历史,多见于中、老年人,尤其是体质较瘦弱者。

2. 患者坐椅子,尤其是硬椅子时,立即发生疼痛,起立时即消失。

3. 坐骨结节压痛是本病唯一的阳性体征。

4. 检查腹部、骶髂关节、髋关节及其周围组织无阳性体征。

【病因病机】

1. 痰瘀互结　由于长期坐着工作,坐骨结节滑囊长期被压迫和摩擦,囊内充血、水肿,囊壁渐渐增厚或纤维化,导致炎症的发生。足太阳经筋"结于臀,上夹脊"。中医认为久坐伤肉,久坐则人体气机失于畅达,脾胃功能活动呆滞不振,久之则失于运化,不能生化气血,气虚则血行滞缓而成瘀;脾失运化则津液代谢紊乱,痰湿内生,痰瘀互结,结于臀部足太阳经筋,酿成本病。

2. 瘀血滞留　可见于臀部蹲伤,损伤脉络,血溢脉外,凝聚在臀部太阳经筋而成本病。临床较少见。

【辨证与治疗】

1. 痰瘀互结

主症:体质瘦弱,每当坐椅子时臀部疼痛,在坐骨结节有压痛,并可触及阳性结节或囊肿。舌胖质黯,脉沉细。

治则:补益脾胃,活血化痰。

处方:脾俞、胃俞、秩边、阿是穴、委中、三阴交。

操作法:脾俞、胃俞用横向斜刺法,针尖直达脊柱,并有针感传到臀部。秩边深刺,针尖斜向病变处,行龙虎交战手法。委中、三阴交直刺平补平泻手法。阿是穴用齐刺法,针尖均到达病所,得气后加用温针灸法。将艾条剪成2cm长,插在针柄上,然后从艾条的下端点燃,每次2~3壮。

方义:本证是痰瘀结聚在太阳经所致,故治疗以太阳经穴为主。脾俞、胃俞、三阴交补益脾胃,运化痰浊;委中是太阳经合穴,可疏通太阳经气,委中又是血之郄穴,配三阴交,可活血化瘀;秩边和阿是穴属于局部取穴,行齐刺手法,直达病所,再配以温针灸,温经活血祛散痰瘀。

2. 瘀血滞留

主症:臀部蹲伤之后疼痛,不敢坐椅子,坐则痛剧,坐骨结节处有明显的压痛,舌质紫暗,脉弦。

治则:活血化瘀,疏通经脉。

处方:大肠俞、次髎、秩边、阿是穴、委中。

操作法:大肠俞、次髎、秩边直刺泻法,阿是穴用0.30mm×75mm(3寸)长的毫针行齐刺法,使针尖直达病所,委中用三棱针点刺出血。

方义:本症的病变部位在太阳经,故治取太阳经穴为主。大肠俞、次髎、秩边调理气血疏通太阳经气;委中是血之郄穴,点刺放血,祛除瘀血疏通经脉;阿是穴行齐刺法直达病所,使用三针刺可加强活血祛瘀疏通经络的作用。

第三节　髂腰肌滑囊炎

髂腰肌滑囊炎又称髂耻滑囊炎,位于髂腰肌与耻骨之间,与髋关节相通,与股神经关系密切。病变多为慢性过程,主要表现为滑囊积液和疼痛。

【诊断要点】

(1)股三角区肿胀、疼痛和局部压痛。

(2)疼痛可因股神经受刺激而放射到股前侧及小腿内及小腿内侧。

(3)大腿经常处于屈曲位,若将大腿伸直、外展或内旋时,即可引起疼痛。若髋关节同时受累,则向各个方向运动均受限和疼痛。

【病因病机】

髂腰肌由腰大肌和髂肌组成,主要作用使髋关节前屈和外旋。本病多见于足球运动员,以及从事跨栏、网球、举重等运动者,反复的使髋关节屈曲和外旋,髂腰肌滑囊与耻骨受到反复的摩擦、挤压,导致滑囊充血、水肿,形成慢性炎症发作。

本病的部位隶属于足阳明经和足太阴经,长期反复地屈髋运动,劳伤筋骨与气血,气伤则津液代谢障碍,引起水湿滞留;血伤则血滞为瘀血,气血损伤筋骨失养则运动障碍。

【辨证与治疗】

主症:腹股沟部压痛,有时可扪及肿块,动则引痛,腰部疼痛,髋关节活动受限,股前面及小腿内侧疼痛。舌质黯红,舌苔白腻,脉弦滑。

治则:活血化瘀,健脾利湿。

处方:冲门、髀关、血海、足三里、阴陵泉、三阴交。

腰部疼痛者加:肾俞、大肠俞;

髋关节活动障碍者加:居髎、环跳。

操作法:针刺冲门时避开股动脉,直刺12mm(0.5寸)左右。髀关直刺泻法。血海、足三里、阴陵泉、三阴交、肾俞、大肠俞均直刺平补平泻法。刺居髎、环跳,针尖刺向关节腔,深达2~2.5寸。

方义:本病隶属于足阳明经和足太阴经,故治疗以二经穴位为主。冲门、髀关位于股三角,属于局部取穴范畴。足三里、血海、阴陵泉、三阴交属于循经取穴,又有活血化瘀,健脾利湿的作用,是治疗本病的主穴。本病缘于髂腰肌的反复屈伸,髂肌起于髂窝,位于腰大肌的外侧;腰大肌起自腰椎体的侧面和横突,受

$L_{2\sim4}$及神经支配,长期反复运动必劳伤气血,筋肌失于气血的荣养则挛缩。针刺肾俞、大肠俞可疏通经络,调理下焦气血,解除髂腰肌的痉挛,缓解对滑囊的挤压,有利病情的恢复。

【经验与体会】

1. 股骨大转子滑囊炎、坐骨结节滑囊炎、髂腰肌滑囊炎统称髋关节滑囊炎,但病变的部位不同,涉及的经络不同。股骨大转子滑囊炎病及足少阳经,坐骨结节滑囊炎病及足太阳经,髂腰肌滑囊炎病及足阳明经和足太阴经,三个病症由于病变的部位不同、经络不同,所以治疗时应各自选择相应经络的穴位进行治疗。

2. 髋关节周围的滑囊大都与关节腔相通,慢性滑囊炎常常会波及关节腔,所以治疗慢性滑囊炎时应兼顾治疗髋关节,可在大转子的前后缘和上缘深刺并温针灸,使针感、热感直达关节腔,可获良好效果。

3. 阿是穴应用齐刺法,阿是穴是病证的反应点,是治疗本病的重要穴位,又因本病的部位较深,故在临床时多用齐刺法,正如《灵枢·官针》说:齐刺者"或曰三刺,三刺者治痹气小深者也。"针刺时针尖一定要到达病变部位,方可取得良好效果。

第四节　髋关节骨性关节炎

髋关节骨性关节炎是一种慢性髋部关节病,又称增生性关节炎,或肥大性关节炎等。其病理特点是髋关节软骨变性,并在软骨下及关节周围有新骨形成,关节腔狭窄,导致关节活动受限、疼痛等症。属于中医"骨痹"范畴,是骨科、针灸科常见病。

【诊断要点】

1. 多见于50岁以上的中老年人。

2. 主要临床表现是疼痛、跛行、晨僵和功能限制,休息后好转。

3. 疼痛的部位在髋关节前面,或侧面,或大腿内侧,常连及膝关节内侧。

4. 疼痛常因寒冷、潮湿、劳累加重。

5. X线检查:关节间隙狭窄,股骨头变扁肥大,股骨颈变粗变短,头颈交界处有骨赘形成,髋臼部密度增高,外上缘有骨赘形成。

【病因病机】

本病位于髋关节,隶属于足三阳经,足少阳经筋"上走髀,前者结于伏兔之上,后者结于尻",足阳明经筋"直上结于髀枢",足太阳经筋"结于臀"。髋关节是下肢运动的枢纽,常因劳伤和跌打损伤而患病。

1. 体质虚弱,外邪痹阻:年老肾精亏损,气血虚弱,卫外不固,风寒湿邪趁虚而入痹阻经脉。本病多发生于老年人,老年人多肾气亏损、气血虚弱,正如《灵枢·营卫生会》说:"老人气血衰,其肌肉枯,气道涩,五脏之气相搏,其营气衰少卫气内伐……。"腠理空虚,受风寒湿邪而成痹。

2. 劳伤气血,瘀血闭阻:反复劳损,耗伤气血,筋骨失养;或跌打损伤伤及血脉,瘀血停滞,气血闭阻而成痹。

【辨证与治疗】

1. 体质虚弱,外邪痹阻

主症:髋关节疼痛,跛行,休息后疼痛缓解,晨起髋关节僵硬,寒冷天疼痛加重。舌质胖淡,脉沉细。

治则:补肾益精,祛邪通经。

2. 劳伤气血,瘀血阻滞

主症:肢体倦怠,髋关节疼痛,跛行,晨起髋关节僵硬,开始活动疼痛,活动后好转,走路多时疼痛加重。舌质紫黯,脉弦细。

治则:调理气血,祛瘀通络。

3. 治疗

处方:环跳、居髎、髀关、阳陵泉、足三里。

肾气虚弱,外邪痹阻加:肾俞、悬钟、太溪、后溪;

气血虚弱加:脾俞、胃俞、关元俞、三阴交;

劳伤气血,筋骨失养加:肝俞、脾俞、肾俞、悬钟、三阴交;

瘀血阻滞加:膈俞、肝俞、阿是穴、委中、三阴交。

操作法:针刺环跳、居髎、髀关用 0.30mm×75mm(3 寸)的毫针深刺至关节腔附近,捻转泻法,因于体虚感受外邪者,加温针灸 3 壮。阳陵泉、足三里均直刺平补平泻手法。后溪直刺,捻转泻法。肾俞、悬钟、太溪捻转补法。肝俞、脾俞、胃俞、关元俞、悬钟、三阴交浅刺补法。膈俞、阿是穴刺络拔罐,委中点刺出血。病变因于瘀血者,在环跳、阳陵泉加用电针,疏密波,通电 20~30 分钟。

方义:本病属于足三阳经范畴,所以治疗取穴以足三阳经经穴为主。本病的病变在关节腔,病变部位较深,遵照《素问·刺要论》:"病有浮沉,刺有深浅"的针刺原则,所以髋关节周围的穴位均用深刺法,使针感直达病所。肾虚者加肾的背俞穴肾俞、髓之会穴悬钟、肾经原穴太溪补益肾精荣养筋骨,加手太阳经输穴后溪,祛除邪气通经止痛。气血虚弱者加脾俞、胃俞、足三里、三阴交,补益脾胃以益气血生化之源。瘀血者宗"菀陈则除之者,出恶血也"的治疗原则,点刺出血,放出恶血,疏通经气,除旧生新,濡养筋骨。

【验案举例】

Mriao,男,75 岁,意大利罗马人,2002 年 2 月 1 日初诊。

主诉:右髋关节疼痛 1 年半,近 3 月加重。

病史:1 年前因髋关节疼痛反复发作去医院检查,经 X 线摄片诊断为右髋关节骨性关节炎,经服止痛药和理疗疼痛有所缓解。3 个月前因天冷受寒疼痛加重,走路艰难,跛行。目前有髋关节疼痛,位于关节的侧面和前面,疼痛连及膝内侧,阴雨天疼痛加重,兼见腰部酸痛,舌质黯红,脉弦细。证属肾气虚弱,外邪痹阻所致。治疗宗补益肾气,祛邪通经之法。处方:居髎、环跳、髀关、急脉、肾俞、阳陵泉、足三里、太溪。操作法:依照前面的方法操作,环跳、髀关各温灸针 3 壮。针急脉时要避开动脉,针尖向外上方斜刺 40mm 左右。每周治疗 2 次,经 5 次治疗后疼痛明显缓解,经 15 次治疗后,疼痛基本消失,日常生活已基本正常,无明显痛感。2 年后随访生活如常,仅劳累后自觉酸软乏力。

【经验体会】

1. 深刺加温针灸对治疗髋关节骨关节炎有较好的效果。本病病位较深,病在筋骨,故病变部位的穴位当深刺。如深刺环跳,用 0.30mm × 75mm 的毫针,针尖沿股骨颈方向,向前上方斜刺 50 ~ 65mm,不要求有触电感向下传导,而是在髋关节腔周围有胀痛感。针髀关同样用长毫针,沿股骨颈方向,向上内侧斜刺 60 ~ 70mm,使关节腔周围有针感。针居髎时用长针向后下方斜刺 50 ~ 60mm。温针灸可以使温热感直达关节腔,温热可促进关节腔的血液循环,使关节液分泌增多,润滑关节;可缓解关节腔周围肌肉痉挛,减轻关节疼痛。

2. 深刺加电针可消除瘀血减轻疼痛。跌打损伤或反复磨损可导致瘀血停滞,影响血液循环。由于静脉瘀滞可使骨内压增高,促使骨性关节炎的发生。研究证明,电针产生的电磁场可增强局部血流量,改善微循环,消除炎性介质,抑制伤害性信息的传导,释放内源性止痛物质,从而降低骨内压,促进炎症吸收,缓解或消除疼痛。电针使用低频疏密波较好。

针灸治疗髋关节骨关节炎的早期有明显的效果,晚期对缓解疼痛、改善生活质量有一定的帮助,对于病变严重者,保守疗法无效,可考虑关节置换术。

第五节　扁平髋(股骨头骨骺炎)

扁平髋是髋关节病的一种,主要是由于股骨头骨骺的缺血性坏死引起的临床症状,又称股骨头骨骺炎、股骨头软骨炎、股骨头缺血性坏死、股骨头无菌性坏死等。本病好发于 3 ~ 12 岁儿童,其中以 4 ~ 8 岁更为多见,男多于女,男性约为女性的 4 ~ 5 倍。大多为单侧性,少数为双侧(约占 15%)。本病的病因不明,可能与外伤、慢性损伤、先天性缺陷、内分泌紊乱等诸多因素有关,引起股骨头血液供应障碍,导致股骨头缺血性坏死。儿童缺血性坏死的自愈率较高,股骨头在经历坏死、吸收、重建的过程,股骨头出现扁平状畸形。此时的股骨头软骨仍光滑,在日常生活、工作、学习中没有太大的影响,但已扁平的股骨头,不能像正常的股骨头那样承受正常的压力,应该及时地进行治疗。若不然过度饮酒、过多的使用激素或过度劳累及髋关节外伤,引起股骨头及其周围组织缺血,再次引发股骨头坏死,而且发生率很高。

【诊断要点】

1. 早期有疼痛性跛行,髋部、大腿或膝部酸痛和僵硬。活动后疼痛加剧,休息后缓解。

2. 压痛　髋部和腹股沟内侧压痛,股内收肌痉挛。可见大腿及臀部肌肉萎缩。

3. 活动受限　髋关节活动受限,尤以外展、屈曲、内旋活动受限明显。

4. X线摄片检查　早期髋关节囊球形肿胀,股骨头骨骺变小,骺线增宽,与颈部相连区域有不规则骨质疏松或囊性变,同时可有"新月征"及软骨下骨折(股骨头前外侧软骨下出现一个界限清楚的条形密度减低区),骨骺出现碎块或颗粒状影,股骨头扁平和股骨颈变宽短,且进行性加重。最后,疏松区重新钙化、碎块融合,再现骨小梁结构,股骨头呈扁平、宽大、半脱位和股骨颈呈宽而短畸形。晚期出现骨性关节炎改变。

(1)股骨头的变化:早期股骨头密度均匀一致地减低,或中央致密,边缘萎缩,高度略降低但不宽。碎裂及扁平化,骨骺破碎成点片状,有囊状间隙,形状及大小均不一致,与对侧对比密度增高,同时股骨头进一步扁平化。碎裂骨核的融合,标志愈合期的开始,骨核融合在一起,密度均匀一致。头扁平变大,病已愈但遗留有大而扁平的股骨头。除很少一部分严格不负重的可得到较正常的股骨头外,大部分病例股骨头畸形。

(2)骨骺颈的变化:早期,甚至股骨头发生畸形之前颈部即可出现畸形。颈部上端扩大,变短但不弯曲。上端在早期有疏松区,但在活动期变成规则的花纹状。

(3)关节腔的改变:早期关节间隙增宽,有时股骨头与坐骨的影像不再重叠而有间隙,正常时两者之间有少许重叠。

(4)髋臼的改变:由于股骨头形状改变引起髋臼底的改变,成不规则的凹陷,是由于膨大的圆韧带压迫引起。另外有不规则的骨疏松区及致密区。

【病因病机】

1. 瘀血阻滞　髋关节创伤,脉络损伤,血溢脉外,瘀血阻滞,气血不通,筋骨失养。

2. 脾肾虚损　某些慢性疾病,或长期使用肾上腺皮质激素,或饮酒过度,内伤脾肾,筋骨失养。

【辨证与治疗】

1. 瘀血阻滞

主症:有髋关节创伤时,髋关节疼痛,运动受限,活动后疼痛加重,髋部及股内侧有压痛。舌质紫黯,脉弦。

治则:活血化瘀,通经止痛。

2. 脾肾虚损

主症:髋关节疼痛,活动受限,腰膝酸痛,不耐劳累,肌肉萎缩。舌质淡,脉沉细。

治则:补益脾肾,濡养筋骨。

3. 治疗

处方:肾俞、居髎、环跳、髀关、足三里、三阴交。

瘀血阻滞者加:膈俞、次髎、委中;

脾肾虚弱者加:脾俞、肾俞、关元俞、太溪。

操作法:肾俞、足三里、三阴交直刺补法;居髎针尖向斜下方深刺,髀关针尖向斜上方深刺,环跳针尖向斜上方深刺;膈俞、次髎刺络拔罐,委中点刺出血;脾俞、关元俞、太溪针刺捻转补法;瘀血阻滞者在环跳与髀关或居髎与足三里用电针法,采用疏密波,通电 15~20 分钟;脾肾虚损者,灸脾俞、肾俞、足三里,并在居髎或环跳温针灸 1~3 壮。

方义:本处方的作用是解除和缓解疼痛,减少或避免肢体畸形的发生,恢复髋关节的功能。居髎、环跳、髀关属于局部取穴范畴,深刺使针感直达关节腔,疏通局部经络气血,促进血液循环,改善股骨头供血,有利于股骨头的恢复。瘀血阻滞者取膈俞、次髎刺络拔罐,活血化瘀,瘀血清除则新血可生,经脉通达,股骨头可得到精血濡养,有助于股骨头功能的恢复。脾肾损伤者取脾俞、肾俞、足三里、太溪针刺补法并灸,补脾胃以益气血生化之源,补肾气化生精髓,濡养筋骨。通过本治疗方案,疏通经络调理气血,改善股骨头的血液循环,使股骨头得到气血的荣养,精髓的濡养,有利于股骨头的再生和恢复。

【经验与体会】

1. 股骨头缺血性坏死是一种较难治疗的疾病 对于本病应及早治疗、彻底治疗,如果失去治疗机会便会导致下肢残疾。针灸是治疗本病的有效方法,为了更好的治疗本病,及时的缓解疼痛,避免肢体畸形的发生,可适当配合中药治疗。中药的主要作用是活血化瘀、滋补肾精、强筋壮骨,如当归、熟地、牛膝、骨碎补、桑寄生、续断、鸡血藤等。

2. 适当应用拔罐疗法有助于本病的恢复 拔罐可使局部组织高度充血,血流加快,血流量增加,调节微循环,加速局部组织的氧供与营养物质供给,促使体内废物与毒素的排出,提高新陈代谢水平与组织细胞的活动,同时还可通过神经-内分泌系统增强人体功能活动,促进免疫系统活跃与加速淋巴循环,均有利于股骨头缺血性坏死的恢复。拔火罐的部位如:肾俞、关元俞、八髎、居髎、环跳、髀关,每次选取 2~3 个穴位,持续 10 分钟左右,罐斑色出现深紫色效果较好,若罐斑无皮色改变触之不温,多为虚寒,需加用灸法方可取效。

第六节　弹　响　髋

弹响髋是指髋关节在做某些动作时,在髋部出现听得到或患者感觉到的弹响声,称为弹响髋。本病有关节内外之分,属于关节内者少见。本病多发生于青壮年,以长期站立者居多。

本病主要是由于紧张和肥厚的髂颈束与大转子发生摩擦所致。髂胫束是由阔筋膜(上端附着于尾骨、骶骨、髂嵴等部位)与阔筋膜张肌(起自髂前上棘)深浅两层筋膜以及臀大肌筋膜交织组成,向下越过股骨大转子后方与大腿外侧肌间隔密切相连,再向下止于胫骨外侧髁。

当长期站立行走可使髂颈束发生紧张而增厚时,其张力就明显增大,因此当髋关节做屈伸时,紧张肥厚的髂颈束与大转子发生摩擦,而发出弹响声。

【诊断要点】

1. 有长期站立等慢性劳损史。

2. 本病一般无明显体征,疼痛多不明显,亦不影响关节活动。但在步履时,髋部随着髋关节的活动出现明显的弹响声,给病人造成心理上的压力。

3. 主动屈伸髋关节时,或做髋关节内收内旋时,能在粗隆处摸到粗硬的肌腱从上滑过。

4. X线排除外骨关节病后变。

【病因病机】

《素问·宣明五气》说:"久立伤骨,久行伤筋。"长期的站立行走,伤气耗血,气血亏损,筋骨失养;或由于气血凝滞,筋骨失养,造成髂胫束紧张、痉挛、肥厚,增厚的髂胫束或臀大肌肌腱在髋关节做屈伸、内收或外旋时,勉强滑过股骨大粗隆,从而引起弹响声。

【辨证与治疗】

主症:病程迁延日久,髋部酸痛,肌肉萎缩,腿软无力,动则弹响,可触及僵硬的经筋。舌质淡,脉沉细。

治则:益气养血,疏通经络,濡养筋骨。

处方:脾俞、肾俞、关元俞、次髎、居髎、环跳、阿是穴、风市、阳陵泉、足三里。

操作法:脾俞、肾俞、足三里针刺补法;关元俞向脊柱斜刺,次髎、风市、阳陵泉平补平泻法;居髎、环跳刺向僵硬的髂胫束;阿是穴用刺络拔罐法。

方义:本病属于足少阳经筋病证。脾俞、足三里可补脾胃,益气血生化之源;肾俞可益肾气,生精血,濡养筋骨。关元俞、次髎、环跳、居髎、风市、阳陵泉疏通经络,调理气血,濡养少阳经筋,缓解痉挛。阿是穴是气血凝结的筋结之处,施以刺络拔罐法,可除瘀血的阻滞,疏通经络,除经筋之挛缩。

【经验体会】

1. 走罐法有利于本病的治疗 拔走罐的部位是髋部、腰骶部、大腿外侧足少阳经循行部位,拔罐的方法是先在拔火罐的部位涂活络油或软膏,之后将火罐拔在关元俞,然后推拉火罐沿足太阳经至大转子后方,再沿足少阳经至膝关节;或现将火罐拔在居髎穴,之后用力将火罐沿着足少阳经循行路线推拉至膝关节,往返数遍,至走罐区皮肤紫红色为度。因为走罐形成负压的吸拔、摩擦、牵拉、挤压对皮肤与肌肉的良性刺激,可使肌肤充血,毛细血管扩张,血液循环加强,提高了新陈代谢水平与组织细胞的活动,有利于髂胫束功能的恢复。

2. 配合推拿加快恢复 病人俯卧,在患侧臀部用深沉而和缓的滚法沿臀大肌方向治疗,同时配合髋关节后伸外展的被动活动,使臀大肌放松。再按揉和弹拨骶部及髂嵴外缘。然后病人侧卧,患肢在上,从阔筋膜张肌沿髂颈束到膝部,用滚法治疗,在阔筋膜张肌部手法宜深沉而缓和,到大腿外侧髂颈束处宜轻快而柔和。再弹拨髂前上棘上方的髂嵴部和大转子处的索状物。随后沿髂颈束按揉,手法宜缓和而有力。再用擦法沿大腿外侧髂胫束及臀大肌、阔筋膜张肌顺纤维方向治疗,以透热为度。在大转子部可加用热敷。

第七节 梨状肌综合征

梨状肌综合征是指因梨状肌损伤后其肿胀、痉挛的肌肉刺激、压迫周围血管和神经,尤其是坐骨神经而引起的综合征。梨状肌起始于骶骨前面的骶前孔外侧,经坐骨大孔向外达臀部,止于股骨大转子,有外旋髋关节的功能。梨状肌把坐骨大孔分为梨状肌上孔及梨状肌下孔。梨状肌上孔有臀上神经通过,梨状肌下孔则有坐骨神经、臀下神经、股后神经、阴部神经及臀下动、静脉通过。故当梨状肌损伤后肌肉充血、肿胀,挤压、刺激神经,尤其是粗大的坐骨神经而引起腰腿疼痛等症。

梨状肌起于骨盆经臀部止于大转子,属于足三阴经、足太阳经、足少阳经及其经筋分布区。

【诊断要点】

1. 有明显的外伤史或受寒着凉史,或有肩扛重物、或有久蹲、久站后下肢扭伤史。

2. 臀部或腰骶部疼痛与跛行 患者自觉腰臀部或单侧臀部疼痛或酸胀或冷痛,重者如"刀割样"疼痛,疼痛可放射到大腿后侧和小腿外侧。疼痛严重时不能入睡,行走不便或跛行。有时疼痛连及大腿后外侧、睾丸、会阴部;有时会阴部有坠胀感或排尿异常或阳痿。

3. 检查

(1)压痛:在梨状肌体表投影区有明显压痛,并可触摸到紧张、痉挛的肌腹。

（2）患侧下肢直腿抬高小于60°时疼痛明显,超过60°时疼痛反而减轻。

（3）梨状肌紧张试验阳性。患者仰卧,健肢伸直,患肢屈膝屈髋,足跟着床,使患肢过度内旋内收,牵拉梨状肌出现疼痛者为阳性。

【病因病机】

根据本病的梨状肌解剖部位和临床表现,臀部、腰骶部、大腿后侧、小腿外侧疼痛,病及足太阳经和足少阳经;疼痛可连及会阴部、睾丸,以及排尿异常、阳痿等,病及足三阴经。

1. 风寒湿邪痹阻经脉　风寒湿邪侵袭经脉,寒性凝滞,经络气血凝滞不通,不通则痛;湿性黏滞而属阴,黏滞使气血难以疏通则见局部肿胀;风性善行,则疼痛由髋部连及下肢膝踝部。

2. 扭伤经脉　当外展外旋位久蹲久站,或负重后外展外旋由蹲位站起时,用力过猛,扭伤经脉,血溢经外,血瘀气滞,导致梨状肌的充血、肿胀,阻滞足三阳经与足三阴气血的运行而发病。

【辨证与治疗】

1. 寒湿痹阻

主症:腰骶部、髋部疼痛,遇冷加剧,夜间加重,喜热畏寒,髋关节活动受限,走路跛行,甚或会阴部疼痛。舌质淡,苔薄白,脉弦紧。

治则:散寒除湿,祛风通络。

处方:大肠俞、次髎、阿是穴、环跳、殷门、阳陵泉、昆仑、三阴交。

操作法:诸穴均直刺捻转泻法,阿是穴用0.30mm×75mm（3寸）的毫针齐刺法深刺直达病所,环跳深刺并有触电感传导,次髎、阿是穴和环跳加用艾条灸5分钟,或温针灸3壮。留针30分钟。

方义:治疗本病根据"以痛为腧"和循经取穴的治疗原则,主要选取足太阳经和足少阳经经穴为主,祛除邪气疏通经络,疼痛可解。加用灸法,温经祛寒,加强调理气血疏通经络的作用。血得热则行,温灸可改善微循环,调整毛细血管的通透性,促进疼痛物质的吸收,从而缓解疼痛。会阴部疼痛,病及足三阴经,配三阴交既可治疗三阴经病痛,又可除湿利尿。

2. 血瘀气滞

主症:损伤之后,髋部疼痛,肿胀刺痛,动则痛甚,痛及下肢。舌质有瘀点,脉弦。

治则:活血祛瘀,疏通经脉。

处方:大肠俞、次髎、阿是穴、环跳、殷门、委中、阳陵泉、三阴交。

操作法:诸穴均直刺泻法,大肠俞、次髎、委中刺络拔罐,阿是穴用齐刺法,环跳深刺并有触电感传导,加用电针,选用疏密波,通电30分钟。

方义:本病是瘀血阻滞经脉所致,宗《素问·针解》"菀陈则除之者,出恶血也"，故于大肠俞、次髎、委中刺络拔罐祛除恶血，疏通经络。加用电针，使用疏密波，可促进血液循环，改善组织营养，增强新陈代谢，帮助组织修复，消除疼痛有良好作用。

【验案举例】

案例1

Tiziano，男，35岁，职员，2009年10月6日就诊。

主诉：左臀部疼痛伴下肢麻痛1个多月。

病史：1个月前不明原因的出现左臀部疼痛，连及左大腿后侧和小腿外侧，疼痛剧烈难忍，呈冷痛性质，行走困难。曾外敷膏药和内服止痛药效果不明显。检查：腰椎生理曲度存在，腰椎及腰椎棘突旁无明显压痛，左臀部肌肉轻度萎缩，左梨状肌投影处有明显压痛，屈颈试验阴性，梨状肌紧张试验阳性，直腿抬高试验右侧阴性，左侧小于60°时疼痛明显，大于60°时疼痛消失。舌质淡，苔薄白，脉弦紧。

诊断：梨状肌综合征（寒湿型）。

治疗：主要穴位有大肠俞、次髎、阿是穴、环跳、阳陵泉、悬钟。针刺方法：大肠俞向脊柱斜刺50mm左右，并有麻感向下传导；次髎直刺50mm左右，有触电感向下肢传导，术后拔火罐；阿是穴用齐刺法，采用0.30mm×75mm（3寸）毫针在阿是穴的中心深刺直达梨状肌，然后在第1针两旁1~2寸处各深刺1针，3针均在梨状肌的投影区，要求局部有酸麻胀感，之后在第1针处温针灸3壮；环跳、阳陵泉直刺捻转平补平泻法；针悬钟直透三阴交，捻转平补平泻法。

采用上述方法治疗6次后明显好转，10次后痊愈。随访1年无复发。

案例2

梨状肌损伤继发阳痿一例报告

宁某，男，40岁，1979年12月24日初诊。

主诉：左腰臀部疼痛并阳痿6年余。

病史：1974年初，因坐单车跌跤，当即左腰臀部剧痛难忍，阴部牵引痛。曾在公社卫生院及县医院用药酒外擦局部和内服三七粉、云南白药等，腰臀痛渐减。但自此以后阴部常隐痛，遇劳则神疲、遗精、甚则滑泄，小便余沥不尽，腰膝酸软，临房阴器举而不坚，甚或没有性感。婚后6年仍无子。经多种中西药（如右归丸、五子衍宗丸、海狗、狗鞭、甲睾酮）以及针灸等治疗，均未奏效。既往身体健康。家族中无类似病史。

检查：一般情况尚好。腰椎生理弯曲存在，鸭步跛行，腰4~5椎左侧压痛，腰4棘突向左偏歪，左臀部肌肉萎缩，左臀上皮神经压痛不明显，左梨状肌体表投影区触及条索状物，触之，钝厚，压痛明显，触压梨状肌腹时阴部隐痛加重，两髂后下棘等水平，骶夹角不增大，直腿抬高试验左65°，右80°，4字征阴性，蹞趾背屈试验阴性,咳嗽征左阳性,右阴性。X 线摄片示:腰椎生理曲线存在,腰 3、4、5 椎体边缘唇状骨刺增生,腰 4 椎棘突向左偏歪。

诊断:①左梨状肌损伤综合征;②阳痿。

治疗:以手法治疗为主,先用旋转复位法将腰椎偏歪复正,然后用单拇指对患侧梨状肌行分筋理筋手法。辅以龟鹿补肾丸,每次 2 粒,日服 3 次,连服 30 天。术后嘱病人用热醋半斤熏洗腰臀部,一天熏洗一次,共 12 次。

第 1 次手法后,阴部隐痛及小便余沥消失。第 2 次手法后虽遇劳累不再遗精或滑泄,腰膝酸软已不复出现。第 3 次手法后阴器能勃起。经 12 次手法治疗后,已能过正常性生活,现爱人已怀孕 4 个多月。

【经验与体会】

1. 齐刺法是治疗本病的有效方法　本病属于中医痹证范畴,病变部位较深,属于经筋病,所以要深刺之,使针感直达病所;病变范围较大,所以用齐刺法,三针齐刺加强了受刺穴位的刺激量,扩大了受刺穴位的作用范围,增大了治疗范围,增强了通经止痛的作用,所以用齐刺法"以治寒气小深者"。

2. 三阴交透悬钟有立竿见影之效　用 0.30mm×60mm 的毫针,针健侧三阴交透向悬钟,得气后用捻转手法,在施行手法的同时,令病人活动患肢,直腿抬高,边捻转针边活动患肢,一般 3 分钟后可明显减轻。留针 30 分钟,留针期间,每 5 分钟操作 1 次。梨状肌起始于骶骨前面的骶前孔外侧,穿过坐骨大孔,止于股骨大转子,也就是说梨状肌起于骨盆止于大转子,骨盆属于足三阴经范围,大转子属于足少阳经范围,所以用三阴交透悬钟可治疗梨状肌综合征,且有良好效果,对于扭伤引起的梨状肌综合征的急性期效果尤为显著。

3. 创伤性梨状肌综合征电针有良好效果　因为电针能产生极强的镇痛效果,并可引起肌肉有节律的收缩,加强血液和淋巴循环,改善局部组织营养有利于组织的修复。常用的穴组有:阿是穴与阳陵泉、阿是穴与三阴交、环跳与阳陵泉等。

4. 病情严重或顽固者可配合推拿手法或中药　急性期经属于气血瘀滞者可用桃红四物汤加牛膝、乳香、没药、香附、青皮等品;慢性期,病久体虚,经络不通,痛点固定,臀肌萎缩,治宜补气养血,舒筋止痛,可用当归鸡血藤汤加黄芪、白术、牛膝、五加皮等。

第八节　臀上皮神经疼痛综合征

臀上皮神经疼痛综合征是腰腿痛中见的病,是该神经病变后产生的一种疼痛症状。臀上皮神经多数认为由腰 1~3 脊神经后支所发出的一组皮肤分支。它穿过腰部的肌层、背阔肌腱膜,向下越过髂嵴中部,穿出臀筋膜到表层分布在臀上部皮肤。腰骶部扭转、屈伸导致臀上皮神经损伤、离位,引起本病,中医称"筋出槽"。隶属于足太阳经与足少阳经病证。

臀上皮神经从起始到终止,大部行走在软组织中。在腰神经穿出椎间孔后,经横突部、骶棘肌、腰背筋膜,跨越髂嵴,进入臀部。臀上皮神经在髂嵴部位有骨纤维性管所固定,神经由此孔道穿过,该孔道对神经起保护作用,以免遭受挤压。但该孔道因病理情况而致缩窄时,也能导致压迫神经而出现臀部疼痛。臀上皮神经在进入臀部后仍在浅筋膜中走行,向下可达到腘窝平面之上。

【诊断要点】

1. 大部分病人有腰骶部的急性损伤或慢性劳损史。部分病人有感受"风寒"史。

2. 疼痛是本病的主要症状,所有病人均有下腰部及臀部疼痛,及大腿后侧部牵拉样疼痛,但多不超过膝关节。

3. 活动障碍,病人弯腰、转腰活动受限。起坐困难,由端坐位改为直立位或由直立位坐下时,感到腰部"用不上力",多不能直接站起或坐下,常需双手支撑膝部或扶持他物勉强坐起。

4. 检查

(1)患侧腰肌紧张或呈板状痉挛,无固定压痛点。

(2)髂嵴中点直下 3~4cm 处可触及自上而下走行的条索状物,按压时疼痛难忍,疼痛可向下肢放射,一般不超越膝关节。

(3)臀上神经分布区有压痛。

(4)直腿抬高试验阳性,加强实验阴性。

(5)X 线检查腰椎生理曲度可改变。CT、MRI 无明显神经受压征象。

【病因病机】

根据臀上皮神经损伤的临床表现,下腰部、髋关节部、下肢后外侧疼痛,可知本病的病变部位主要在足太阳和足少阳经筋。足太阳经筋结于臀,上夹脊;足少阳经筋结于骶部,经髋关节上胁肋。足太阳经筋约束腰骶部的屈伸,足少阳经筋约束腰、髋关节的旋转,所以弯腰旋转时易造成损伤。

1. 瘀血阻滞　扭挫伤或创伤损伤经脉、经筋,血溢脉外,瘀血阻滞,经气不通则痛。若瘀血经久不散,淤积为块,按之则成绳索状。

2. 寒湿痹阻　寒湿痹阻足太阳、少阳经筋,寒主凝滞,气血运行迟缓,筋肉僵硬,当弯腰旋转时,容易造成经筋、经脉损伤。

总之,寒湿痹阻是本病的诱因,扭挫创伤,瘀血阻滞是本病的主要病因病机。

【辨证治疗】

1. 瘀血阻滞

主症:腰髋部疼痛,疼痛连及大腿股部,疼痛剧烈难忍,腰部屈伸和旋转受限,站起和下坐困难,有扭挫伤史,舌质黯或有瘀点,脉弦。

治则:活血祛瘀,疏通经络。

处方:夹脊 L$_2$、肾俞、大肠俞、阿是穴、委中、阳陵泉。

操作法:夹脊穴直刺 1.1 寸左右,得气后有麻感向臀部传导,捻转泻法;大肠俞、肾俞直刺捻转泻法;阿是穴用刺络拔罐法,委中用三棱针点刺出血,出血量掌握在血的颜色由黯红变鲜红为止;阳陵泉直刺捻转泻法。大肠俞与阳陵泉或阿是穴与阳陵泉加用电针,疏密波,通电 30 分钟。

方义:本证是由于瘀血阻滞太阳少阳经脉所致,故治取阿是穴刺络拔罐出血、取委中点刺出血,清除恶血,通络止痛,为治疗本病的主穴和主法。阳陵泉是足少阳经的“合”穴,又是筋之会穴,有疏解少阳经气,主治筋病的作用,为治疗本病的主要配穴。夹脊穴、肾俞、大肠俞是臀上皮神经出于脊髓和经过的部位,属于局部取穴范畴。

2. 寒湿痹阻

主症:腰髋部疼痛,疼痛连及大腿和股部,疼痛剧烈,痛而拘紧,腰腿部喜热恶寒,遇热痛减,腰髋部活动受限,起坐困难,髂嵴下有明显的压痛、条索和结节。舌苔薄白,脉弦紧。

治则:温经散寒,祛湿止痛。

处方:夹脊穴 L$_2$、肾俞、大肠俞、次髎、阿是穴、阳陵泉、委中。

操作法:阿是穴用齐刺法,术后艾条灸 5 分钟,或用温针灸。温针灸的方法,取艾条剪成 1.5cm 长的小段,在小段的中央扎一个小洞,然后插在针柄上,从艾条的下端点燃,病人感到烧灼时,在穴位上垫纸片,每次灸 2~3 壮。阳陵泉直刺泻法,肾俞、委中用龙虎交战手法,术后再用艾条灸肾俞 5 分钟。夹脊穴和大肠俞直刺泻法。4 穴配合,温通足太阳、少阳经脉,是治疗本病的主穴。

方义:本证是寒湿邪气入侵足太阳、少阳经脉所致,治取肾俞与委中、阿是穴(位于少阳经)与阳陵泉,并加用灸法,温经祛寒利湿通络,是治疗本病的主穴,温可祛寒散结,正如《素问·调经论》说:“血气者,喜温而恶寒,寒则泣不能流,温则消而去之。”夹脊穴与大肠俞位于臀上皮神经出于脊髓部位的出口和行走处,属于局部取穴范畴。

【验案举例】

马里奥,男,45 岁,意大利那不勒斯人,2008 年 3 月 17 日初诊。

主诉:右侧腰髋部疼痛 3 个月。

病史:3 个月前工作劳累后出现右侧腰髋部疼痛,经磁共振检查无脊椎病变,曾用过药物和理疗,病痛无明显改变。弯腰及起坐困难,疼痛连及大腿部,腰腿部恶寒喜热,夜间疼痛加重。

检查:腰椎侧弯和屈伸活动受限,腰椎无明显侧弯,右侧腰肌紧张、僵硬,右侧髂嵴中部下两横指处可触及条索状物,有明显压痛,并向大腿后外侧扩散,直腿抬高试验阴性。舌苔薄白,脉弦紧。

诊断:臀上皮神经痛(寒痹)。

治则:温经散寒,通经止痛。

处方:夹脊穴 $L_{2\sim3}$、肾俞、大肠俞、腰眼、阿是穴、环跳、阳陵泉。

诸穴均用龙虎交战手法,阿是穴用 0.30mm×50mm 的毫针齐刺法,针刺得气后在中间的 1 针行温针法,剪 2cm 长的艾条,插在针炳上,从艾条下点燃,病人感到烧灼时,在穴位上垫纸片,每次灸 2～3 壮。经用上述方法治疗 8 次后疼痛消失,又巩固治疗 2 次经检查无阳性体征发现,病告痊愈。

【经验与体会】

1. 刺络拔罐法　对于急性臀上皮神经痛有良好的效果,尤其适用于扭挫伤引起者。先在足窍阴穴用三棱针点刺出血 6～8 滴,然后在髂嵴下找到疼痛的条索或结节,用三棱针点刺出血,并拔以火罐,增加其出血量,留罐 5～10 分钟。也可在点刺出血后于局部行闪罐法,闪罐法对促进血液循环消除瘀血有更强的作用。

2. 中渚对治疗急性臀上皮神经疼痛有良好效果　根据臀上皮神经疼痛位于髂嵴部,该部属于足少阳经循行部位,取手少阳经中渚治疗,属于同名经取穴。中渚是手少阳经"输穴","俞主体重节痛",且阳经"输穴"配五行属于木,木主风又应于肝,肝主筋,故中渚有散风通络舒筋止痛的作用。据此作者用中渚治疗急性臀上皮神经痛 62 例,经 3 次治疗疼痛消失者达 53 例,有明显效果。方法是用 0.30mm×40mm 的毫针,沿经脉循行方向斜刺,得气后行捻转手法,使针感沿经传导,如能过肘肩效果较好。针感传导后,用龙虎交战手法 1～2 分钟,同时令患者活动疼痛的部位。

3. 患处齐刺法并温针灸对慢性患者有较好的效果　在髂嵴中间下找到疼痛的条索或结节,取 0.30mm×60mm 的毫针直刺患处,再于左右两侧 1.5cm 处各刺 1 针,于中间 1 针行温针灸 2～3 壮。

4. 注意检查腰部压痛点　臀上皮神经疼痛综合征多表现以髂嵴部疼痛为主,往往忽视腰部的检查和治疗,而腰部的检查和治疗是非常重要的。臀上皮神经从脊神经椎间孔分出后,经横突骨表层、骶棘肌、筋膜下段到达臀部,腰部脊椎的病变、横突的病变以及肌肉的病变,均可影响的臀上皮神经,尤其是腰椎第三横突软组织损伤极易并发臀上皮神经疼痛综合征,在临床上是常见的。所以在本病的诊断和治疗时,全面检查尤其是腰部的检查是不能忽视的。

第九节　股内收肌综合征

股内收肌综合征是临床常见的运动损伤性疾病,多因髋关节过度外展、骤然牵拉或反复牵拉股内收肌群,形成损伤。该病以大腿内侧疼痛、活动受限为主要症状。

股内收肌群位于大腿内侧,共有五块,浅层有耻骨肌、长收肌、股薄肌,中层有短收肌以及深层的大内收肌,共同完成大腿的内收运动。所以本病属于足三阴经脉、经筋病证。

【诊断要点】

1. 有股内收肌外伤史,或因劳累后感受风寒湿邪而引发。

2. 大腿内侧、耻骨部疼痛,内收外展时疼痛加重,甚或功能障碍。

3. 站立、下蹲时疼痛剧增,行走跛行,脚尖不敢着地。

4. 检查

(1)内收肌紧张并有广泛压痛,耻骨部及内收肌起点处压痛明显。

(2)屈膝、屈髋分腿试验阳性;患侧"4"字试验阳性;股内收肌抗阻力试验阳性。

(3)X线检查:早期无异常发现,可排除肌肉起始部的骨块撕脱,当内收肌处显示有钙化阴影时,表示内收肌已发生骨化性肌炎。

【病因病机】

1. 大腿突然强力外展,骤然外展,如在练习劈腿、跨木马等动作时,使大腿过度外展,损伤经脉,瘀血痹阻,发为疼痛。

2. 反复用力内收大腿,引起内收肌劳损,卫外不固,风寒湿邪乘虚而入,气血痹阻,经筋失养而痉挛,发为疼痛。

3. 本病位于大腿的内侧,根据《灵枢·经筋》记载应属于足三阴经脉、经筋病证。足太阴经筋"络于膝内辅骨,上循股阴,结于髀,聚于阴器,上腹结于脐。"足少阴经筋"上结于内辅之下,并太阴之筋,而上循股阴,结于阴器,循脊内⋯⋯。"足厥阴经筋"上结内辅之下,上循阴股,结于阴器,络诸筋。"

【辨证治疗】

1. 瘀血痹阻

主症:髋关节拉伤之后,股内侧突然疼痛,走路跛行,足尖不敢着地,耻骨部及大腿内侧有明显的压痛,外生殖器疼痛。舌苔薄白,脉弦。

治则:活血祛瘀,舒筋通络。

处方:中极、足五里、阴包、血海、三阴交、太冲、隐白、大敦。

操作法:先用三棱针在隐白、大敦点刺出血,每穴挤出血3~5滴,再于阴包、血海穴用刺络拔罐法,即用梅花针叩刺出血,然后再拔罐6~10分钟。足五里与血海链接电疗机,用疏密波,通电20~30分钟,强度以病人能忍受为度。其余诸穴均用捻转泻法,留针30分钟。

方义:本证是由于瘀血痹阻经脉所致,病及足三阴经,所以取足太阴经井穴隐白、足厥阴经井穴大敦点刺出血祛瘀通络,井穴是阴阳经交会之所,有较强的调理气血和疏通经络的作用,再配以病变局部刺络拔罐增强祛瘀通络的作用。本证病及足三阴经故取足三阴经的交会穴中极、三阴交活络祛瘀通经止痛。

2. 寒湿痹阻

主症:股内侧疼痛,走路跛行,足尖不敢着地,腹部疼痛,生殖器官疼痛,会阴部疼痛,尿频带下,腰骶疼痛,舌苔白腻,脉弦而紧。

治则:温经散寒,祛湿止痛。

处方:中极、急脉、箕门、曲泉、阴陵泉、三阴交、太白、次髎。

操作法:诸穴均用直刺泻法,其中急脉、箕门、曲泉、次髎用龙虎交战手法,留针 30 分钟。术后在次髎、中极、箕门、急脉用艾条灸 3~5 分钟。

方义:本证是风寒湿邪痹阻足三阴经,遵"经脉所过,主治所及"的原则故治取足三阴经穴为主。诸穴的主要作用是祛湿通经止痛,在配以灸法温散风寒。诸穴相配可达祛除邪气通经止痛的功效。

【验案举例】

Massimo,男,27 岁,2008 年 3 月 11 日初诊。

主诉:右大腿内侧疼痛 3 周。

病史:3 周前连续 2 天练习骑马,之后出现大腿内侧僵硬、疼痛,家庭医生建议用冰袋外敷。开始疼痛稍有缓解,以后疼痛又逐渐加重。目前除股内侧疼痛外,又出现腹痛和睾丸抽搐,心情恐惧,救助于针灸。

检查:大腿主动内收外展时疼痛加重,耻骨部压痛,股内侧肌肉僵硬压痛,足五里、箕门和股骨内上髁有明显压痛,诊脉弦紧。

治疗:温经散寒,通经止痛。取中极、足五里、箕门、曲泉、三阴交、大敦。针刺泻法及龙虎交战手法,灸中极、箕门、足五里各 5 分钟。上述方法经 6 次治疗后疼痛明显好转,10 次治疗后痊愈。

【经验与体会】

1. 急性股内疼痛综合征用同经相应取穴法治疗,效果好见效快,应先在同侧相应的井穴点刺出血,然后在对侧上肢的肩内侧寻找相应的穴位或阿是穴(具体方法见总论)。

2. 慢性股内收肌综合征重用灸法和齐刺法效果良好。先寻找阿是穴,确定准确的部位,用齐刺法针刺,得气后行艾条温和灸不少于 5 分钟。

3. 治疗期间病人不宜久站久行,尤其避免下肢外展、内收活动。并注意下肢保暖。

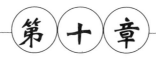

膝部筋骨疼痛

膝关节是全身关节中结构最复杂、最大、所受杠杆作用最强,负重较多,不太稳定,容易损伤的屈戎关节,所以膝关节病为临床常见病。

【解剖生理】

1. 关节与韧带　膝关节由股骨、胫骨和髌骨构成。关节的稳定性则由骨、韧带和肌肉来维持。

膝关节包括由股骨下端和胫骨上端构成的内侧和外侧胫股关节以及由髌骨和股骨滑车构成的髌股关节。股骨下端分为内、外髁和髁间窝;胫骨上端有内外胫骨平台和髁间隆起;髌骨位于股骨内、外髁的前面。三骨被韧带、关节囊和关节外部肌肉、肌腱紧密联系,构成坚强有力的膝关节。

膝关节的韧带和关节囊是保护膝关节及其稳定的重要结构。膝关节的韧带坚强柔韧,不易断裂,关节囊内面有滑膜覆盖,为人体最大的滑膜腔,髌上方为滑膜的反折部,对维护膝关节的屈伸活动有重要作用。

半月板是位于股骨踝与胫骨平台之间的纤维软骨,附着于胫骨内外踝的边缘,因其边缘较厚而中央部较薄,故能加深胫骨踝的凹度,以适应股骨踝的凸度,使膝关节稳定。

髌下脂肪垫为三角形,位于髌韧带与胫骨前上端所形成的三角形区域之间,有充填空隙,滑润关节的功能。脂肪垫肥厚或与周围组织发生粘连时,可侵入关节间隙,引起膝关节内的功能紊乱。

膝关节内有前后十字韧带,关节外为内、外侧副韧带。

十字韧带在股骨内、外髁之间,两者相互交叉,故名为十字韧带。前十字韧带起于胫骨棘的前侧,向后、上、外,止于股骨外髁的内面。后十字韧带起于胫骨棘的后侧,向后、上、内,止于股骨内髁的外面。当膝关节完全伸直时,该二韧带完全紧张,将膝关节拉紧,到达最后稳定。前十字韧带防止胫骨向前移位,后十字韧带则防止胫骨向后移位。

内侧副韧带呈三角形,桥架于股骨内髁与胫骨内髁之间,其内面与内半月板的中后部的外缘紧密相连。当膝关节伸屈活动时,韧带在股骨内髁上前后滑动。膝关节完全伸直与完全屈曲时,韧带均保持紧张,但半屈位时,韧带松弛,关节不稳定,易受损伤。

外侧副韧带起于股骨外上髁,止于腓骨头,韧带与半月板之间无联系,被疏松结缔组织相隔。屈膝时,此韧带松弛,伸至150°时,开始紧张,完全伸直时最紧张,可防止小腿内收及旋转活动。

膝关节的韧带坚强柔韧,不易断裂,在功能活动中,总有一个或一个以上的韧带保持紧张,以维护膝关节的稳定。

2. 肌肉与神经　膝部肌肉,以股四头肌最为重要,主要是伸膝功能,由股直肌、股外侧肌、股中肌和股内侧肌构成,并以腱联合部止于髌骨上缘,借髌腱止抵于胫骨结节,为伸直膝关节重要的装置。其拮抗肌为腘绳肌,主要功能时屈膝。髌骨位于髌腱的上方、膝关节的前侧,有增强股四头肌的伸膝功能。当股四头肌收缩时,牵拉髌骨向上,既可防止髌骨向外滑脱,又能拉紧膝前筋膜,防止脂肪垫嵌入关节间隙。故治疗膝关节损伤时,须注意加强股四头肌锻炼,防止肌肉萎缩,是保护膝关节功能的关键。

膝关节附近的神经为胫神经和腓总神经,此二神经为坐骨神经在腘窝上部的分支。胫神经分出后,向下在腘肌的下缘进入比目鱼肌,发出肌支。腓总神经自坐骨神经分出后,向下在股二头肌与腓肠肌外侧头之间离开腘窝。在深筋膜的下方绕过腓骨头外侧,向前内穿过腓骨长肌的起点,分为浅、深二支。由于解剖上的特点,在外侧副韧带损伤或胫骨内髁骨折时,腓神经易遭受牵拉性损伤,且损伤以后不易恢复。

中医称膝关节为"膝骱",由于膝关节周围筋肌结构甚多,故古人称"膝为筋之府"。临床上膝关节筋伤最为多见,对膝关节损伤的处理,应从全局观点出发,既要合理地治疗原发性局部损伤,又要从整体出发辨证论治,以及功能的锻炼,这样才能使膝关节的功能得以恢复。

【检查】

1. 形态检查

(1)站位检查:正常人立正姿势时,两膝两踝皆能靠拢。若站立时两侧股骨内侧髁靠拢,两内踝分离,为膝外翻;若站立时两足内踝靠拢,两膝分离,为膝内翻。膝内翻或膝外翻畸形常见于佝偻病、股骨下端骨折、胫骨上端骨折、大骨节病等。

站立时膝关节明显过伸,称膝反张,常见于小儿麻痹症、膝十字韧带断裂、坐骨神经麻痹等。

(2)仰卧位检查:主要检查膝关节有无肿胀,关节内有无积液,若有积液浮髌试验阳性。

(3)俯卧位检查:检查腘窝有无压痛和肿物,腘窝囊肿是常见的疾病。

2. 疼痛检查　检查时使膝关节伸直并产生疼痛是关节面的病变,若最大限度的屈曲膝关节产生胀痛是膝关节水肿或滑膜炎病证。检查时使膝关节内翻，若膝关节外侧疼痛是膝外侧软组织病变;使膝关节外翻时内侧疼痛,是内侧软组织病变。当膝关节外翻时并伸直下肢,若产生外侧疼痛,表明股骨外髁或外侧半月板病变;反之,膝关节内翻并伸直下肢时膝内侧疼痛,表明股骨内髁或内侧半月板病变。

膝关节表面软组织较少,压痛点的位置往往就是病变的位置,所以检查压痛点对病变的定位有重大的意义。膝关节常见的压痛点有:

(1)内侧副韧带压痛点,在股骨内上髁结节处;

(2)外侧副韧带压痛点,在腓骨小头上方的索条上;

(3)半月板损伤压痛点,在膝眼处;

(4)脂肪垫损伤压痛点,在髌韧带两侧;

(5)髌韧带损伤压痛点,在胫骨粗隆上方;

(6)胫骨结节软骨炎压痛点,在胫骨粗隆处;

(7)髌上囊的压痛点,在髌骨上缘。

3. 功能检查

(1)膝关节自动运动检查

中位:即膝关节伸直位,髌骨朝前,为0°。

屈位:即小腿后部与股骨后部相贴,约120°~150°,在下蹲位时较清楚。

伸位:在站立位较清楚,可伸至0°。女性可有轻度过伸运动,约为5°~10°。

(2)膝关节被动运动检查

过伸试验:病人仰卧位,下肢伸直,检查者一手压住股骨下端,另一手抬起小腿,使膝关节伸直或过伸。如膝关节出现疼痛,可怀疑半月板前角损伤或髌下脂肪垫损伤。

屈位试验:病人仰卧位,检查者一手固定其大腿下端,另一手推压小腿下端,使其屈膝,直至足跟接触到臀部为止。如膝关节出现疼痛,可怀疑半月板后角损伤或膝关节滑膜炎。

膝关节屈伸运动受限,主要见于膝内疾患。

4. 特殊检查

(1)浮髌试验:病人平卧,患肢伸直放松,一手按在髌骨上方并向髌骨下方挤压,另一手食指按压髌骨,一压一放,反复数次。若按压髌骨有浮动感,说明关节腔内有积液。

(2)半蹲试验:病人站立并逐渐下蹲,如有髌骨软骨病则会出现膝痛、膝软的感觉。

(3)侧方推拉试验:此试验是诊断膝关节侧副韧带损伤或断裂的方法。检查外侧副韧带时,将大腿向外推,小腿向内拉,使外侧副韧带紧张,如膝外侧出现疼痛即可诊断。检查内侧副韧带损伤时,将大腿向内拉,小腿向外推,如膝内侧出现疼痛即可诊断。

(4)研磨试验:此试验是鉴别侧副韧带损伤与半月板损伤的方法。检查时,病人取俯卧位,健侧下肢伸直,患侧屈膝90°。助手将大腿固定,检查者两手握住患足,按下列顺序进行检查:

1)旋转:将小腿向内外旋转,侧副韧带损伤或半月板损伤都可能产生疼痛。

2)研磨:先将小腿向下压,使侧副韧带松弛,半月板处于受挤压状态,然后旋转小腿。如果有半月板损伤,则会出现剧痛;而侧副韧带损伤则不会出现疼痛。

3)提腿:将小腿提起,此时侧副韧带处于紧张状态,而半月板则减少了挤压。然后旋转小腿,若有侧副韧带损伤则会产生剧痛,而半月板则不会产生疼痛。

(5)抽屉试验:主要用于检查膝关节内十字韧带的断裂,因十字韧带断裂后,胫骨可发生前后脱位,称为抽屉征。检查时,病人仰卧,患侧膝关节屈曲90°,并固定其足不可移动,再将小腿上端置于正常位置,然后开始检查。将小腿向前拉或向后推,如果小腿上端能向前拉动,即为前抽屉试验阳性,表明前十字韧带断裂;如果小腿上端能向后推移,即为后抽屉试验阳性,表明后十字韧带断裂。

第一节　半月板损伤

半月板损伤是膝关节中最常见的损伤。多发生于青年人。

半月板位于膝关节间隙,有内侧半月板和外侧半月板。内侧半月板为"C"形,其后半部连于胫侧副韧带,故前半部松弛,后半部固定,扭转外力易造成交界处损伤。外半月板近似环形"O"。其前角附着于胫骨髁间隆起的后方,在内侧半月板后角附着点的前方。前后二角的附着点比较接近,且其外侧不与外侧副韧带相连,因而外侧半月板活动度较大;而正常膝关节有轻度外翻,所以外侧半月板受的压力亦大,故股骨外髁做前后滑动及旋转活动时,易发生损伤。

半月板随膝关节活动而发生移动,膝关节伸直时,半月板向前移动;屈曲时,半月板向后滑动;旋转时,半月板一个向前,一个向后。膝关节屈伸时,半月板紧贴胫骨平台关节面上,股骨内外踝关节面在半月板上面做前后运动。膝关节旋转时,半月板与股骨内外踝关节面紧紧相贴,胫骨平台在半月板下面做旋转活动,容易造成损伤。

【诊断要点】

1. 病人多有膝关节急性损伤史。受伤当时,膝关节有响声与撕裂感,随后立即疼痛。

2. 患肢肿胀、疼痛,不能主动伸直。

3. 病人行走时,膝软,乏力,自感关节稳定性差,在上、下楼或在高低不平的道路上行走时,多有险些摔倒的现象。

4. 部分病人有关节交锁现象,即行走时突然感觉有异物卡在关节内,不能屈曲与行走,需自己慢慢活动膝关节或由他人按摩解锁后,才能继续行走。

5. 在关节间隙平面内侧或外侧有压痛点。慢性病人膝关节屈伸时,有弹响声。

6. 慢性期有肌肉萎缩,以股四头肌萎缩最为突出。

7. 检查

(1)急性期膝关节肿大,慢性期股四头肌萎缩,以股内侧肌最明显。

(2)关节间隙有固定压痛:当压痛发生在主诉疼痛部位与半月板解剖部位相符时,具有较大的诊断意义。

(3)麦克茂来氏试验(半月板弹性试验)阳性:检查者一手掌放患膝前面,另一手握足跟,外旋足部内收小腿,做屈伸膝关节活动,膝内侧有弹响与疼痛者,为内侧半月板破裂;反之,内旋足部,外展小腿,屈伸膝关节活动,膝外侧有弹响和疼痛者,为外侧半月板损伤。膝关节在全屈位弹响和疼痛,为后角损伤;屈膝90°弹响和疼痛,为全部破裂。

(4)指压试验(克勒吉-布德氏检查法):这是检查半月板前角和边缘撕裂的较好办法。检查者给病人做膝关节的屈伸、旋转活动,拇指尖给半月板一定的压力,压痛点即为半月板损伤部。膝眼压痛为前角损伤;膝关节内、外侧间隙压痛,应考虑半月板边缘撕裂。

【病因病机】

在足部固定的情况下,膝关节在半屈曲位时,做内收、外展,或内外旋转,这时半月板卡在股骨髁和胫骨平台之间,若突然伸直或屈曲膝关节,半月板受到股骨和胫骨的夹挤、研磨,造成损伤。

半月板损伤的主要病因病机是扭伤筋肉,损伤血脉,血溢脉外痹阻经络发为疼痛、肿胀和功能障碍。或因瘀血阻滞脉络,卫外不固,湿浊入侵,蕴结成痰,痰瘀互结,病变日久不愈。或素体肝肾亏损,复加瘀血阻滞,筋骨失养,日久不愈。根据半月板病变的部位,外侧半月板损伤应属于足阳明经病证,内侧半月板损伤应属于足太阴经病证。

【辨证与治疗】

1. 瘀血阻滞

主症:膝关节肿痛,关节交锁,局部明显压痛,按之痛甚,屈伸受限,舌质黯红,脉弦。

治则:活血祛瘀,疏通经络。

处方:鹤顶、膝眼、足三里、阳陵泉。

加减:外侧半月板损伤加梁丘、厉兑;

内侧半月板损伤加血海、三阴交、隐白。

操作法:屈膝120°,针鹤顶用40mm(1.5寸)毫针,向髌骨下斜刺25mm(1.0寸)左右,有针感向膝关节内传到,捻转泻法。针膝眼时应使针尖直达病变部位,捻转泻法。足三里、阳陵泉、梁丘、血海、三阴交直刺泻法。厉兑、隐白用三棱针点刺出血。

方义:本证是由于扭伤筋脉、瘀血阻滞所致,所以治疗的关键是活血祛瘀,取厉兑、隐白用三棱针点刺出血,意在破血祛瘀疏通经脉。厉兑配五行属于金,内应于肺,宗气藏于胸中以贯心脉,行血通脉,行血可祛瘀,通脉可除瘀血之痹阻。隐白配五行属于木,内应于肝,肝藏血,肝主疏泄,有疏通、调理全身气机的作用,进而促进气血的运行,气行则血行,故隐白有活血祛瘀的作用。外侧半月板损伤者病在阳明经,故治取阳明经穴为主;内侧半月板损伤者,病在足太阴经,故治取太阴经穴为主。其他穴位均属于局部取穴范畴。

2. 痰瘀互结

主症:损伤日久不愈,或手术之后,症见膝关节肿胀,酸痛乏力,屈伸受限,肌肉萎缩,舌质胖大色黯,舌苔白腻,脉滑。

治则:温化痰浊,祛瘀通络。

处方:鹤顶、血海、膝眼、足三里、阳陵泉、气海、丰隆、三阴交、太白。

操作法:鹤顶、膝眼、足三里、阳陵泉的操作法见瘀血痹阻证。血海直刺泻法并加刺络拔罐。气海直刺捻转补法,丰隆捻转泻法,三阴交、太白平补平泻法。膝眼加用灸法。

方义:本方的宗旨是活血祛瘀、健脾化痰、通经止痛。血海刺络拔罐破血祛瘀,三阴交活血化瘀,气海、足三里、太白益气健脾利湿化痰,丰隆功专豁痰通络。

3. 肝肾亏损

主症:损伤日久,肌肉萎缩,膝关节有轻度肿痛,静止时疼痛较明显,腰膝酸软乏力,舌质淡红,脉沉细。

治则:补益肝肾,濡养筋骨。

处方:鹤顶、膝眼、足三里、阳陵泉、关元、肾俞、太溪。

操作法:诸穴均针刺补法,并于关元、膝眼、足三里加用灸法。

方义:鹤顶、膝眼、足三里、阳陵泉属于局部取穴范畴。“膝乃筋之府”,膝关节关系到肝脾肾的功能,本证取用肾俞、太溪属于背俞穴与原穴组合配穴法,补肾壮骨;关元是任脉和足三阴交的交会穴,针刺补法并灸,可健脾益气,培补肝肾,补筋肉壮筋骨。

【经验与体会】

1. 本病在急性期可采用同经相应取穴法进行治疗,外侧半月板损伤压痛点在犊鼻处,先在患侧的厉兑穴用三棱针点刺出血,然后针刺健侧的曲池穴(在曲池穴稍外方,靠近肱骨外上髁出);内侧半月板损伤,先于患侧隐白穴用三棱针点刺出血,再针刺健侧的尺泽穴,用雀啄针刺手法,留针30分钟。在留针期间,每隔5分钟行针1次。本法可获效于顷刻。

2. 膝关节伸直时疼痛多见于半月板前角损伤,外侧半月板损伤加针刺外膝眼,内侧半月板损伤加刺内膝眼。针刺时用齐刺法,三针直达病所,捻转手法。

3. 膝关节屈曲时疼痛多见于半月板后角损伤,外侧半月板损伤增加针刺委阳,向外膝眼针刺,捻转手法;内侧半月板损伤增加针刺阴谷穴(刺在半腱肌腱的外侧)向内膝眼方向直刺,捻转手法。

4. 慢性患者在鹤顶、膝眼加用灸法可提高治疗效果。

5. 可适当配合中药治疗

(1)初期应行气活血、消肿止痛。

外敷:红花、鸡血藤、牛膝、茯苓、防己、龙骨、牡蛎等。

内服:活血止痛汤,当归、苏木、川芎、红花、乳香、没药、三七、赤芍、陈皮、土鳖虫、紫荆藤等,每日一剂。

(2)中期以温通经络、去寒续筋为主。

外敷:续断、千年健、萆薢、土鳖虫、牛膝、赤芍、红花、骨碎补、黄芪等。

内服:正骨紫金丹或健步虎潜丸。正骨紫金丹:丁香、木香、血竭、儿茶、熟大黄、红花、当归、莲子、茯苓、白芍、牡丹皮、甘草。为细末,炼蜜为丸。

健步虎潜丸:黄柏、龟板、陈皮、知母、熟地黄、白芍、锁阳、虎骨(现用代用品)、干姜为末,酒糊为丸。(《丹溪心法》)

(3)晚期以生血活血、补肝肾强筋骨为法。

外敷:紫河车、白及、土鳖虫、儿茶、血竭、丹参、骨碎补、乳香、没药、茯苓、牛膝。

内服:右归丸加减。

6. 在治疗的同时应注意以下事项

(1)注意保暖,勿受寒湿。

(2)每天用热水浸泡患肢的局部10～20分钟,对减轻症状,促进半月板修复有一定的作用。

第二节　膝关节创伤性滑膜炎

膝关节创伤性滑膜炎,是指膝关节损伤后引起的滑膜非感染性炎症反应。

临床上分急性创伤性炎症和慢性劳损性炎症两种。

膝关节是全身关节中滑膜最丰富的关节,滑膜富有血管,血运丰富,滑膜细胞分泌滑液,可保持关节软骨面滑润,增加关节活动范围,并能吸收营养、散出关节活动时所产生的热力。一旦滑膜受损,如处理不当,滑膜必发生功能障碍,影响关节活动,甚或成为慢性滑膜炎,逐渐变成增生性关节炎。

【诊断要点】

1. 膝关节疼痛、肿胀、乏力,活动不灵便。

2. 疼痛的特点是:膝关节主动极度伸直时,特别是抗阻力时髌下部疼痛;被动极度屈曲时疼痛加重。

3. 压痛点不固定,可在原发受伤处有压痛,局部皮温可增高。

4. 浮髌试验阳性。

5. 慢性滑膜炎患者,常有膝关节粘连,可有股四头肌萎缩。

【病因病机】

急性滑膜炎多因暴力打击、跌打损伤、扭伤、挫伤、使滑膜受伤充血,迅速产生大量积液所致。慢性滑膜炎一般由急性创伤性滑膜炎失治转化而成,或由于过度劳损,导致滑膜的炎性渗出,产生关节积液而成。由于渗出物增多,关节内压力增高,阻碍淋巴回流,形成恶性循环。同时滑液积聚日久,纤维素沉着,造成纤维性机化,且关节滑膜在长期慢性刺激下逐渐增厚,引起关节粘连,影响正常活动。

中医认为急性滑膜炎是由于跌打损伤,血溢脉外,痹阻经络,导致肿胀疼痛。或由于瘀血痹阻日久,或由于劳损气血,卫外不固,风寒湿邪相杂而至,致使病情缠绵不愈。

【辨证与治疗】

1. 瘀血阻滞

主症:跌打损伤之后膝关节逐渐肿胀、疼痛、膝关节屈伸功能受限,局部按之有波动感。舌质黯红,脉弦。

治则:活血祛瘀,消肿止痛。

处方:梁丘、血海、膝眼、阴陵泉、足三里、厉兑、隐白。

操作法:血海刺络拔罐,厉兑、隐白用三棱针点刺出血。梁丘、膝眼、足三里、阴陵泉针刺泻法。

方义:本方采用血海刺络拔罐和井穴点刺出血意在破血祛瘀、通经消肿、止痛。其余诸穴旨在疏通膝关节经络气血,消肿止痛。

2. 风寒湿阻

主症:膝关节肿胀疼痛,喜热恶寒,遇寒加重,触之发凉,舌苔白,脉沉迟。

治则:温经散寒,祛邪通络。

处方:梁丘、膝眼、阴陵泉、足三里、商丘、太白、风市。

操作法:诸穴仅采用龙虎交战手法,并于梁丘、足三里、膝眼施以隔姜灸法。

方义:伤于下者多湿,且本病肿胀明显,湿邪较重,故治疗以足阳明、太阴经穴为主,旨在健脾运化水湿,加用灸法可温化水湿,治取风市散风通络。总之,健脾可运湿,温灸可化湿,祛风可散湿。

【经验与体会】

1. 本病的治疗应以活血祛瘀,消肿止痛为原则。但应注意正确处理活动与固定的关系,既要使肌肉不发生萎缩,又要防止关节内积液继续增加。

2. 病的初期,因瘀血阻滞者,应尽量多出血,一般可出 2～3cm,若井穴出血较少,也可用委中出血。

3. 本病在治疗时可酌情配合中药,可加快病情的痊愈。

(1)血瘀阻滞者,宜活血化瘀,消肿止痛,用桃红四物汤加减:当归、赤芍、地黄、川芎、桃仁、红花。

(2)风寒湿阻滞者,治宜祛风、除湿、散寒。

风胜者选用用薏苡仁汤加减,薏苡仁、苍术、羌活、独活、防风、桂枝、当归、川芎、青风藤、土鳖虫、川乌、草乌等。

外敷:局部有瘀肿者,外敷消瘀止痛膏;属风寒湿者,外敷万应膏;关节活动不灵便者可用损伤外洗方熏洗。

4. 在治疗期间应注意:患肢不宜过度活动,要避免寒冷刺激。治疗时,在髌上滑囊部切不可用力按压。

第三节　髌下脂肪垫损伤

髌下脂肪垫位于髌骨下面、髌韧带后面与关节囊之间。膝关节的滑膜在髌骨下方两侧向后突,形成皱襞,其内夹有脂肪组织,称为脂肪垫。

髌下脂肪垫充填于髌骨、股骨踝下部、胫骨踝前上缘及髌韧带之间,位于髌韧带的深面,占居股骨、髌骨及胫骨间的间隙。

髌下脂肪垫有加强膝关节稳定性的作用和减少摩擦与刺激。

【诊断要点】

多发生于 30 岁以上、经常爬山、下蹲或膝关节运动较多者。

1. 病人自觉膝部疼痛,膝关节完全伸直时疼痛加重,劳累后症状加重。

2. 髌韧带两侧(相当于内、外膝眼部位)有轻度肿胀、膨隆,并有压痛、膝痛。

3. 过伸试验阳性。

4. 髌腱松弛压痛试验阳性。患者仰卧,膝关节放松伸直,术者一手拇指压在髌韧带的内侧或外侧,另一手掌根放在前拇指背上,并让患者放松股四头肌,逐渐用力下压,出现明显疼痛,此时令患者收缩股四头肌,若疼痛减轻者,为髌腱松弛压痛试验阳性。

【病因病机】

髌下脂肪垫损伤一般认为与外伤或劳损有关。外伤或劳损引起脂肪垫充血、水肿,发生无菌性炎症,使渗出液增加,从而导致脂肪垫的肥厚,日久脂肪垫与髌韧带发生粘连,引起疼痛,甚至膝关节功能障碍。

中医认为本病主要由于跌打损伤瘀血阻滞所致,或由于劳伤气血,卫外不固,寒湿邪气客于膝内,经气痹阻所致。

【辨证与治疗】

1. 瘀血阻滞

主症:膝关节疼痛,伸直时疼痛加重,膝关节乏力,在走路时有打软现象,膝眼肿胀,舌质黯红,脉弦。

治则:舒筋通络,活血化瘀。

处方:梁丘、血海、膝眼、足三里、阳陵泉、阴陵泉、三阴交。

操作法:病人仰卧屈膝,针膝眼时两根针呈八字形,针向髌韧带的后方,行龙虎交战手法,使膝关节内有明显的酸胀感。血海、阴陵泉刺络拔罐。其余诸穴均采用捻转泻法。

方义:梁丘、膝眼、足三里、阴陵泉疏通膝部经络,舒筋止痛;血海、三阴交、阴陵泉刺络拔罐,活血祛瘀,消肿止痛。

2. 寒湿痹阻

主症:膝关节肿胀疼痛,膝眼隆起,沉重乏力,膝部发凉,得热痛减。舌质胖淡,脉沉缓。

治则:温经散寒,利湿止痛。

处方:梁丘、血海、膝眼、阴陵泉、阳陵泉、足三里、三阴交。

操作法:膝眼的刺法见瘀血阻滞,其余诸穴均用龙虎交战手法。本证的重点是灸法,用大艾炷隔姜灸膝眼、梁丘,最少9壮,或用艾条灸,直至膝内有热感。

方义:寒湿邪气黏滞凝固,非热寒邪不能散,湿邪非燥热不能祛,故本证重用灸法以温经散寒、温经燥湿。湿邪非健脾不能渗利,非健脾不能消肿,故本证治取足阳明经和足太阴经为主调补脾胃,利湿消肿。

【经验与体会】

1. 灸法是治疗本病的有效方法,只要膝关节无热证表现,均可采用灸法,灸法的主要穴位是膝眼、梁丘、鹤顶。隔姜灸可增加治疗效果。

2. 膝眼的针刺法至关重要,针刺时呈八字形,刺向髌韧带后方的脂肪垫,而且要有酸胀感才可获得良好效果。

3. 髌中穴效果好,髌中穴是作者治疗本病的经验穴,位于髌骨下,髌韧带正中。针刺时屈膝110°,用0.30mm×40mm(1.5寸)的毫针,向髌骨肌腱的后方直刺30mm(1.2寸)左右,有酸胀感后行捻转手法1分钟起针。

第四节　膝关节侧副韧带损伤

侧副韧带是内侧副韧带和外侧副韧带的总称。膝关节的内侧和外侧各有坚强的副韧带附着,是膝关节组织的主要支柱。内侧副韧带位于股骨内上髁与胫骨内侧髁之间,其功能是具有稳定膝关节,限制膝关节外翻、外旋的作用。外侧副韧带起于股骨外上髁,止于腓骨小头,呈索条状,其主要作用是防止膝内翻。

侧副韧带损伤,有部分和完全性损伤之分。内侧副韧带损伤较常见,膝外侧副韧带断裂很少发生。

膝关节内、外侧副韧带损伤,中医分别称之为"虎眼里缝伤筋"(内侧副韧带损伤)、"虎眼外缝伤筋"(外侧副韧带损伤)。

【诊断要点】

1. 膝关节有过度外翻或内翻的损伤史。

2. 膝关节疼痛　内侧副韧带损伤时,有膝关节内侧疼痛,小腿外翻时疼痛加重。外侧副韧带损伤时,膝关节外侧疼痛。

3. 局部压痛　内侧损伤时压痛点在股骨内上髁,内侧副韧带完全断裂时,局部肿胀、剧痛,可摸到断裂韧带的间隙,皮下瘀斑;外侧损伤时压痛点在腓骨小头或股骨外上髁,局部肿胀、瘀斑。

4. 膝关节侧向推拉试验阳性。

5. 合并症　内侧副韧带损伤常合并半月板损伤,膝部出现交锁痛;外侧副韧带损伤易合并腓总神经损伤,临床可见足下垂及小腿外下1/3处及足背感觉障碍。

【病因病机】

当膝关节微屈时,膝关节的稳定性较差,此时如突然受到外翻或内翻应力,即可引起内侧或外侧副韧带损伤。由于膝关节呈轻度生理性外翻,且膝外侧易受到外力的冲击,使膝过度外翻,故临床上内侧副韧带损伤占绝大多数。

中医认为外力损伤筋脉,瘀血阻滞,发为肿胀疼痛;或病久不愈,瘀血阻滞经脉,经筋失养,疼痛经久不愈。

【辨证与治疗】

1. 瘀血阻滞

主症:膝部外伤之后,肿胀疼痛,活动障碍,膝关节的内侧或外侧有明显压痛,局部有瘀斑,舌质黯红,脉弦或涩。

治则:活血祛瘀,理筋通络。适用于韧带拉伤或部分撕裂者。韧带完全断裂须尽早手术缝合或修补。

处方：

内侧副韧带损伤：血海、阿是穴、曲泉、阴陵泉、三阴交、太冲、大敦。

外侧副韧带损伤：梁丘、膝阳关、阿是穴、阳陵泉、足窍阴。

操作法：诸穴均用直刺泻法，血海、阿是穴，刺络拔罐，大敦、足窍阴用三棱针点刺出血。

方义：本证属于瘀血阻滞，治疗应活血祛瘀。内侧副韧带损伤病在足太阴经筋和足厥阴经筋，故选取足太阴经的血海、阴陵泉、三阴交活血祛瘀理筋通络，消肿止痛；选取足厥阴经的曲泉、太冲行血理筋。血海、三阴交、太冲是治疗血分病的重要穴位，有调血、活血、行血的作用；血海、阿是穴、大敦放血是破血祛瘀通经止痛的方法。

外侧副韧带损伤病在足少阳经筋，故选取足少阳经穴为主，如膝阳关、阳陵泉、足窍阴活血祛瘀、理筋通络。阿是穴位于足少阳经，是病变的反应点，也是瘀血汇聚的部位，点刺出血有很好的活血祛瘀、通络止痛的作用，配足窍阴点刺出血，可增强活血止痛的作用。

2. 经筋失养

主症：膝关节受伤之后长久不愈，酸楚疼痛，劳累后加重，局部拘紧无明显肿胀，舌质黯红，脉弦细。

治则：益气养血，肉筋通络。

处方：梁丘、血海、阿是穴、三阴交、太冲、阳陵泉。

　　　　内侧副韧带损伤：加商丘、太白；

　　　　外侧副韧带损伤：加足三里、悬钟、丘墟。

操作法：阿是穴先刺络拔罐，然后艾条温和灸 5 分钟。三阴交、太冲、太白、足三里、悬钟针刺捻转补法。其余诸穴用龙虎交战法。

方义：本证治疗的重点是益气养血，故选取足三里、三阴交、太白调补脾胃补益气血生化之源，补三阴交、太冲调血柔筋。阿是穴刺络拔罐并艾灸，以祛除残留的瘀血。其余诸穴才用龙虎交战法，补泻兼施，泻经脉之瘀血阻滞，补经气以养筋。

【经验与体会】

1. 急性副韧带损伤，采用同经相应取穴法有良好的效果。

内侧副韧带损伤：先在患侧的大敦、隐白用三棱针点刺出血，尽量多出血，然后取健侧的尺泽、曲泽穴，用毫针浅刺并行雀啄术手法，同时令患者活动膝关节，有立竿见影之效。

外侧副韧带损伤：先在患侧的足窍阴用三棱针点刺出血，尽量多出血，然后取健侧的天井穴，用毫针浅刺并行雀啄术，同时令患者活动患肢，留针 30 分钟，每隔 5 分钟行针 1 次。

2. 陈旧性副韧带损伤,用阿是穴有好效果。阿是穴确定后,先用毫针刺在阿是穴的中心和两侧,起针后用毫针点刺或用梅花针叩刺,有血珠渗出,之后拔火罐 5 ~ 10 分钟,起火罐后,艾条灸 5 分钟。注意不可用三棱针点刺,因为阿是穴位于韧带,属于筋的范畴,三棱针刺血容易再伤筋,正如《灵枢·关针》云:"关刺者,直刺左右尽筋上,以取筋痹,慎无出血。"

第五节　髌骨软化症

髌骨软化症是髌骨关节面软骨因明显劳损而导致的退行性病变,是膝关节较常见的一种疾病,好发于运动员及体力劳动者。

【诊断要点】

1. 有受伤史,或有长期反复过劳受伤史,或有膝关节重创史。

2. 膝关节疼痛,初期自觉膝前部酸困疼痛,患肢乏力,继而膝外侧及腘窝亦出现疼痛,劳累后加重,上下楼梯、或蹲下站起时疼痛更为明显。

3. 检查

(1)压痛,髌骨周缘尤其是髌骨内缘可查及压痛。

(2)膝关节过伸试验阳性。

(3)髌骨研磨阳性,病人仰卧伸直患肢,股四头肌放松,按压髌骨并转动,如感到手下有摩擦音而患者自觉疼痛为阳性。

(4)单腿半蹲为试验阳性。

(5)X 线检查早期无明显异常,后期的侧卧及切位片可见到髌骨边缘骨质增生,髌骨关节面粗糙不平,髌骨关节间隙变窄等改变。

【病因病机】

本病常因慢性损伤引起。当膝关节在长期劳损或局部外伤,使髌骨软骨面长期磨损,软骨逐步发生退行性变,出现软骨粗糙、软化、纤维化。严重者可累及滑膜、脂肪垫、发生渗出、出血、肥厚等改变,引起膝关节慢性疼痛。

中医认为劳伤气血,卫外不固,寒湿邪气入侵膝部,或体内湿浊下注,凝聚膝部,痹阻经气发为疼痛。或由于肝肾亏损,筋骨失养发为疼痛。

【辨证与治疗】

1. 痰湿痹阻

主症:膝关节酸软不适、疼痛,疼痛部位不确切,上下楼梯或下蹲时疼痛加重,局部肿胀,肢体疲倦,食少纳呆,舌苔白腻,脉弦滑。

治则:燥湿化痰,活血通络。

处方:鹤顶、膝眼、血海、足三里、阴陵泉、太白。

操作法:鹤顶针刺用龙虎交战手法,膝眼、血海平补平泻手法,其余诸穴针刺

261

补法。

方义:鹤顶、膝眼属于局部取穴,疏通局部经络的痹阻;血海疏通膝部气血,兼有活血通络的作用;足三里、阴陵泉、太白健脾利湿、化痰通络。太白是脾经的原穴既可健脾化痰,又能消关节的肿痛,因为太白是脾经的"输穴","俞主体重节痛"。

2. 肝肾亏虚

主症:膝软乏力,上下楼梯时可出现"软腿"或"假交锁征",推挤髌骨有压痛,大腿肌肉萎缩。舌淡苔薄白,脉细无力。

治则:补养肝肾、温经通络。

处方:鹤顶、膝眼、阳陵泉、足三里、肾俞、太溪。

操作法:针刺鹤顶、膝眼用龙虎交战手法,其余诸穴用捻转补法。

方义:鹤顶、膝眼属于局部取穴,疏通局部气血的瘀阻;肾俞、太溪属于俞原配穴法,旨在补肾精养筋骨;足三里补脾胃益气血,养先天益筋骨;阳陵泉是筋之会穴,"膝乃筋之府",是治疗膝关节病的重要穴位。

【经验与体会】

1. 特效穴 鹤顶、髌中穴,二穴均属于经外穴。鹤顶位于髌骨上方凹陷中,针刺时,病人仰卧位,屈膝120°,用0.30mm×40mm的毫针,刺向髌骨与股骨之间,得气后行龙虎交战手法,使膝关节内有酸胀感,随即起针。髌中穴位于髌骨下缘,髌韧带正中,病人体位与针具同前,向膝关节内直刺30~35mm,得气后行捻转平补平泻手法,膝关节内有酸胀感,持续1~2分钟后随即起针。术后膝关节疼痛当即减轻。

2. 灸法 在鹤顶穴、髌中穴针刺后再配以艾灸,既可加强治疗效果,又可使效果持久。

第六节　膝部滑囊炎

滑囊是一种缓冲结构,有减轻压力、增加润滑、减轻摩擦、增加运动灵活性、散发热量的作用。膝关节前侧的滑囊主要有髌上囊、髌前皮下囊和髌韧带下囊。髌上囊位于股四头肌与股骨之间,体积较大;髌前皮下囊位于皮下与深筋膜之间;髌韧带下囊位于髌韧带与胫骨之间。滑囊若遭受急性损伤或慢性劳损时可引起滑囊炎。

【诊断要点】

1. 膝关节有创伤史,或剧烈运动、反复摩擦、压迫病史。

2. 髌骨上缘或髌骨下缘的深层疼痛、酸楚、肿胀。

3. 病变部位可见圆形或椭圆形肿块,有轻度压痛,按之有波动感。

4. 过度被动屈膝或抗阻力过伸膝关节引起股四头肌收缩或牵拉时疼痛加剧。膝关节功能活动不受限。

【病因病机】

膝部滑囊炎有急性、慢性之分，又有伴有感染和不伴有感染的区别。一般急性滑囊炎常因创伤或感染引起滑囊滑膜渗出液增多，滑囊肿大。慢性滑囊炎多因膝关节长期反复的屈伸活动、剧烈运动，或长时间的摩擦或压迫刺激引起滑囊肿大疼痛。

中医认为膝部创伤，血溢脉外而郁结；或湿热蕴结膝部，经脉痹阻，发为膝关节肿痛。或由于劳伤气血，寒湿痰浊阻滞，发为膝部疼痛。

【辨证与治疗】

1. 瘀血阻滞

主症：有明显外伤史，伤后膝关节肿胀疼痛明显，局部有广泛瘀斑，压痛，膝关节活动受限，可触及囊性状物，有波动感。舌质黯，脉弦。

治则：消肿散瘀，活络止痛。

处方：鹤顶、血海、膝眼、足三里、厉兑。

操作法：诸穴均采用捻转泻法，血海、足三里并刺络拔罐，厉兑用三棱针点刺出血。

方义：主穴采用泻法通经祛瘀，泻其实。血海、足三里、厉兑刺血放血，有活血破血通经消肿的作用，此即"血实宜决之"（《素问·阴阳应象大论》）之意。

2. 湿热壅盛

主症：有感染病灶，局部红肿灼热，疼痛较剧，压痛，按之有波动感，或有发热、口渴等症。舌质红，舌苔黄腻。

治则：清热消肿，活血止痛。

处方：梁丘、血海、膝眼、上巨虚、阴陵泉、内庭、厉兑、曲池。

操作法：诸穴均用捻转泻法，血海刺络拔罐，厉兑用三棱针点刺出血。

方义：本证是由于湿热蕴结膝关节所致，治当清热利湿消肿；本病的病变主要位于髌上囊、髌前皮下囊和髌韧带下囊，而这些囊均属于足阳明经范畴，故本证的治疗以阳明经穴为主。血海、阴陵泉利湿消肿；血海、厉兑刺络放血破血逐瘀并兼清热；梁丘、外膝眼、上巨虚、内庭疏通阳明经脉，清热止痛；上巨虚善于治疗膝部肿痛，正如《针灸甲乙经》所云："风水膝肿，巨虚上廉主之。"

3. 气虚湿阻

主症：损伤日久，关节局部呈局限性肿胀压痛，反复发作，劳累后加重。舌质胖淡，舌苔白腻，脉沉缓。

治则：健脾利湿，温灸散寒。

处方：关元、梁丘、膝眼、足三里、上巨虚、太白。

操作法:关元、太白针刺补法;梁丘、膝眼、上巨虚用龙虎交战法;梁丘、膝眼、足三里并用灸法。

方义:本病的部位在足阳明经,故治疗以阳明经穴为主,补泻兼施,扶正祛邪;且足三里、上巨虚对治疗膝关节肿痛有良好的效果;针刺的同时配以灸法,温经散寒,温热燥湿,加强治疗效果。针补关元、太白益气健脾利湿消肿。

【经验与体会】

1. 膝关节红肿疼痛明显者可于血海、委中、厉兑、足窍阴、至阴用三棱针点刺放血,对退热、消肿、止痛有较好的效果。

2. 慢性滑囊炎属于痰湿阻滞者,针补关元、足三里并用灸法,可提高治疗效果。

3. 病情严重者可适当配合中药。

瘀血阻滞者可用活血止痛汤加减:当归、苏木、乳香、没药、红花、三七、赤芍、地龙、紫荆藤等。

湿热壅盛者:用仙方活命汤加活血化瘀药,如栀子、金银花、连翘、天花粉、大黄、皂角刺、乳香、没药、三七、红花等。外敷如意金黄散。

脾虚湿阻者薏苡仁汤加减,药物如:薏苡仁、苍术、白术、茯苓、泽泻、桂枝、当归、独活、牛膝等。

第七节　腘窝囊肿

腘窝囊肿又名贝克囊肿(Baker),是腘窝深部滑囊肿大或膝关节滑膜向后膨出的总称。腘窝囊肿多数来自腓肠肌内侧滑囊或半膜肌滑囊,位置较深且多与关节腔相连。本病的发生与膝关节内压力升高致使关节囊在薄弱处突出有关,实际为关节囊后疝。

【诊断要点】

1. 初期仅有腘窝部不适或酸胀感,有时伴有下肢酸沉。

2. 腘窝部囊肿,呈圆形或椭圆形,囊性有张力,表面光滑,无压痛或轻压痛。伸膝时肿块较明显而表面变硬,屈膝时肿块不明显且较软。对囊中持续加压后可使囊肿缩小。

3. 膝关节活动不受限,患者在上下楼梯时及用力骑自行车时,最易引起疼痛,常因此引起重视而就医。

【病因病机】

膝部劳伤,气血运行迟缓而瘀滞,津液停滞,蕴结成痰,痰瘀互结酿成本病。

【辨证与治疗】

主症:腘窝部囊肿,按之柔软有弹性,有轻度压痛,膝关节酸痛,下肢酸沉。

舌质黯,苔白腻,脉滑。

治则:通经祛痰,活血消肿。

处方:委中、合阳、膝阳关、曲泉、丰隆、三阴交、合谷。

操作法:针刺委中应针刺在囊肿的正中,然后对囊肿施行围刺针法,并灸法。合阳、丰隆、三阴交、合谷捻转泻法。针膝阳关、曲泉用 0.30mm×75mm(3 寸)的毫针,针膝阳关透向曲泉,针曲泉透向膝阳关,捻转泻法。

方义:委中、合阳、膝阳关、曲泉针刺泻法,疏通经络,通经祛痰,通经活血;丰隆、三阴交调脾胃以化痰;合谷配丰隆行气化痰;合谷配三阴交行气化瘀。

【经验与体会】

对病变施以挤压手法有利于本病的恢复。患者屈膝位,医者用拇指慢慢地将囊肿推向一边,压在骨性壁上,然后突然用力将囊壁挤破,加以揉按,使囊内黏液分流,再于局部施以灸法。灸后局部加压包扎。

第八节　胫骨结节骨骺炎

胫骨结节骨骺炎是指髌韧带附着点胫骨粗隆处的无菌性炎症,此症多见于 10～15 岁的男孩,患者喜欢剧烈运动,特别是足球运动。

【诊断要点】

(1)多见于青少年男性,多喜欢剧烈运动,特别是踢球运动。

(2)膝关节前面疼痛,行走时明显,上下楼时加重。

(3)一侧或双侧胫骨结节上端肿胀、压痛,晚期胫骨结节肥大突起。

(4)膝关节活动基本无障碍,强力伸膝及屈膝时可引起疼痛加重。

【病因病机】

青少年时期胫骨结节尚未与胫骨融合,而股四头肌发展较快,肌肉和髌韧带的收缩易使胫骨结节被撕脱拉开,影响血液循环,致使胫骨结节发生缺血坏死,或产生纤维软骨骨化,肌腱内压力增高发生疼痛。

中医认为本病主要是由于劳伤筋脉,瘀血阻滞所致。

【辨证与治疗】

主症:膝关节下胫骨结节处疼痛,运动后疼痛加重,休息后减轻,局部压痛、肿胀,纳食欠佳,舌质淡,脉沉细。

治则:活血祛瘀,益气养血。

处方:梁丘、血海、足三里、阿是穴、阳陵泉。

操作法:梁丘、血海、足三里、阳陵泉针刺用龙虎交战手法,针阿是穴时,先用毫针沿胫骨脊由上向下平刺,再在胫骨结节的两旁各刺 1 针,行捻转泻法,术后艾条灸 5 分钟。

方义:本病位于足阳明经所以治疗以阳明经穴为主,取梁丘、足三里、血海施以龙虎交战手法,补泻兼施,泻其瘀血阻滞,补脾胃生化气血。本病属于经筋病,所以取筋会阳陵泉,舒筋柔筋以止痛。本病的病位在胫骨结节,在结节处的针刺法属于关刺法,是专门治疗筋痹的刺法,"关刺者,直刺左右尽筋上以取筋痹。"(《灵枢·官针》)

【验案举例】

穆某某,男,13 岁,2008 年 10 月 8 日就诊。

主诉:右膝关节疼痛 1 个月。

病史:1 个月以来右膝关节疼痛,尤其是跑步和运动时明显,本人喜欢足球运动。

检查:右侧胫骨结节上端肿胀,压痛明显,膑韧带压痛,股四头肌抗阻力运动时局部疼痛加重。

X 线片:胫骨结节骨骺呈舌状,骨骺边线不规则。

诊断:右侧胫骨结节骨骺炎。

治疗:因患童惧怕针刺,故采用灸法治疗,每日艾条鹤顶、髌中穴(髌骨前缘下,髌韧带正中)、阿是穴、足三里 1 次,连续治疗 10 天后明显好转,20 天后症状基本消失,1 个月后恢复正常。

【经验与体会】

本病采用灸法治疗有良好效果,主要穴位是鹤顶、阿是穴(胫骨结节处)、足三里,每日 1 次,每个穴位艾灸 5 分钟,5 次之后病情开始减轻。

在治疗的同时病人应减少运动,不能做剧烈运动。

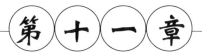

第十一章

踝及足部筋骨疼痛

【概述】

足关节包括踝关节、跗骨关节、跗跖关节、跖骨关节、跖趾关节和足趾关节。踝关节是由胫骨、腓骨下端和距骨组成的屈戌关节。胫骨下端内侧向下的骨突称为内踝,胫骨下端后缘也稍向下突出,称后踝,腓骨下端的突出部分称为外踝。外踝比内踝窄,但较长,其尖端在内踝端下 0.5cm,且位于内踝后约 1cm。由于内踝较短,外踝较长并且位置偏低,故踝关节内翻的可能性较大。

踝关节主要有内、外侧副韧带和胫腓韧带加强联系,维持约束踝关节的活动。跗骨关节为跗骨诸骨之间的关节,其中主要的有距跟关节(距下关节)、距跟舟关节和跟骰关节。诸跗骨关节借韧带相连接,协同踝关节做内外翻运动。

踝足部的经络分布:足跟腱和足的外侧分布有足太阳经及其经筋,足背部从外向内依次为足少阳经、足阳明经、足厥阴经及其经筋,足内侧为足太阴经及其经筋,跟腱内侧和足底部有足少阴经及其经筋。

检查

1. 形态检查　主要有足内翻、足外翻、马蹄足、扁平足、高弓足、足踇趾外翻、锤状趾等。

2. 功能检查

(1)背伸:从中立位背屈约35°,主要检查胫前肌和伸趾肌的肌力。

(2)跖屈:从中立位跖屈约45°,主要检查腓肠肌和屈趾肌的肌力。

(3)足内翻:跟骨向胫侧移动,而足长轴不变称内翻,大约45°左右,主要检查胫后肌的功能。

(4)足外翻:足长轴不变,跟骨向腓侧移动称外翻,大约20°左右,主要检查腓骨长、短肌的功能。

(5)足趾背屈:检查伸肌的功能。

(6)足趾跖屈:检查屈趾肌的功能。

3. 压痛点检查

(1)跟腱压痛点(跟腱腱鞘炎);

(2)跟腱止点压痛点(跟腱滑囊炎);

（3）跟骨跖面正中压痛（跟骨棘与脂肪垫病变）；

（4）跟骨结节前缘压痛（跖筋膜炎）；

（5）跟骨内侧压痛（跟骨骨刺）；

（6）第2、3趾骨头压痛（跖痛症）。

第一节　踝关节扭伤

踝关节周围主要的韧带有内侧副韧带、外侧副韧带和下胫腓韧带。内侧为三角韧带，从内踝尖开始向下呈扇形展开，附着于距骨、跟骨和足舟骨，很坚韧不易损伤。外侧副韧带不如三角韧带坚韧，起自外踝，分为三个独立的韧带，止于距骨前外侧的前为距腓前韧带，止于跟骨外侧的为跟腓韧带，止于距骨后外侧的为距腓后韧带。下胫腓韧带又称胫腓联合韧带，是保持踝关节稳定的重要韧带。

踝关节扭伤为临床常见病，可发生于任何年龄，青壮年活动量较大，发病较多。本病占全身关节扭伤的80%以上。临床上一般分为内翻扭伤和外翻扭伤两大类，内翻性扭伤多见。

【诊断要点】

1. 有明显的踝关节扭伤史。

2. 伤后踝部明显疼痛，不能着地，活动功能障碍。损伤轻者仅局部肿胀，损伤严重者整个踝关节均可肿胀，并有明显的皮下瘀斑，伤处有明显压痛，跛行步态，活动时疼痛加重。

3. 外踝扭伤时，将踝关节内翻时外踝疼痛加剧，外踝前下方有明显压痛。内踝扭伤时内踝前下方有明显压痛，被动外翻踝关节则内踝前下方剧痛。

4. X线检查可排除内外踝的撕脱性骨折。

【病因病机】

踝关节扭伤多因在不平的路面行走、跑步、跳跃，或下楼梯、下坡时，踝跖屈位突然向外或向内翻转，外侧或内侧副韧带受到强大的张力作用所致。损伤轻者韧带挫伤或部分撕裂，重者韧带完全断裂或伴踝部骨折。足部活动失当，扭伤经筋及血脉，血溢脉外，瘀血阻滞，发为肿痛。

【辨证与治疗】

1. 经络辨证法

主症：扭伤之后，踝关节肿痛，或在外踝下方，或在内踝下方，局部有瘀斑，有明显压痛，走路跛行。舌质黯，脉弦。

治则：活血祛瘀，消肿止痛。

处方：外踝扭伤：阳陵泉、丘墟、申脉、阿是穴、足临泣、至阴。

内踝扭伤：三阴交、照海、商丘、然谷、阿是穴、隐白。

操作法：足临泣、至阴、隐白用三棱针点刺出血，阿是穴用皮肤针叩刺出血，或用毫针点刺出血。其余诸穴均用捻转泻法。

方义：本病外踝扭伤病在足太阳经、少阳经，治取二经穴位为主，内踝扭伤病在足太阴经、少阴经，治疗取太阴、少阴经穴为主。诸穴针刺捻转泻法，有活血祛瘀、消肿止痛的作用。点刺出血或三棱针放血，乃破血祛瘀、消肿止痛的重通法。

2. 同经相应取穴法

主穴：

（1）外踝扭伤：患侧至阴、足窍阴；健侧与病变部位相对应的穴位，如：阳池、阳谷、腕骨等。

（2）内踝扭伤：患侧隐白、大敦；健侧与病变部位对应的穴位，如：太渊、神门等。

操作法：先取患侧井穴用三棱针点刺出血，出血 5 ~ 7 滴，血的颜色由黯红转变为鲜红。然后浅刺健侧与病变位置相对应的穴位，行雀啄术手法，同时令患者活动患肢和足踝部。留针 30 分钟，留针期间，每 5 分钟操作 1 次。

【验案举例】

玛利亚，女，65 岁，2003 年 12 月 7 日初诊。

主诉：左足部疼痛 10 天。

病史：10 天前走路不慎摔倒，导致左足扭伤，当即肿痛。到医院急诊，X 线片未见骨折，建议局部用冰袋冷敷，内服止痛药物等，但局部肿痛一直不能缓解。左足踝关节疼痛难忍，迈步艰难，两人挽扶勉可走路。检查：左足踝关节肿痛，局部皮肤青紫，足背及外踝最明显，有广泛的压痛，外踝前下方尤其明显，足内翻是疼痛剧烈。治疗：先取左侧厉兑、足窍阴、至阴用三棱针点刺出血，随后针刺右侧腕骨和后溪穴，行雀啄术手法，同时令病人活动左足。疼痛逐渐减轻，20 分钟后可自行走路。第 2 日疼痛已明显减轻，红肿以消除多半，可自己走路，检查在左足丘墟穴处有明显压痛，再于左足临泣用三棱针点刺出血，并针刺右侧阳池穴，用雀啄术手法。第 3 日再诊，左足肿痛已不明显，左丘墟穴处有轻度压痛，足内翻已经不痛。再针右侧阳池穴，30 分钟后，诸症消除。

【经验与体会】

（1）急性扭伤用同经相应取穴法有很好效果，有立竿见影之效（具体方法见总论）。

（2）陈旧性扭伤可先选定阿是穴，然后在阿是穴用毫针点刺出血，或用皮肤针叩刺出血，再于阿是穴艾灸 5 ~ 8 分钟，外踝扭伤加刺足三里、阳陵泉、丘墟、申脉等；内踝扭伤加刺三阴交、太溪、照海、商丘、太冲等，平补平泻手法，也有良好效果。

第二节 踝管综合征

踝管是踝关节内侧之纤维骨性隧道,踝管综合征是指胫后神经在经过踝关节内侧之纤维骨性隧道时受压而产生的一组症状。

踝管也称跖管,位于踝关节内侧,它的浅面为屈肌支持带,起于内踝尖,向后下止于跟骨内侧结节,深部为跟骨、距骨和关节囊,管内有肌腱(由前外向后内,排列的顺序为:胫后肌腱、趾长屈肌腱和踇长肌腱)和神经(胫后神经)通过,肌腱周围有腱鞘。胫神经在出跖管时分出足底和足内外侧跖内、外侧神经。足底神经分布于足跟内侧,跖内、外侧神经分布于足底内外侧及足趾部。本病主要见于青壮年,男性多见,多数为从事体力劳动或体育运动者。

【诊断要点】

1. 多见于青壮年男性,从事体力劳动或体育活动者。

2. 早期常因行走、站立过久而出现足底和内踝后部不适感,休息后即可改善。

3. 随着病情的加重,上述症状反复出现,发作时间延长,病人有足底灼痛,晨起加重,跟骨内侧和足底麻木感或蚁行感。

4. 重者可出现足趾皮肤干燥、发亮,汗毛脱落及足底内在肌的萎缩。

5. 检查:踝管部位有梭形肿块,有叩击痛,并向足底扩散,足背伸时疼痛加剧。

【病因病机】

引起本病的主要原因是足部活动突然增加,踝关节反复扭伤,骨折畸形愈合;或局部慢性劳损,使踝管内肌腱因摩擦而产生腱鞘炎;或足外翻畸形,使支持韧带紧张、肥厚,加深了对胫后神经的压迫。上述种种原因导致腱鞘充血、水肿、肥厚,使管腔狭窄,压迫管内胫后神经而发病。

中医认为本病主要是由于筋脉损伤,瘀血阻滞,经脉不通而发病;或由于劳伤气血,经筋失养所致。病变位于足少阴、太阴经,因为足少阴经筋"起于小趾之下,并足太阴之筋,邪走内踝之下结于踵。"

【辨证与治疗】

1. 瘀血阻滞

主症:足底及内踝后方酸楚疼痛,行走或站久后加重,足底部灼痛,日轻夜重。舌黯红,舌苔薄白,脉弦。

治则:舒筋通络,活血祛瘀。

处方:三阴交、太溪、照海、然谷、阿是穴。

操作法:诸穴均用捻转泻法,针三阴交、太溪得气后,并使针感向足心、足趾传导。阿是穴先点刺出血,后用齐刺法。

方义:本病位于足少阴经,故治疗以少阴经穴为主,针刺泻法旨在活血祛瘀、通经止痛。阿是穴是瘀血凝结处,点刺出血,意在破血祛瘀,再于局部施以齐刺法,可加强祛瘀通经的作用。

2. 气血不足

主症:足内踝后方酸胀疼痛,局部皮肤发白、发凉、干燥,有梭形肿块,足底肌肉萎缩,有麻木感。舌质淡,脉弦细。

治则:益气养血,柔筋养筋。

处方:三阴交、太溪、照海、阿是穴、足三里。

操作法:诸穴均采用捻转补法,阿是穴用齐刺法,术后并用灸法。

方义:本病位于足少阴经,故治取足少阴经穴为主,取其原穴太溪补益肾精濡养筋骨;取八脉交会穴照海调阴柔筋;取三阴交、足三里补益气血,濡养经筋;取阿是穴用齐刺法并用灸法,医治病之筋结,疏解病之根源。

【经验与体会】

适当配合外洗药有利于本病的恢复,可用五虎丹合消肿化瘀散,常用药如:红花、天南星、白芷、当归、赤芍、元胡、姜黄、虎杖、乳香、透骨草等,水煎后,每日泡脚 30 分钟。

治疗期间适当减少踝关节活动,避免踝关节重复扭伤,局部注意保暖。

第三节　跟腱周围炎

跟腱由腓肠肌与比目鱼肌肌腱组成,是人体最强有力的肌腱之一,止于跟腱结节,能使踝关节做跖屈运动,承受负重步行、跳跃、奔跑等的强烈牵拉力量而不易被拉伤。小腿腓肠肌起自股骨内、外踝,两头于小腿后面的中、上部结合在一起,并向下移行成腱,再与其深层的比目鱼肌肌腱相合组成跟腱。

跟腱应隶属于足太阳经筋与足少阴经筋,因为足太阳之筋"结于踵,上循跟,结于腘",足少阴经筋"起于小指之下,并足太阴之筋,走内踝之下,结于踵,与太阳之筋合,而上结于内辅之下,并太阴之筋。"

【诊断要点】

1. 有急性扭伤史。

2. 踝部明显肿胀疼痛,不能着地,伤处有明显压痛、局部皮下瘀血。

3. 足跖屈抗阻力试验疼痛加重。

4. 慢性病者,跟腱周围变硬,踝关节屈伸疼痛减轻,屈伸活动受限,上下楼梯时不方便。

【病因病机】

本病多因急性拉伤引起,如准备活动不充分即做猛力踏跳或急速起跑动作,往往因肌肉急剧收缩而拉伤腱围组织。也可因反复做超过本人活动能力的跑、跳运动,逐渐劳损而发病。或慢性劳损,跟腱周围组织变性,导致腱围组织与跟腱之间产生粘连。

中医认为急性发作者多由于挫伤筋脉瘀血阻滞所致;慢性发作者,多由于劳伤气血经筋失养,或由于局部瘀血长期阻滞,气血通行不利,经筋失于濡养所致。

【辨证与治疗】

1. 瘀血阻滞

主症:跟腱周围肿胀、疼痛,不能着地走路,局部皮下瘀斑,有明显压痛。舌质黯,脉弦。

治则:活血祛瘀,消肿止痛。

处方:委中、委阳、承山、昆仑、太溪、阿是穴、至阴。

操作法:委中、至阴用三棱针点刺放血,其余诸穴用捻转泻法。阿是穴采用关刺法,直刺跟腱的两旁,每侧各刺2~3针。

方义:本病位于足太阳、少阴经,故治疗以二经穴位为主。所取诸穴采用针刺泻法,活血祛瘀;点刺委中、至阴放血,旨在破血祛瘀,消肿止痛;本病属于经筋病证,故对阿是穴用关刺法,关刺法乃针刺筋病之法。

2. 经筋失养

主症:病情日久不愈,跟腱酸楚僵硬,踝关节屈伸不利,触之跟腱变硬。舌质黯,脉弦细。

治则:养血柔筋,活血祛瘀。

处方:承山、昆仑、三阴交、太溪、大钟、阿是穴。

操作法:承山、昆仑针刺用龙虎交战手法,三阴交、大钟、太溪针刺捻转补法,阿是穴采用关刺法。

方义:本病位于足太阳经筋与足少阴经筋,故选取二经穴位为主。承山、昆仑采用龙虎交战手法,补泻兼施,泻可去实,活血祛瘀,疏通经脉瘀血阻滞,又可调补气血养筋柔筋,解经筋之僵硬。针补三阴交、大钟、太溪补气血、益肾精以养筋柔筋,缓解经筋的挛急。

【经验与体会】

1. 急性跟腱周围炎采用同经相应取穴法治疗效果好,先在患侧的至阴穴用三棱针点刺出血,然后针刺健侧的阳谷穴,即可获效。

2. 慢性跟腱周围炎采用灸法效果好,在循经取穴治疗的基础上,重灸阿是穴,一般5次左右可获良好效果。

第四节　腓肠肌损伤

腓肠肌为小腿后侧强有力的肌肉,起始于股骨内外髁的后侧,止于跟骨的后部,腓肠肌损伤是临床常见病证。

【诊断要点】

1. 病人多有急性外伤或慢性劳损的病史。

2. 急性外伤者于伤后局部疼痛,有明显压痛,数小时局部即见肿胀。压痛点为确定损伤所在位置的依据。若肌腱断裂,必有广泛性皮下出血,肿胀疼痛,并可摸到断裂部的间隙。

3. 若为慢性劳损则只有局部疼痛,无明显肿胀。

4. 被动性牵拉或主动性收缩腓肠肌时,小腿后部肌肉损伤部位疼痛,病人多以足尖着地走路,不敢用全足负重。

5. 如全部撕裂,在急性期必丧失走路的功能。部分纤维断裂者由于局部出血,肌肉痉挛,亦能引起功能障碍。

【病因病机】

常因肌肉强力收缩,踝关节过度背伸,或长期慢性劳损而致损伤。轻者为小腿腓肠肌牵拉性损伤。重者可造成部分或全部断裂。其损伤部位可发生于腓肠肌股骨内外髁的附着部、肌肉与肌腱联合部或在跟腱附着部三个部位。

中医认为本病多由于挫伤筋脉,瘀血阻滞,经气不通;或由于劳伤气血,筋肉失养所致。

【辨证与治疗】

1. 瘀血阻滞

主症:有急性扭挫伤史,伤后局部肿胀疼痛,有明显压痛,走路跛行,足尖不能着地。舌质黯,脉弦。

治则:活血祛瘀,通经止痛。

处方:委中、委阳、承山、昆仑、阿是穴、至阴。

操作法:委中、至阴、阿是穴用三棱针点刺出血,其余诸穴用捻转泻法。如阿是穴位于跟腱部位不可用三棱针点刺出血,可用梅花针或毫针点刺出血。

方义:委中、至阴、阿是穴点刺出血,旨在破血祛瘀;其余诸穴针刺泻法,疏通经络,消肿止痛。

2. 气血失养

主症:腓肠肌疼痛已久,走路时疼痛明显,有明显压痛点,舌质红,脉弦细。

治则:养血柔筋,通经止痛。

处方:委中、阴谷、承山、筑宾、三阴交、阿是穴。

操作法:委中、阴谷、承山针刺龙虎交战手法,筑宾、三阴交针刺补法,阿是穴针刺泻法,术后艾灸 5 分钟。

方义:本病取委中、阴谷、承山采用龙虎交战手法,补泻兼施,补气血之亏损,祛邪气之阻滞;补足少阴经穴筑宾、足三阴经交会穴三阴交,益阴养血,揉筋止痛;阿是穴是瘀血汇聚的部位,针刺泻法或点刺出血,祛瘀通络。

3. 同经相应取穴法

主穴:患侧至阴,健侧支正。

操作法:先在患侧至阴穴用三棱针点刺出血,出血 5 ~ 7 滴,出血的颜色由黯红变为鲜红为止。然后针刺健侧的支正穴,行雀啄术手法,同时令患者活动患肢。留针 30 分钟,在留针期间,每 5 分钟操作 1 次。

【经验与体会】

1. 针灸治疗本病有很好的效果,但应注意,肌肉撕裂严重或完全断裂不属于针灸适应证,应建议外科治疗。

2. 同经相应取穴法对本病有很好的效果,有即可获效的特点。同样也可用于腓肠肌痉挛。但应注意选取针刺的穴位一定要与病变的部位相对应。

3. 治疗本病时应注意辨别病位和病性 本病位于足太阳经与足少阴经,瘀血阻滞者(急性期)治疗以足太阳经穴为主,活血祛瘀,通经止痛,针刺泻法;气血失养者(慢性期)治疗以足少阴经穴为主,益气养血,通经止痛,针刺以补法为主,兼活血祛瘀,在阿是穴等穴位施以灸法,可加快病情的恢复。

第五节 足 跟 痛

足跟痛包括跟痛和跟下痛。多见于 40 ~ 60 岁的中、老年人。足跟部是人体负重的主要部分,从解剖上看,跟下部皮肤是人体中最厚的部位,因皮下脂肪致密而发达,在脂肪与跟骨之间有滑液囊存在,并有跖筋膜及趾短屈肌附着于跟骨结节前方。另外,足底纵弓是由跟、距、舟、第一楔骨和第一跖骨组成,而维持纵弓的跖腱膜,起自跟骨跖面结节,跖趾关节背屈、趾短屈肌收缩、体重下压之重压力,均将集中于跟骨跖面结节上。

足跟痛为临床较常见,针灸治疗有良好效果。

【诊断要点】

临床常见的有跟后痛:主要有跟后滑囊炎、跟腱止点撕裂伤。

跟下痛:主要有跖腱起点筋膜炎、跟骨下滑囊炎、跟骨脂肪垫炎。

1. 跟后滑囊炎

(1)跟腱附着部位肿胀、疼痛、压痛,走路时可因鞋的摩擦而使疼痛加剧。

(2)跟骨后上方有软骨样隆起,按之有囊性弹性感,压痛阳性。

（3）皮肤表面增厚,皮肤色红。

2. 跟腱止点牵拉伤

（1）跟腱附着点处疼痛、肿胀、压痛。

（2）足尖着地无力。

（3）足跖屈抗阻力减弱。

3. 跖腱起点筋膜炎

（1）站立或走路时,跟骨下面偏足心处疼痛,疼痛可沿跟骨内侧行前扩散。

（2）早晨起床后,或久坐后开始走路时疼痛更加明显,活动后疼痛反而减轻,但走路较多后疼痛又加重。

（3）压痛点在跟骨跖面结节处,有时可触及硬结。

（4）X 线片可见跟骨前缘跖腱附着点处有钙化影。

4. 跟下滑囊炎及跟骨脂肪垫炎

（1）走路或站立时跟下面疼痛。

（2）跟骨结节下肿胀、局部压痛。

（3）跟下滑囊炎按之有囊性感;跟骨脂肪垫炎按压时有肿胀性硬块感以及压痛。

跟骨骨刺常发生在两足,疼痛与骨刺的方向有关系。骨刺的方向如与跟骨底平行,可能没有疼痛;如斜向下方,则常有疼痛。

【病因病机】

经常站立及在硬地上行走,跟下滑囊或皮下脂肪垫受外力刺激,而发生损伤性炎症引起足跟疼痛。跖筋膜位于足底部,附着在跟骨结节上,长期负重行走,长途跋涉,局部挫伤等各种急慢性外伤,或寒湿入络,均可引起跖筋膜劳损及促进其退行性变。跖筋膜弹性减弱,在站立、行走时对其附着点的牵拉力就增大,从而引起跟骨结节的附着点处发生慢性损伤性炎症而出现足跟痛,进而促使跟骨骨刺的形成。

中医认为本病的发生主要由两个方面:

1. 劳伤机体,肾气亏损,复感风寒湿邪气,或劳伤过度,局部挫伤,经络痹阻,气血不通,发为足痛肿胀等症。

2. 年老体弱或久病不起,以致肝肾不足,筋骨失养,发为足跟疼痛。

【辨证与治疗】

1. 邪气与瘀血痹阻

主症:足跟部肿胀、疼痛、压痛,局部皮肤色红,舌红,脉弦。

治则:通经祛邪,活血祛瘀。

处方:委中、承山、昆仑、阿是穴、仆参、至阴。

操作法:诸穴均用捻转泻法,委中、至阴用三棱针点刺出血。阿是穴若邻近肌腱用关刺法,若邻近跟后滑囊、跟下滑囊或跟骨下脂肪垫用齐刺法。本证因于风寒湿邪者,阿是穴并用灸法。

方义:本病位于足太阳经和足少阴经穴,实证治疗以足太阳经穴为主,虚证以足少阴经穴为主。本证属于实证,所取足太阳经诸穴针刺泻法,可祛除邪气,通经止痛;因于寒湿邪气者,加用灸法,可增强温经散寒、祛湿通经止痛的作用;有瘀血者,取委中、至阴点刺出血,破血祛瘀,通经止痛。

2. 肝肾不足

主症:行走、站立时感觉双腿酸软无力,双跟部酸痛,走路越长酸痛越明显。X线片可见跟骨有脱钙,皮质变薄。舌淡红,舌苔薄白。

治则:补肾益精,强筋壮骨。

处方:肾俞、太溪、阿是穴。

        跟后滑囊炎加:大钟、水泉;

        跟腱周围炎加:大钟、昆仑;

        跟骨骨刺加:照海。

操作法:诸穴均采用捻转补法,并用灸法。大钟、昆仑用关刺法。

方义:本证书于虚证,故治疗以足少阴经穴为主。肾俞与太溪属于俞原配穴法,补益肾精濡养筋骨,是治疗本证的主穴,其余诸穴均邻近病变部位,又属于足少阴经,既可增强补益肾精的作用,又可输送肾精和气血到达病变部位,加快病变的愈合。

【经验与体会】

1. 大陵穴有奇效,在临床上对足跟痛因跖腱筋膜炎、跟下滑囊炎、跟骨脂肪垫炎引起者,针刺大陵穴,可获奇效。方法:取健侧大陵穴,用 0.30mm×25mm(1 寸)的毫针直刺,得气后行捻转泻法,同时令病人的患足用力着地行走。

2. 太溪穴治疗慢性足跟痛效果好　足少阴之脉"循内踝之后,别入跟中",慢性足跟痛多责于肾,治取肾经原穴太溪可获良好效果。针刺方法:用 0.30mm×25mm(1 寸)毫针直刺,行提插捻转手法,得气时如鱼吞鱼饵之浮沉,之后将针稍稍提起,针尖向水泉斜刺,捻转手法,针感向足底部传导,留针 30 分钟。

第六节　跖　痛　症

跖骨头挤压趾神经所引起的跖部疼痛称跖痛症,又称跖神经痛。本病好发于中老年体弱的妇女和非体力工作的男性,或者某些慢性消耗性疾病之后。青少年较少见。

足有两个弓:一个是横弓,由五个跖骨头组成,以第一和第五跖骨头为基石。另一个是纵弓,由跟、距、舟、第一楔骨和第一跖骨组成,形成拱桥,以跟骨和第一跖骨头为基石。二弓均由足部肌肉、韧带、筋膜维持弓形。站立时主要由跟骨、第一和第三跖骨头三点负重。跖骨头下有趾神经通过，如果跖骨头挤压或压迫趾神经，即可引起疼痛。

【诊断要点】

1. 足底前部跖骨头跖面横韧带上有持续性灼痛，或阵发性放射痛，不负重时疼痛立即减轻或消失。严重时患者行走或站立时患足跖部不能着地，有时需改变着力点方能减轻疼痛。

2. 松弛性跖痛症，在侧方挤压跖骨头，可减轻疼痛；压迫性跖痛症在侧方挤压跖骨头，可诱发或加重疼痛。

3. 局部有明显压痛。

4. X 线检查可见第一、二跖骨头之间的间隙增宽，第一跖骨头内翻。

【病因病机】

本病可因足部的骨性结构异常，韧带缺乏弹性或韧带太松，或因骨间肌与蚓状肌萎缩或失去弹性，人体在承重时横弓塌陷，第二、三、四跖头下垂，挤压趾神经，引起跖部疼痛（松弛性跖痛症）。或因跖骨头遭受外力挤压刺激，发生间质性神经炎或神经纤维瘤所致，如经常穿高跟鞋、紧窄瘦小鞋；长期在坚硬地面上站立、行走等（压迫性跖痛症）。

临床上以松弛性跖痛症多见，其常见的诱因为慢性劳损。本病好发于中、老年体弱的妇女，非体力工作的男性，或慢性消耗性疾病之后。

中医认为本病主要是由于气血虚弱筋脉失养，或肾精亏损筋骨失养，经筋拘挛所致；或由于外力压迫经脉，瘀血阻滞所致。

【辨证与治疗】

1. 精血亏损

主症：腰膝酸痛，足踝乏力，足底前部疼痛，感觉异常，行走时明显。舌质淡，脉弦细。

治则：补益肾精，濡养筋骨。

处方：肾俞、太溪、三阴交、阿是穴。

操作法：肾俞、太溪、三阴交捻转补法，阿是穴采用齐刺法，捻转泻法。

方义：肾俞是肾的背俞穴，太溪是肾的原穴，二穴结合属于俞原配穴法，补益肾精；三阴交益气养血；阿是穴疏通局部经络的痹阻，促使气血运行濡养患处筋骨。

2. 瘀血阻滞

症状：足底前部跖骨头部位灼热疼痛，走路时明显，局部按压疼痛。舌质黯红，脉弦。

治则：活血化瘀，通经止痛。

处方:委中、三阴交、然谷、阿是穴、井穴。

操作法:委中、井穴用三棱针点刺出血,三阴交、然谷捻转泻法,阿是穴用齐刺法,捻转泻法。

方义:三阴交、然谷、阿是穴针刺泻法,通经祛瘀,且然谷可除足底的灼热;委中、井穴点刺出血可破血祛瘀,疏通经脉,除热止痛。

【验案举例】

安娜,女,55 岁,意大利罗马人,2009 年 1 月 16 日初诊。

主诉:足底前部疼痛 1 年余。

病史:1 年前因右足跗趾外翻施行手术治疗,术后不久出现右足底前部疼痛,走路时疼痛发作,疼痛连及足趾,休息时无痛感。平时常感腰背酸痛。按压足 3、4 跖骨头间有明显压痛,并放射到足趾;侧方挤压跖骨头疼痛减轻;脉沉细。

辨证与治疗:证属肾精亏损筋骨失养,治疗宜补肾益精,濡养筋骨。

主要穴位:肾俞、华佗夹脊穴 L_2、L_3、L_4、太溪、三阴交、阿是穴,肾俞、太溪、三阴交针刺补法,阿是穴用齐刺法,平补平泻法。经治疗 3 次后明显好转,6 次治疗后病痛消除。2 年后因颈椎病来诊所治疗,足跖痛治疗后从未发作。

【经验与体会】

1. 华佗夹脊穴 L_2、L_3、L_4、L_5、治疗跖痛症有奇效,一般治疗 5 次左右可获得良好效果。无论松弛性跖痛症或压迫性跖痛症均可获效,但前者见效较快,后者见效稍慢。

2. 压迫性跖痛症在委中和足井穴用三棱针点刺出血,可加快病情的恢复。

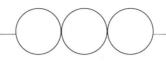

参 考 文 献

1. 罗燕. 针灸为主治疗根型颈椎病 243 例. 中国针灸,1995,15(5):14.

2. 王启才. 针灸治疗学. 北京:中国中医药出版社,2003:318.

3. 何树槐. 同经相应取穴止痛法临床应用的体会. 北京中医学院学报,1986,9(1):41-42.

4. 林文注. 实验针灸学. 上海:上海科学技术出版社,1999:140.

5. 李兆文,林石明,林俊山,等. 刺血疗法治疗急性痛风性关节炎 90 例对照研究. 中国针灸,2004,24〔5〕:311-312.

6. 李彤,谢毅强. 阿是穴刺血对急性痛风性关节炎大鼠模型外周疼痛介质的影响. 中国针灸,2006,26(3):215-217.

7. 马小平. 针刺治疗痛风性关节炎及血清尿酸的影响. 中国针灸,2002,22(3):151-152.

8. 李峥嵘. 中医药治疗原发性骨质疏松症的研究进展. 中国热带医学,2009,9:953-955.

9. 邹本贵. 健脾中药对骨质疏松症大鼠骨组织形态的实验研究. 山西中医学院学报,2009,10(1):11-12.

10. 袁静. 养血调肝方对绝经后骨质疏松症影响的实验研究. 中国中医骨伤科杂志,2008,16〔9〕:32-34.

11. 李雪靖,郭鸿. 原发性骨质疏松症中医药治疗概况. 河北医药,2010,10〔32〕:129-132.

12. 张荣华. 补肾活血法延缓雄性大白鼠增龄性骨质疏松的研究. 中国病理生理杂志,2001,17〔12〕:1205-1207.

13. 欧阳钢. 论原发性骨质疏松症从脾胃论治. 南京中医药大学学报(自然科学报),2000,16(5):269-270.

14. 朱江. 针灸单穴研究. 北京:科学技术出版社,2008:22-27.

15. 郭长青. 针灸学现代研究与应用. 北京:学苑出版社,1998.

16. 朱江. 针灸单穴研究. 北京:科学技术出版社,2008:60-70.

17. 吴在德. 外科学. 第 6 版. 北京:人民卫生出版社,2005:857-858.

18. 陈志生. 肩肘常见筋伤与颈椎病相关性的观察. 中国中医骨伤科杂志,2006;5(14):39.

19. 舒强,卢明. 肘部及前臂上段正中神经卡压综合征的临床解剖学研究. 中国局部手术杂志,2000,9:108.

20. 王启才. 特定穴的临床研究. 北京:中国中医药出版社,2008.

21. 冯骅,吴毛. 电针配合手法治疗旋前圆肌综合征 17 例. 辽宁中医药大学学报,2009,6

(11):184.

22. 徐象党,崔怀瑞. 针刺手三里治疗旋后肌综合征的解剖学研究. 温州医学院学报,2006,3(36):223-224.

23. 杨礼淑. 中医治疗前臂缺血性肌挛缩4例,四川中医,2000,18(2):50.

24. 杜俊超. 中药熏洗加手法按摩治疗早期前臂缺血性肌挛缩. 中医正骨,2008,20(11):48.

25. 刘存志. 腕管综合征病案. 中医杂志,2012,53(9):806.

26. 李佩芳. 刺络放血对Ⅱ型糖尿病周围神经病变和血液流变学的影响. 针灸临床杂志,2004,20(12):38-40.

27. 曲兆亮. 针灸提拉法治疗第三腰椎综合征. 针灸临床杂志,1998,(7):19.

28. 周然宓. 大转子围刺为主治疗髋关节慢性滑囊炎42例. 中国针灸,2011,31(11):1025.

29. 施显美. 梨状肌损伤继发阳痿一例报告. 广西中医药,1982,2:33.

12检